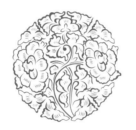

特效穴位对症
按摩治病速查全书

曲 波 主编

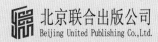

北京联合出版公司
Beijing United Publishing Co.,Ltd.

北京科学技术出版社

图书在版编目（CIP）数据

特效穴位对症按摩治病速查全书 / 曲波主编 . —北京：北京联合出版公司，2014.10

ISBN 978-7-5502-2554-1

Ⅰ . ①特… Ⅱ . ①曲… Ⅲ . ①穴位按压疗法 Ⅳ . ① R245.9

中国版本图书馆 CIP 数据核字（2013）第 319647 号

特效穴位对症按摩治病速查全书

主　　编：曲　波

责任编辑：肖　桓　夏　乐

封面设计：李艾红

版式设计：韩立强

责任校对：李　波

美术编辑：李　蕊

北京联合出版公司　出版

北京科学技术出版社

（北京市西城区德外大街83号楼9层　100088）

北京鑫海达印刷有限公司印刷　新华书店经销

字数250千字　　720毫米×1020毫米　1/16　20印张

2014年10月第1版　2014年10月第1次印刷

ISBN 978-7-5502-2554-1

定价：29.80元

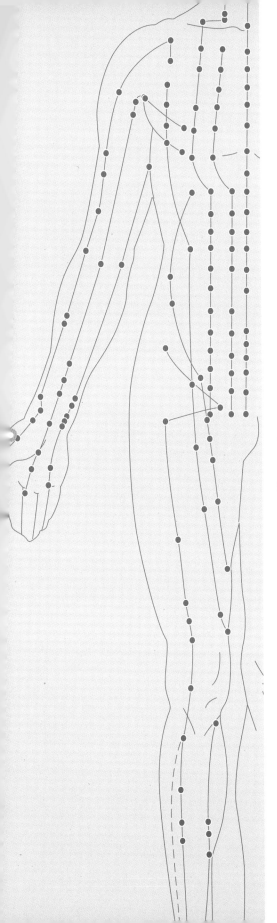

随着现代社会的发展，人们生活水平逐步提高，对生活质量、自我保健的要求也越来越高，但相当一部分人的健康状况却越来越不容乐观。现代都市化的生活方式，使得糖尿病、高血压等疾病的发病率逐年上升，而且患病人群越来越趋于年轻化；生活节奏的加快和竞争压力的加剧，使得颈椎病、骨质疏松、脂肪肝和营养不均衡等成为高发、普发的症状。忙碌的人们正在透支着自己的健康，一步一步陷入"健康负债"之中。

为此，我们精心编写了这本《特效穴位对症按摩治病速查全书》，选取了适用按摩治疗的常见病、多发病，以期读者在紧张的生活、工作之余，能参照此书，在家中方便及时地做自我治疗和保健。

　　为方便读者学习和使用，本书以浅显易懂的文字、生动形象的图片，向读者介绍和展示了针对某一疾患的实际按摩操作过程，其实用性强，适应面广，是医疗、家庭保健颇有价值的参考书。我们也希望中医按摩这一简便易行、安全有效、经济实用的传统自然疗法，能够更广泛地服务于大众，给广大读者带来实际的帮助。

　　传统中医学博大精深，中医按摩有着悠久的历史，我们仅就自己所知，撷取祖国医学沧海之一粟，整理出来以飨读者。书中不足之处，恳请广大读者批评指正。

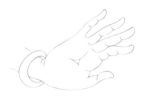

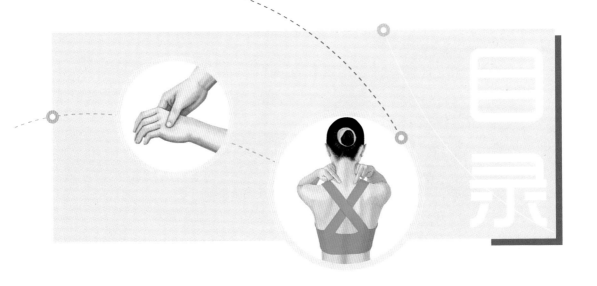

第一章
概　述

第二章
足部反射区
特效穴位按摩

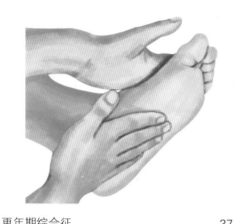

第三章
手部反射区
特效穴位按摩

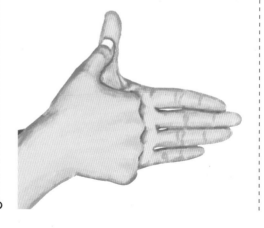

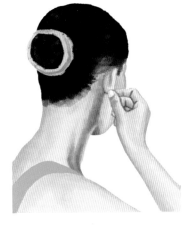

第四章
耳部反射区
特效穴位按摩

第五章
全身穴位
特效按摩

第一章

概述

中医按摩是祖国医学的重要组成部分，是研究防治皮肉、筋骨、气血、经络、脏腑损伤疾患的一门科学。它是一种适应证十分广泛的物理疗法，适用于伤科、内科、外科、妇科、儿科、五官科等疾病，属祖国医学的外治法范畴。按，是单纯地向下用力；摩，是在体表做环形摩按。早期的按摩手法种类很少，适应证也较少，随着时代的推移，由按、摩等手法逐渐发展出推法、拿法、摇法等。

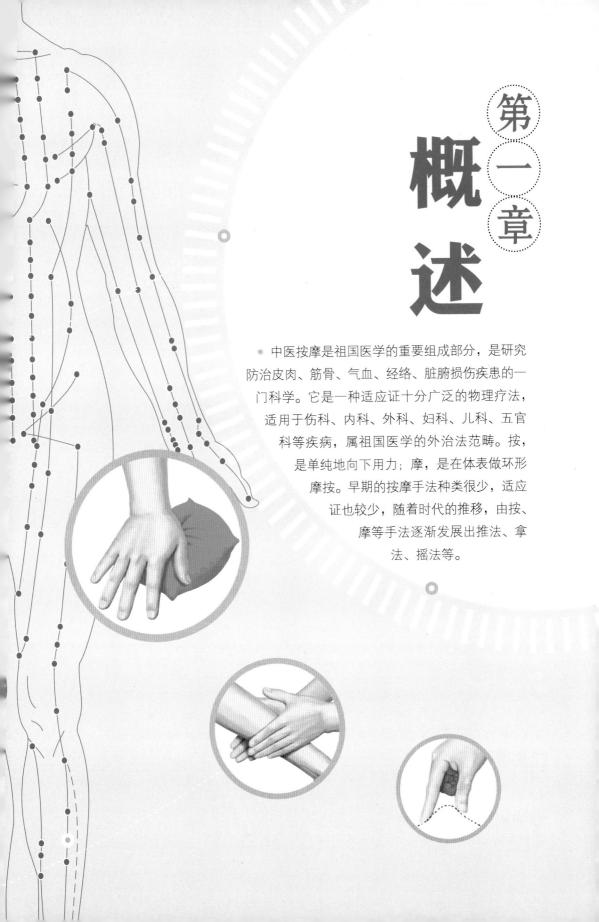

自我按摩的10个功效

保健按摩是通过外力的直接作用，通过手的力量和技巧以调节机体生理、病理变化而达到治疗和康复的目的，其作用是多方面的。

1 提高人体抗病能力

按摩可以促进淋巴循环，加速人体淋巴液的流动，使人体内的白细胞总数增加、白细胞分类中的淋巴细胞比例升高、白细胞的吞噬能力增强，从而提高了人体抗病能力、免疫功能，达到预防疾病和治疗疾病的目的。

2 调节内脏功能

按摩对内脏具有双向的调节作用。对胃肠蠕动快的可以减缓胃肠蠕动，对胃肠蠕动慢的可以加快胃肠蠕动，从而促进人体对饮食的消化和吸收。对于糖尿病，可以促进部分患者的胰岛功能，使血糖降低，尿糖转为阴性，控制各种并发症。对泌尿系统疾病，可以调节膀胱张力和括约肌功能，可以治疗遗尿症和尿潴留。对于心血管疾病，可以改善冠心病患者的左心功能，降低外周阻力，减少心肌耗氧量，从而缓解心绞痛。

3 减轻和消除心理疲劳

人体的疲劳包括心理的和肉体的。心理疲劳主要表现为头晕、焦虑、抑郁、记忆力减退、注意力不集中、工作能力下降等。按摩可以调节自主神经系统的功能，改善大脑的血液供应，缓解精神疲劳，保护大脑。

4 减轻和消除肌肉疲劳

肌肉疲劳主要表现为肌肉酸痛、乏力、机力下降。按摩可以促进肌肉纤维的收缩和伸展运动，增强肌肉的弹性。又因为按摩可以促进人体内血液和淋巴液的循环，从而可以改善肌肉的营养状况，使肌肉疲劳引起的肌肉酸痛、乏力、肌力下降等症状得以减轻或消除，很快地恢复体力，甚至使其他疾病引起的肌萎缩得到改善。

5 解除肌肉痉挛

按摩既可以通过肌肉的牵张反射直接抑制肌肉的痉挛，又可以通过消除疼痛源而解除肌肉的痉挛。因为长久的肌肉痉挛挤压穿行于其间的神经和血管，可以形成新的疼痛源。肌肉痉挛的缓解，可大大改善局部的血液循环和营养供应，使疼痛明显减轻甚至消除。

6 松解粘连

软组织粘连是引起运动功能障碍和疼痛的主要原因，按摩可以直接分离粘连，如以拇指弹拨法。

7 使肿胀和瘀血消散

按摩可以促进被按摩部位毛细血管的扩张，加快静脉血回流，从而可以促进炎症渗出物的吸收，使局部肿胀和瘀血消散。

8 改善血液循环

按摩可以使被按摩部位的毛细血管扩张，改善被按摩部位的血液循环，并且可以反射性地调节全身的血液循环。还能降低血液的黏稠度、降低血脂，减少胆固醇在人体血管壁的沉积，提高血管的弹性，预防动脉硬化。能够改善冠心病患者的心肌缺血缺氧状况，使心绞痛等症状缓解甚至消失。

9 减肥和美容

按摩可以减少脂肪在人体内的堆积，使人体内多余的脂肪转化成热量，从而起到减肥的作用。按摩还可以清除皮肤表面衰老的上皮细胞，使人体表面的毛细血管扩张，增强皮肤的营养供应；增强皮肤的弹性和光洁度，减少皱纹，使松弛干燥的皮肤逐渐变得有光泽和富有弹性；调节皮肤表面汗腺和皮脂腺的分泌，减轻色素沉着。

10 使人心情愉悦

按摩可以调畅人体的气机，舒肝解郁。所以当你心情不舒畅的时候，在接受按摩后会使你神清气爽，一切烦恼和不如意都会随之消散。

自我按摩的 3 个优点

中医保健按摩是"以人疗人"的方法，属于现代所崇尚的自然疗法的一种，具有其他药物疗法所无可比拟的优势。

1 简便易行

只要学会常用的各种手法，无需任何特殊设备，只用一双手，随时随地就可以进行治疗。

2 安全有效

一般药物治疗往往会产生一定的副作用，特别是需要长期服用某种药物的患者往往会产生很多顾虑，以致影响情绪、影响效果。而中医保健按摩只需要掌握手法要领，认真对待，的确是一种安全可靠、无副作用的"绿色疗法"。当然我们并不是说按摩能包治百病，它也具有一定的适应证。没有适应证的患者，绝对禁止使用按摩进行治疗。

3 适应证广泛

现在中医保健按摩已经适用于临床各科的某些疾病（不是所有的疾病），尤其对一些运动系统的伤病，慢性、功能性疾病，以及某些器质性病变均有良好的治疗效果。其适用人群包括：

（1）糖尿病、高血压、高脂血症及风湿疼痛等常见病患者。

（2）精神憔悴、经常加班、睡眠不足的办公室白领。

（3）易患风寒、易染疾患、免疫力下降的亚健康人群。

（4）长期工作压力大、脑力疲劳、应酬多、烟酒为伴者。

（5）长期做家务的女性及皮肤过早衰老的女性。

（6）体质虚弱、经常患病的老年人。

（7）喜食油脂类食物的人群及痤疮、粉刺等皮肤病患者。

（8）生活不规律的各类自由职业者。

反射区与穴位按摩的2个关键词

所谓"反射区"，是指人体的各组织器官、五脏六腑，在足、手、耳等部位均有相对应的解剖位置，这一解剖位置就称为"反射区"。"穴位"亦称腧穴，是针灸施术之处，是脏腑经络之气输注于体表的部位。

当一个人的某个组织器官或五脏六腑发生病理变化时，将在人体的足、手、耳等相对应的反射区产生组织变异，刺激这些有组织变异的部位就会有疼痛感，也叫作压痛反应。有病变的反射区除表现压痛反应外，触摸这些有病变的部位时，可感觉到像砂粒感、条索状、块状物等组织变异的情况，这些变化对疾病诊断、疾病治疗都十分重要。因此，反射区既是疾病诊断的部位，也是疾病治疗的部位。

以祖国医学为理论基础，以反射学原理为依据，当人体某一部位或器官出现病变时，如果对反射区等特定部位进行按、摩等刺激，就能获得治疗信息能量，继而通过经络传递，使之透入皮肤直达经脉，摄于体内，直达病所，从而调动和激发机体的免疫力，调节脏腑、组织、器官的生理功能，提高疗效，促使患者早日康复。

反射区按摩

⊙ 足部反射区

足是人体重要的组成部分，处在人体最低部位，由52块骨骼、66个关节、40条肌肉和多条韧带组成。这些解剖特点使双足与身体健康有着密切关系。俗话说："人老足先衰，木枯根先竭。"若把人体比喻为一棵树的话，那么足即为其根部，树根枯竭则枝折叶落，大树夭折。现代医学认为，双脚密布着丰富的毛细血管、淋巴管和神经末梢，与人体五脏六腑和大脑组织密切相关。足作为人体的基石，它如果出现异常，人体的各组织器官必将出现异常。因此，双足健康是人体健康的保证，足可以说是人体的第二心脏。

足部反射区按摩，是我国传统医学中独特的治疗方法之一，是祖国医学的宝贵遗产。它运用不同的手法，刺激人体双足的反射区，产生神经反射作用，来调节机体内环境的平衡，发挥机体各组织器官潜在的原动力，从而调节机体各组织器官的生理功能，加速血液循环，促进内分泌功能，加强机体的新陈代谢，达到治病和保健的目的。

⊙ **手部反射区**

手部反射区按摩是指在手部的反射区及经穴等部位上，进行手法按摩或借用按摩工具对这些部位加以刺激，以达到预防和治疗疾病目的。

人的双手分布有丰富的神经与血管，中医学认为手部是手经脉的起止交会点，分布有20多个人体重要的经穴，还有更多的经外奇穴与有效刺激点，可治疗多种疾病。生物全息理论的确立，更为手部按摩治病找到了现代科学的依据。全息理论认为，全身具有相对独立性的部分都是一个与整体相对应的反应点位系统，手是一个相对独立的部分，人体的每个脏腑器官均在手上有相应的反射区，内在脏腑器官的信息就可以通过这些反射区反映出来，对这些反射区进行按摩等刺激，就能有效地调整脏腑器官的功能，充分发挥人体的生物功能，起到治疗疾病、养生保健、延年益寿的作用。

⊙ **耳部反射区**

耳郭是人体的缩形，人体各部位在耳郭的分布好似一个倒置的胎儿。"耳者，宗脉之所聚也"，十二经脉皆通于耳，耳部有反射身体各部位的丰富穴位，所以人体某一脏腑和部位发生病变时，可通过经络反映到耳郭相应点位上。根据生物全息论，经常按摩双耳及其反射区，可以疏通经络，调节神经的兴奋和抑制过程，增强代谢功能，促进血液循环，从而起到强身健体的作用。同时，具有镇痛、镇静、消炎、止咳、发汗、退热、催眠等功效，能防治感冒、疼痛、神经衰弱和失眠等。

穴位按摩

穴位，亦称腧穴、俞穴、穴道等，它是人体脏腑经络之气输注于体表的特殊部位，是中医和针灸的"专业术语"，是皮、肉、筋、骨特异的组织结构，是皮、肉、筋、骨具有"治疗功能"的地方。按照中医基础理论，人体穴位主要有三大作用，它既是经络之气输注于体表的部位，又是疾病反映于体表的部位，还是针灸、推拿、气功等疗法的施术部位。穴位具有"按之快然""驱病迅速"的神奇功效。

从中医角度来看，按摩人体的穴位或某些特定部位，可以起到舒经通络、活血化瘀、理筋整复、调整营卫气血、协调阴阳的作用，从而达到防病治病、强身健体的目的。从现代医学角度来看，按摩人体的某些特定部位，不仅可以加速局部血运，增强局部皮肤肌肉的营养供应，加速代谢产物的排出，而且可以反射性地影响内脏器官，从而调整五脏六腑功能。另外还可以缓解痉挛、松解粘连、纠正错位等。

穴位按摩就是以中医理论为基础，根据中医经络学说，运用按摩手法，或者借助于一定的按摩工具在人体的特定穴位进行防病治病的方法。其治疗的基本原则是："扶正祛邪""急则治标，缓则治本""标本兼顾""补虚泻实"。穴位按摩广泛运用于临床各科的治疗中，对内科、外科、妇科、儿科、五官科的许多疾病都有比较好的疗效。同时穴位按摩易于被大众所接受和掌握，所以在实际生活中得到广泛的应用。

自我按摩的14种常用手法

按摩手法是指施术者进行操作的动作，可以用手指、手掌、肘部及身体的其他部位作用于受术者的体表，通过施以一定的力度，对患者疾病进行治疗的手段。

按摩手法的种类很多，如按法、摩法、推法、拿法、捏法、掐法、揉法、拍法等。在实际应用中常常把两种或多种手法结合起来形成各种复合手法，如按法常与揉法、压法等结合，组成"按揉法""按压法"等复合手法。其他复合手法还有捏拿法、捏揉法、搓摩法、推挤法、拔伸法、弹拨法、勾点法、梳理法、推擦法、捻揉法、指甲推法、拇指按压法、曲示指点法、一指禅推法等。虽然按摩手法繁多复杂，但都有其共同的要求，即持久、有力、均匀、柔和。为了方便学习和使用，现列举几种常用的基本手法。

(一) 按法

用手指、掌根或肘部按压体表或穴位，逐渐用力深压的一种手法，主要有指按法、掌按法、肘按法三种。

〔操作〕

1. 指按法 用拇指端或螺纹面垂直向下按压穴位（图1）。

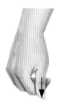

图1

2. 掌按法 用手掌向下按压体表的方法，可用单掌或双掌按，也可用双掌重叠按压（图2）。

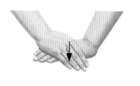

图2

3. 掌根按法 用掌根着力，向下按患者体表（图3）。

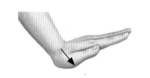

图3

4. 肘按法 肘关节屈曲，以肘关节尺骨鹰嘴突起部着力于施术部位用力按压（图4）。

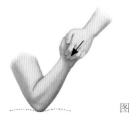

图4

〔要领〕

（1）着力部位要紧贴体表，不可移动。

（2）用力要由轻而重，再到轻，可配合重心的移位。

（3）忌用暴力。

〔适用范围〕

按法是一种刺激较强的手法。指按法适用于全身各部分的穴位，掌按法常用于背腰、下肢、臀部等部位。按法具有放松肌肉、矫正畸形、安心宁神、镇静止痛等作用。

（二）摩法

用手指或手掌在体表部位做有节律的直线往返或环形移动的手法。

〔操作〕

1. **指摩法** 示指、中指、环指相并，指面附着于体表，做节律性环旋运动（图5）。

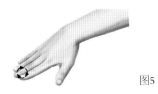

图5

2. **掌摩法** 用手掌面附着于体表，连同前臂做节律性的环旋或往返运动（图6）。

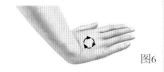

图6

3. **四指摩法** 以示指、中指、环指、小指螺纹面协同作用，以腕关节的活动带动进行环转抚摩（图7）。

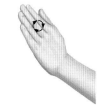

图7

〔要领〕

（1）肘关节自然屈曲、腕部放松。

（2）指 掌自然伸直。

（3）动作缓和而协调。

（4）指摩法每分钟120次，掌摩法每分钟80次。

〔适用范围〕

摩法轻柔缓和，常用于胸腹、肋部操作，具有行气和血、理气和中、祛瘀消肿、清腑排浊、健脾和胃等作用。

（三）推法

用手或拳在体表做直线缓慢运动的手法。

〔操作〕

1. **拇指直推法** 用拇指螺纹面在颈项、手、足等部位做推动或双指重叠加力（图8）。

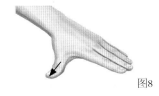

图8

2. **全掌直推法** 用全掌着力于背、腰或四肢处做推动，力量深透，单方向直推（图9）。

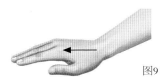

图9

3. **掌根反推法** 用掌根作用于背、腰、臀及下肢部，着力深透，单方向直推（图10）。

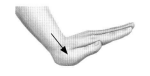

图10

4. **拳推法** 用示指、中指、环指、小指指间关节作用于脊柱两侧做推法（图11）。

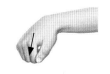

图11

〔要领〕

（1）紧贴体表，带动皮下肌肉组织。

（2）单方向直线缓慢运动。

（3）局部涂抹按摩油。

〔适用范围〕

推法可在人体各部位使用。具有疏通经络、行气活血、消积导滞、解痉镇痛等作用。

(四)拿法

手指呈钳形，提拿局部肌肉或肌筋的方法。

〔操作〕

1. **二指拿法** 用拇指、示指提拿穴位（图12）。

图12

2. **三指或四指拿法** 用拇指、示指、中指或拇指、示指、中指、环指提拿颈项部或上肢及腕、踝关节（图13）。

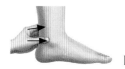

图13

3. **五指拿法** 用拇指与其余四指提拿肩、四肢等部位（图14）。

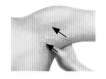

图14

4. **掌拿法** 掌心紧贴应拿部位，进行较缓慢拿揉动作。掌心与局部贴紧，四指与掌根和拇指合力对拿，着力面要轻重适宜（图15）。

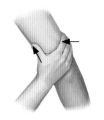

图15

5. **抖动拿法** 用指拿法或掌拿法提起肌肉，进行较快均匀抖动，螺纹面与掌根着力，均匀地前后抖动3～8次，然后慢慢松开，反复数次，动作和缓连续，勿要掐皮肤（图16）。

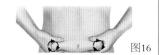

图16

〔要领〕

（1）腕关节要放松，摆动灵活。

（2）手指之间相对用力，力量由轻而重。

（3）动作缓和，有连贯性。

（4）频率为每分钟60～80次。

〔适用范围〕

拿法刺激较强，多用于较厚的肌肉筋腱，具有通经活络、行气开窍、祛风散寒、解痉止痛等作用。

(五)捏法

用螺纹面相对用力挤捏肌肤的手法。

〔操作〕

用拇指与示指或拇指与其余四指相对用力，捏挤施术部位（图17）。

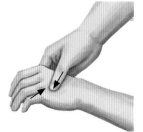

图17

〔要领〕

（1）相对用力，由轻而重。

（2）腕关节放松，手法灵活，不可用蛮力。

〔适用范围〕

捏法常用于头颈、项背、背腰和四肢，具有舒筋通络、行气活血、调理脾胃、消积化痰等作用。

（六）掐法
用手指指甲按压穴位的手法。

〔操作〕

拇指微屈，以拇指指甲着力于体表穴位进行按压（图18）。

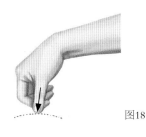

图18

〔要领〕

（1）操作时垂直用力按压，不能抠动，以免掐破皮肤。

（2）掐后常继以揉法，以缓和刺激。

（3）不宜做反复长时间的应用。

〔适用范围〕

掐法常用于人中等感觉较敏锐的穴位。具有开窍醒脑、回阳救逆、疏通经络、运行气血等作用。

（七）揉法
用手指、手掌或鱼际部（手掌的两侧呈鱼腹状隆起处，外侧者叫大鱼际，内侧者叫作小鱼际）在体表穴位处做轻柔缓和的揉动的手法。

〔操作〕

1. 指揉法 用拇指螺纹面或示指、中指螺纹面揉动体表的穴位（图19）。

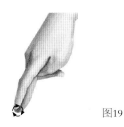

图19

2. 大鱼际揉法 用手掌大鱼际在体表的腰、腹、四肢等处揉动（图20）。

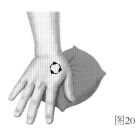

图20

3. 掌根揉法 用手掌掌根在体表的腰、腹、四肢等处揉动（图21）。

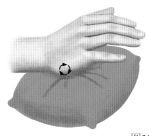

图21

〔要领〕

（1）紧贴体表，带动皮下肌肉组织。

（2）腕部放松，以肘部为支点，前臂做主动摆动，带动腕部做轻柔缓和的摆动。

（3）频率为每分钟120～160次。

〔适用范围〕

揉法轻柔缓和，刺激量小，适用于全身各部位。具有消积导滞、活血化瘀、舒筋活络、缓解痉挛、消肿止痛、祛风散寒等作用。

(八)拍法

用手指或手掌平稳而有节奏地拍打体表的手法。

〔操作〕

1. **指拍法** 用示指、中指、环指、小指四指的螺纹面并拢，拍打体表穴位或部位（图22）。

2. **虚掌拍法** 用虚掌拍打体表的部位（图23）。

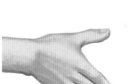

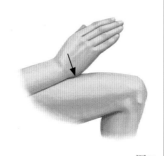

图22

图23

〔要领〕

（1）让腕关节放松，摆动灵活。

（2）动作连续而有节奏，不可忽快忽慢。

（3）指掌同时用力，避免抽拖的动作。

〔适用范围〕

拍法主要作用于背部、肩部、腰臀及下肢部位。具有舒筋活络、行气活血、解除痉挛等作用。

(九)击法

用手的某一部位轻轻叩击体表部位的手法，又叫叩法。

〔操作〕

1. **侧击法** 手指自然伸直，腕略背屈，用单手或双手小鱼际部击打体表（图24）。

3. **拳击法** 手握拳，腕伸直，击打体表（图26）。

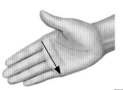

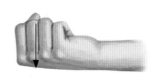

图24

图26

2. **掌击法** 手指自然分开，腕伸直，用掌根部击打体表（图25）。

4. **指尖击法** 用指端轻轻击打体表，如雨点下落（图27）。

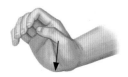

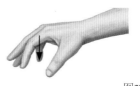

图25

图27

〔要领〕

（1）让腕关节放松，摆动灵活。

（2）垂直用力，快速而短暂，有节律性。

（3）不能有抽拖动作。

（4）忌用暴力。

（5）手法熟练时，可发出清脆的响声。

〔适用范围〕

侧击法多用于背腰、下肢，掌击法多用于腰臀、下肢，拳击法多用于背腰部，指尖击法多用于头部。击法具有舒筋通络、调和气血、提神解疲等作用。

(十)点法

用指端或指间关节等突起部位，固定于体表某个部位或穴位上点压的方法。

〔操作〕

1. **拇指点法** 用拇指端点按在施术部位的穴位上，拇指指端着力，点按时拇指与施术部位呈80°角（图28）。

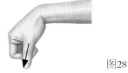

图28

2. **屈示指点法** 用示指关节背侧面突起处点穴的方法。用拇指指间关节背侧面顶示指近端指间关节掌面。（图29）。

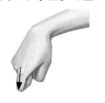

图29

3. **握拳点法** 握拳屈拇指，用拇指关节背面突起处点压的方法（图30）。

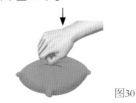

图30

4. **三指点法** 用三指点体表某部位的方法，即示指、中指、环指指端并拢，用指端点压在经络上，定而不移（图31）。

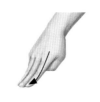

图31

〔要领〕

（1）垂直用力，逐渐加重。
（2）操作时间宜短，点到而止。
（3）忌用暴力。

〔适用范围〕

点法作用面积小，刺激量大，可用于全身穴位。具有疏通经络、调理脏腑、活血止痛等作用。

(十一)擦法

用手掌的大鱼际、小鱼际或掌根等部位附着在一定皮肤表面，做直线来回摩擦的手法。

〔操作〕

1. **大鱼际擦法** 手指并拢微屈成虚掌，用大鱼际及掌根部紧贴皮肤做直线往返摩擦，连续反复操作，以透热为度。用于四肢、腰骶（图32）。

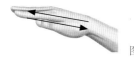

图32

2. **小鱼际擦法** 手掌伸直，用小鱼际的尺侧部紧贴皮肤，做直线往返，反复操作，以透热为度。用于腰骶、四肢、脊柱两侧（图33）。

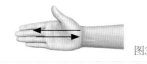

图33

3. **掌擦法** 手掌自然伸直，紧贴于皮肤，做直线往返，反复操作，以皮肤透热为度。用于胸腹部、四肢部、肩背部（图34）。

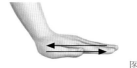

图34

〔要领〕

（1）腕关节伸直，使前臂与手接近相平。
（2）紧贴体表。
（3）推动幅度要大。
（4）涂抹按摩油。
（5）频率为每分钟100～120次。

〔适用范围〕

擦法是一种柔和温热的刺激，可用于身体各部。具有行气活血、温通经络、健脾和胃、消肿止痛等作用。

（十二）搓法

用双手掌面夹住施术部位，相对用力做快速搓揉，同时上下往返移动的手法。

〔操作〕

以在手臂施用搓法为例，用两手掌面夹住手臂，用力做相反方向的快速搓揉动作，同时上下往返移动（图35）。

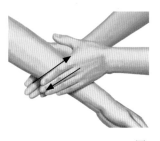

图35

〔要领〕

（1）用力要均匀，方向相反。

（2）搓揉动作要快，但在足部的移动要慢。

（3）搓揉动作灵活而连贯。

〔适用范围〕

搓法常用于背腰及四肢，以四肢最常用。具有通经活络、调和气血、放松肌肉、解除疲劳等作用。

（十三）摇法

一手握住或按住患者某一关节近端的肢体，另一手握住关节远端的肢体，以被摇关节为轴，使肢体被动旋转活动的手法。

〔操作〕

摇法主要有摇指、摇腕、摇肩、摇腰、摇踝等几种。如摇指法即用一手握住另一手的手指做顺、逆时针环绕摇动（图36）。

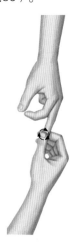

图36

〔要领〕

（1）幅度要由小到大，速度要由慢到快。

（2）要控制在各关节生理功能许可的范围之内进行，忌用力过猛。

〔适用范围〕

摇法适用于颈、项、肩、腰和四肢关节。具有滑利关节、松解粘连、解除痉挛、整复错位等作用。

(十四)滚法

以第五掌指关节背侧贴于施术部位，通过腕关节的屈伸运动和前臂的旋转运动，使小鱼际和手背在施术部位上做连续不断的滚动的方法。

〔操作〕

1. 大滚法 以小鱼际和手背在施术部位上做连续不断的滚动（图37）。

2. 小滚法 以小指、环指、中指及小指的第1节指背在施术部位上做连续不断的滚动（图38）。

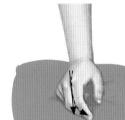

图37   图38

〔要领〕

（1）肩关节放松，腕关节放松，手指自然弯曲。

（2）腕关节屈伸幅度在120°左右，掌背的1/2面积接触治疗部位。

（3）要在治疗部位上滚动，不要拖动或空转。

〔适用范围〕

滚法压力较大，接触面较广，适用于肩背、腰臀、四肢等处。具有疏通经络、活血止痛、解除痉挛、放松肌肉、滑利关节等作用。

按摩的10大必知事项

按摩治疗各科疾病比较安全、可靠，但做保健按摩时还应注意以下几个问题，以免出现不良反应及意外。

1 家庭按摩一定要在明确诊断的基础上进行，禁止不明病情、不分穴位、不通手法就进行按摩。对病情较重者应慎重从事：一是不要无根据地下判断；二是不要马上停药和停止原来的治疗，待病情好转后再考虑自我按摩，以免延误病情。

2 患者在过于饥饿、饱胀、疲劳、精神紧张时，以及在大怒、大喜、大恐、大悲等情绪激动的情况下，不要立即进行按摩。

3 按摩时要保持一定的室温和清洁肃静的环境，既不可过冷，也不可过热，以防感冒和影响按摩。

4 按摩前按摩者一定要修剪指甲，不戴戒指、手链、手表等硬物，以免划破皮肤，并注意按摩前后个人的卫生清洁。

5 按摩时要随时调整姿势，使自己处在一个合适松弛的体位上，从而有利于按摩的持久。

6 为了避免按摩时过度刺激被按摩部位暴露的皮肤，可以选用一些皮肤润滑剂，如爽身粉、按摩膏、凡士林等，按摩时涂在被按摩部位的皮肤上，然后进行按摩。

7 按摩时要用力适中，先轻后重，由浅入深，严禁暴力或蛮劲损伤皮肤筋骨；手法应协调柔和，切忌生硬粗暴。

8 进行足部按摩时，患者在洗脚时要剪短脚趾甲、修磨过厚的脚垫。有足癣者先抹药膏再按摩。

9 外耳患有炎症，如湿疹、溃疡、冻疮等时暂不宜用耳部反射区疗法，待其愈后再进行耳部反射区按摩治疗。

10 按摩时间，每次以20～30分钟为宜。

穴位按摩的禁忌证

按摩治疗各科疾病比较安全、可靠，但做保健按摩时还应注意以下几个问题，以免出现不良反应及意外。

1 下列情况属按摩的严格禁忌范围

（1）年老体弱、病重、极度虚弱经不起按摩者。

（2）骨折早期。

（3）一些感染性疾病，如化脓性骨关节炎、脊髓炎、丹毒等。

（4）皮肤破损、感染、烫伤或有严重皮肤病的患者，其病损局部和病灶部位禁止按摩。

（5）严重的心脏病患者。

（6）有脑血管意外先兆者。

（7）急性传染病患者，如急性肝炎、活动性肺结核、脑膜炎等。

（8）精神病情绪不稳定者。

（9）酒后神志不清者。

（10）高烧发热者。

（11）截瘫初期。

（12）恶性肿瘤和艾滋病患者。

（13）出血性疾病或有出血倾向者，如外伤出血、胃肠溃疡性便血、呕血、尿血、子宫出血、恶性贫血、白血病等。

（14）有其他诊断不明的可疑病症者。

2 下列情况需慎用按摩方法治疗

（1）怀孕者，腹部、腰骶部一般慎用手法。有些穴位如合谷、肩井、三阴交，据记载受刺激后可能引起流产，也不宜使用。其他部位不宜使用重刺激手法。

（2）剧烈运动后及极度疲劳者，应休息一段时间后再考虑按摩。

（3）妇女月经期间。

（4）饥饿时。

（5）饭后45分钟内，或腹胀时。

（6）酒醉者。

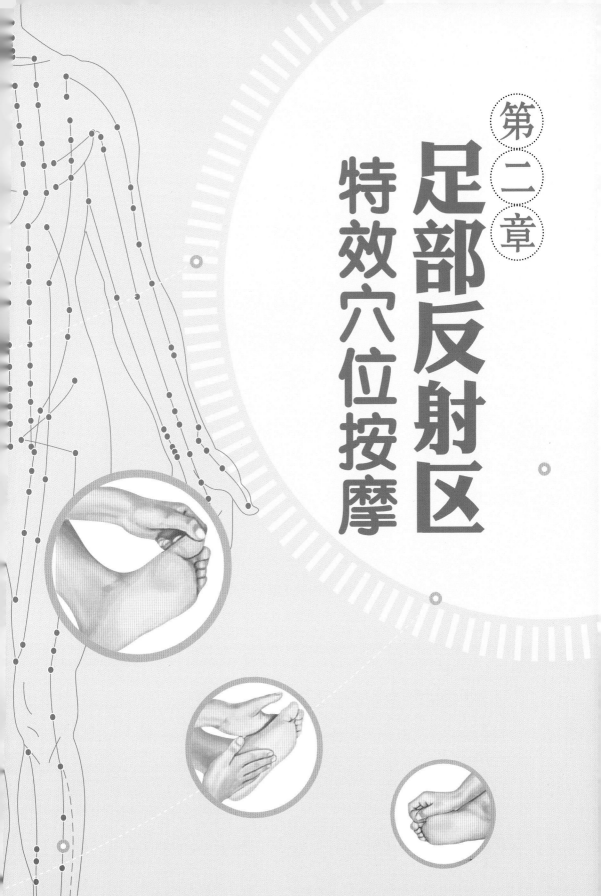

第二章

足部反射区
特效穴位按摩

足部反射区按摩

人的双脚并拢时，其形态就像一个坐着的人，这恰好反映出了身体与足部反射区的关系。蹯趾相当于头部；足底的前半部相当于人的胸；足底的中部相当于人的腹部；足跟相当于盆腔。在脚的外侧，由上而下是肩、肘、膝等关节；脚的内侧，是弯弯的足弓，就相当于人的脊椎弧线。

人体颈项以上的组织、器官，在足部反射区呈左右交叉分布现象，即左侧的额窦、小脑及脑干、鼻、大脑半球、颈项、眼、耳等反射区，都分布于右足之上；而右侧头颈部的同名反射区，则分布在左足之上。

绝大多数反射区的分布位置，两足基本相同，但少数反射区只分布于左足或右足，如心、脾、降结肠、乙状结肠及直肠、肛门反射区只存在于左足，而肝、胆囊、盲肠及阑尾、回盲瓣和升结肠反射区只存在于右足。

另外，大多数反射区在同一足部只有一个位置；而少数反射区在同一足部可以有两个或两个以上的位置，如眼、耳、生殖腺、肛门和直肠、肋骨、尾骨、髋关节、坐骨神经、扁桃体、额窦等反射区。

常用按摩方法

示指扣拳法

一手握住足部，另一只手示指第1、2节指关节屈曲扣紧，其余四指握拳，以示指中节第1指间关节背侧按压。

本法主要为腕关节施力，将拇指固定在中指上顶住弯曲的示指，以防止示指滑动影响疗效。

示指扣拳法可广泛用于多个反射区，如胃、胰脏、十二指肠、肝、胆、肾、心等。

双示指压刮法

用双手伸直或屈伸的示指桡侧缘来压刮反射区。

腕关节带动示指、中指、环指、小指施加压力，以示指侧缘着力。

双示指压刮法适合胸部淋巴、内耳迷路、内外踝下方的生殖腺反射区等。

双拇指推掌法

双手拇指及其余四指张开，四指贴附于体表起支撑作用，以拇指螺纹面着力于反射区稍用力单向压推。

压推时不可用力过重，以腕关节活动带动拇指操作。

双拇指推掌法适用于肩胛骨、膈肌，也可以用于按摩前后的足部放松。

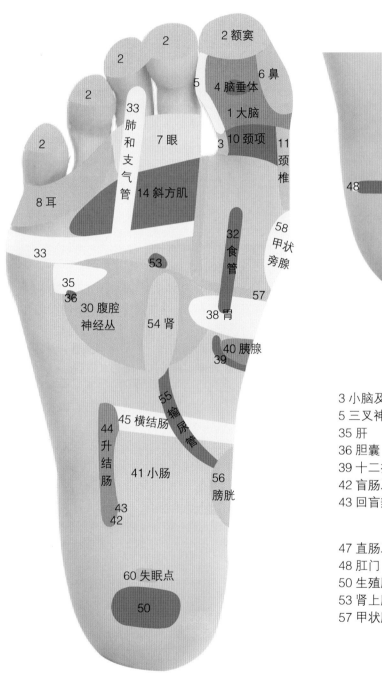

2 额窦
2
2
6 鼻
2
5
4 脑垂体
33 肺和支气管
7 眼
1 大脑
2
3 10 颈项
11 颈椎
8 耳
14 斜方肌
33
58 甲状旁腺
32 食管
35
53
57
36
30 腹腔神经丛
54 肾
38 胃
40 胰腺
39
55 输尿管
45 横结肠
44 升结肠
41 小肠
43
42
56 膀胱
60 失眠点
50

右足底

34 心
37 脾
46 降结肠
48 47

左足底

3 小脑及脑干
5 三叉神经
35 肝
36 胆囊
39 十二指肠
42 盲肠及阑尾
43 回盲瓣

47 直肠及乙状结肠
48 肛门
50 生殖腺（睾丸或卵巢）
53 肾上腺
57 甲状腺

足底穴位及反射区

肾上腺

主治：心律失常，昏厥，心悸，心慌，哮喘，关节炎等。

按摩方法：拇指指尖向足跟方向按压3~5次，按压节奏稍慢，有温热感为宜。

腹腔神经丛

主治：胃肠神经官能症，便秘，胃痉挛，呃逆，反酸等。

按摩方法：单示指扣拳法左弧形刮压3~5次。按摩力度均匀，逐渐用力以增强渗透力。

肾

主治：肾盂肾炎，肾结石，肾功能不全，水肿，尿毒症，风湿热，关节炎，高血压。

按摩方法：示指扣拳定点按压6~5次。节奏稍慢。

输尿管

主治：输尿管炎，输尿管狭窄，排尿困难，关节炎，痛风，高血压等。

按摩方法：示指扣拳从肾反射区经过输尿管反射区推按至膀胱反射区，每次3~5次。力度均匀，平稳，避免滑脱。

膀胱

主治：肾结石，膀胱结石，膀胱炎，水肿，阴道炎，动脉硬化，高血压等。

按摩方法：示指扣拳点按，由前向后推按3~5次。

额窦

主治：脑卒中，脑震荡，头痛，头重，失眠，鼻窦炎及眼、耳、口腔疾患等。

按摩方法：示指扣拳由内向外推压踇趾3~5次，其余趾额窦反射区由前向后推压3~5次。力度均匀，平稳，避免滑脱。

三叉神经

主治：偏头痛，面神经麻痹，失眠，头痛，腮腺炎，耳、眼、鼻、牙的疾患等。

按摩方法：拇指螺纹面或拇指指间关节背侧屈曲，由趾端向趾根方向推按3~5次。该区较敏感，力度不宜过大。

脑垂体

主治：甲状腺功能亢进或低下，脾功能亢进，胰腺炎，糖尿病，小儿发育不良，遗尿，更年期综合征等。

按摩方法：示指扣拳法由足踇趾趾端向足跟方向扣压3~5次。按摩力度均匀。

颈项

主治：颈项部扭挫伤，落枕，寰枢关节半脱位，颈椎病，高血压等。

按摩方法：拇指指端由外向内推压6~5次。推压速度宜缓慢。

鼻

主治：慢性鼻炎，鼻出血，鼻窦炎，鼻息肉，鼻塞，流涕等。

按摩方法：拇指或单示指扣拳推压3~5次。力度要均匀、平稳。

大脑

主治：血管病变，脑震荡，头昏，头痛，失眠，瘫痪，高血压，视力减退等。

按摩方法：示指扣拳由踇趾趾端向足跟方向扣压3~5次。按压节奏要稍慢，以有温热感为宜。

小脑、脑干（小脑及脑干反射区位于右脚上，右半球小脑反射区位于左脚上）

主治：脑震荡，失眠，头痛，头晕，高血压，肌肉痉挛等。

按摩方法：拇指指端或单示指扣拳点按，由前向后推压3~5次。力度要适中，不可按揉、刮擦出皮肤皱褶。

眼

主治：视神经炎，结膜炎，角膜炎，近视，远视，青光眼，白内障，视网膜出血，睑腺炎等。

按摩方法：示指扣拳点按3~5次，或由趾端向趾跟方向推压3~5次。

耳

主治：中耳炎，耳聋，耳鸣，重听，外耳道

疖肿，腮腺炎等。

按摩方法：示指扣拳点按3~5次，或由趾端向趾跟方向推压3~5次。

甲状腺

主治：甲状腺功能亢进或低下，慢性甲状腺炎，地方性甲状腺肿大，高血压等。

按摩方法：拇指桡侧由后向前推按5~7次。

斜方肌

主治：肩背酸痛，手指麻木无力，肩关节疼痛等。

按摩方法：示指扣拳由内向外压刮3~5次。

肺和支气管

主治：上呼吸道感染，肺结核，咳嗽，哮喘，肺气肿，胸闷，气短等。

按摩方法：示指扣拳由内向外压刮，反复压刮3~5次。

心

主治：心律失常，心肌炎，冠心病，高脂血症，心力衰竭和休克等。

按摩方法：对于虚弱的人用示指扣拳法，由足跟向趾方向压刮；对于比较强壮的人，由趾端向足跟方向压刮，反复3~5次。

脾

主治：食欲缺乏，消化不良，腹泻，便秘，贫血。

按摩方法：示指扣拳法，由前向后压刮3~5次。

肝

主治：急慢性肝炎，肝硬化，肝大，肝功能损害，胸胁胀满，厌油，纳差等。

按摩方法：示指扣拳由后向前压刮3~5次。

胆囊

主治：急慢性胆囊炎，胆石症，消化不良，胆道蛔虫症等。

按摩方法：示指扣拳定点深压3~5次。有温热感为宜。

胃

主治：胃脘痛，胃酸过多，胃溃疡，消化不良，胃下垂，急慢性胃炎等。

按摩方法：示指扣拳定点按压，或由前向后推按3~5次。

胰腺

主治：糖尿病，皮肤瘙痒，胰腺炎，胰腺囊肿等。

按摩方法：示指扣拳定点按压，或由前向后推按3~5次。按摩力度均匀。

十二指肠

主治：十二指肠溃疡，消化不良，腹部饱胀，呕吐酸水等。

按摩方法：示指扣拳定点按压，或由前向后推按3~5次。

小肠

主治：胃肠胀气，腹痛腹泻，消化不良等。

按摩方法：多指扣拳由前向后压刮3~5次。力度要均匀，速度宜快。

盲肠及阑尾

主治：下腹部胀气、疼痛，阑尾炎，盲肠炎，还可用于缓解手术后遗症等。

按摩方法：示指扣拳点按3~5次。

回盲瓣

主治：消化系统吸收障碍等。

按摩方法：示指扣拳点按3~5次。

升结肠

主治：便秘，腹泻，腹痛，腹胀及结肠炎等。

按摩方法：示指扣拳或拇指螺纹面由后向前推按3~5次。

横结肠

主治：腹痛，腹泻，腹胀，肠炎等。

按摩方法：示指扣拳或拇指螺纹面压刮3~5次。

直肠及乙状结肠

主治：直肠炎，乙状结肠炎，便秘，腹泻，肠息肉等。

按摩方法：示指扣拳或拇指螺纹面压刮3~5次。

肛门

主治：便秘，痔疮，瘘管，直肠静脉曲张，

肛裂，大便失禁等。

按摩方法：示指扣拳点按3~5次。从内下向外上，用力要均匀并逐次加重。

生殖腺（男性睾丸，女性卵巢）

主治：男性阳痿，遗精，滑精，睾丸炎，附睾炎；女性月经不调，痛经，闭经，卵巢囊肿，更年期综合征。

按摩方法：示指扣拳定点按压3~5次。按压时不要移动，力度均匀，逐渐用力。

降结肠

主治：腹痛，腹泻，胃肠胀气，急慢性肠炎等。

按摩方法：示指扣拳或拇指螺纹面压刮3~5次。

失眠点

主治：失眠，头昏头痛，记忆力减退，对盆腔病变有一定疗效。

按摩方法：示指扣拳定点按压3~5次。

足内侧反射区

颈椎

主治：颈项疼痛，颈椎骨质增生，颈椎错缝等。

按摩方法：用拇指螺纹面由前向后推压3~5次。

胸椎

主治：胸椎骨折，胸椎后关节紊乱症等。

按摩方法：用拇指螺纹面由前向后推压3~5次。

骶骨

主治：腰骶部酸痛，骶髂关节炎，梨状肌综合征等。

按摩方法：拇指螺纹面由前向后推压3~5次。

内尾骨

主治：尾骨骨折后遗症，坐骨神经痛等。

按摩方法：示指桡侧面在内踝后下方，由后向前刮压3~5次。

前列腺或子宫

主治：前列腺增生，前列腺炎，子宫肌瘤，宫颈炎等生殖系统疾病。

按摩方法：双拇指螺纹面由后上向前下方推压3~5次。节奏稍慢，渗透力要强。

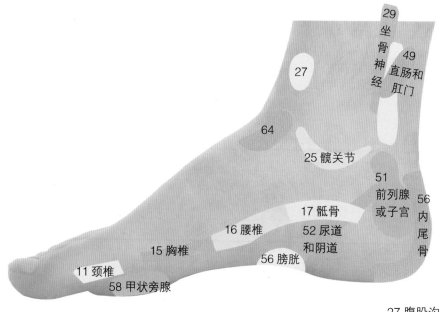

29 坐骨神经

49 直肠和肛门

27

64

25 髋关节

51 前列腺或子宫

56 内尾骨

17 骶骨

52 尿道和阴道

16 腰椎

56 膀胱

15 胸椎

11 颈椎

58 甲状旁腺

足内侧

27 腹股沟
64 下身淋巴结

尿道和阴道

主治：尿道炎，阴道炎，排尿困难，尿频，尿失禁，遗尿等。

按摩方法：示指扣拳从膀胱区后下方向内踝的后下方推3~5次。

髋关节

主治：髋关节炎，髋关节扭、挫伤，坐骨神经炎等。

按摩方法：拇指螺纹面绕内踝由前向后推压3~5次。该区较敏感，力度不宜过大。

肛门和直肠

主治：脱肛，肛裂，痔疮，直肠息肉，直肠肿瘤，便秘等。

按摩方法：用拇指螺纹面由下向上推压3~5次。

坐骨神经

主治：坐骨神经炎，梨状肌综合征，腓总神经损伤等。

按摩方法：用拇指螺纹面由下向上推按3~5次。

足外侧反射区

肩关节

主治：肩关节周围炎，肱二头肌肌腱炎等。

按摩方法：示指扣拳由前向后压刮3~5次。

肘关节

主治：上肢无力，肩周炎，上肢酸痛麻痹等。

按摩方法：示指扣拳由前向后压刮3~5次。

肘关节

主治：肘关节外伤疼痛，功能活动障碍等。

按摩方法：双手示指扣拳从前、后各向中部按压3~5次。

膝关节

主治：膝关节炎，半月板损伤，内外侧副韧带损伤等。

按摩方法：示指扣拳定点按压并环绕反射区半月形周边压刮3~5次。

外尾骨

主治：尾骨脱位，尾骨骨折后遗症，坐骨神经痛，臀肌筋膜炎等。

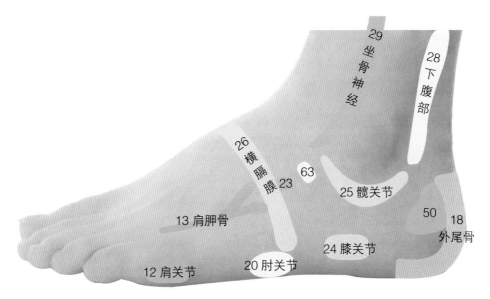

足外侧

29 坐骨神经
28 下腹部
26 横膈膜
23
63
25 髋关节
13 肩胛骨
50
18 外尾骨
24 膝关节
12 肩关节
20 肘关节

23 肋骨
50 生殖腺（睾丸或卵巢）
63 上身淋巴结

按摩方法：示指桡侧由上而下再向前刮、点压3~5次。

生殖腺（男性睾丸、女性卵巢）

主治：阳痿，遗精，睾丸炎，月经不调，痛经，更年期综合征等。

按摩方法：双示指桡侧由反射区中点向两侧同时刮推3~5次。

髋关节

主治：髋关节炎，髋关节扭伤、挫伤、坐骨神经炎等。

按摩方法：拇指螺纹面绕外踝由前向后推压3~5次。此区较敏感，力度不宜过大。

下腹部

主治：经期腹痛，月经不调，性功能低下及盆腔疾病。

按摩方法：用拇指螺纹面由下向上滑压3~5次。

坐骨神经

主治：坐骨神经炎，梨状肌综合征，腰椎间盘突出等。

按摩方法：拇指螺纹面由下向上推按3~5次。按摩力度均匀，逐渐用力以增强渗透力。

⊙ 足背反射区

上颌

主治：牙痛，上颌感染，口腔溃疡，牙周病等。

按摩方法：用拇指螺纹面由内向外平推3~5次。

下颌

主治：牙痛，下颌感染，下颌关节炎，下颌关节紊乱等。

按摩方法：拇指螺纹面由外向内平推3~5次。

扁桃体

主治：扁桃体炎，发热，感冒，慢性咽喉炎等。

按摩方法：拇指指端或双手示指指端同时向中点挤按3~5次。向斜上方按压，用力要均匀并逐次加重。

咽喉

主治：咽炎，扁桃体炎，喉炎，咽喉肿痛，声音嘶哑，咳嗽，气喘等。

按摩方法：拇指指端或示指指端点按压或按揉3~5次。

喉与气管

主治：咽喉炎，气管炎，失音，声门水肿，声音嘶哑等。

按摩方法：拇指指端或示指指端定点按压或按揉3~5次。

胸部淋巴结

主治：各种炎症，发热，胸痛，乳房肿块，食道疾患等。

按摩方法：示指桡侧由后向前刮压3~5次。

内耳迷路

主治：头晕，晕车，晕船，高血压，低血压，耳聋，耳鸣，平衡障碍等。

按摩方法：示指桡侧由后向前刮压3~5次。

胸部（乳房）

主治：乳腺炎，乳腺囊肿，胸闷，胸痛，经期乳房胀痛，食道疾患等。

按摩方法：双手拇指螺纹面由前向后推按，双拇指平推和单拇指补推各做3~5次。

横膈膜

主治：呃逆，膈疝引起的腹部膨胀，腹痛，恶心，呕吐，呃逆等。

按摩方法：双手示指桡侧由反射区中点向两侧同时刮推3~5次。

内侧肋骨、外侧肋骨

主治：肋软骨炎，胸闷，肋间神经痛，盆腔炎，肋骨骨折后遗症等。

按摩方法：双拇指螺纹面沿两个小凹陷推按再分开，重复3~5次。

腹股沟

主治：各种慢性疾病，性功能障碍等。

按摩方法：拇指螺纹面定点按揉3~5次。

上身淋巴结

主治：发热，腮腺炎，蜂窝织炎，子宫肌

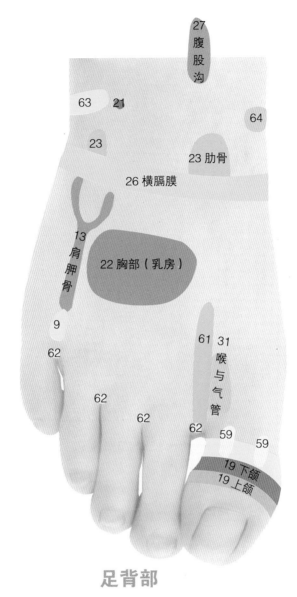

27 腹股沟

63 21

64

23

23 肋骨

26 横膈膜

13 肩胛骨

22 胸部（乳房）

9

62

61 31 喉与气管

62

62

62 59

59

19 下颌
19 上颌

9 内耳迷路
21 腕关节
59 扁桃体
61 胸部淋巴结
62 颈部淋巴结
63 上身淋巴结

足背部

瘤，还能增强机体的抵抗力。

按摩方法：示指扣拳定点按压3~5次。

下身淋巴结

主治：发热，踝部肿胀，足跟痛，子宫肌瘤，还能增强机体抗病能力。

按摩方法：示指扣拳定点按压3~5次。

肩胛骨

主治：肩关节周围炎，冈上肌腱炎，菱形肌劳损，肩背部肌筋膜炎等。

按摩方法：拇指螺纹面沿足趾向踝关节方向推按至骰骨处向左右分开，反复3~5次。

糖尿病

糖尿病是指因胰岛素相对或绝对不足而引起糖、脂肪、蛋白质及继发的水、电解质代谢紊乱的一种疾病。初起者可无症状，随后出现多饮、多食、多尿和身体消瘦或尿有甜味等症状；晚期并发酮症酸中毒、微血管病变、感染、各种神经损害及广泛的动脉粥样硬化等。

中医学称本病为"消渴"，通常把以多饮症状突出的称为上消，主要表现为烦渴多饮、口干舌燥、尿频量多、舌尖红、苔薄黄、脉洪数；多食症状突出的称为中消，主要表现为多食易饥、形体消瘦、口渴欲饮、大便秘结、舌苔黄燥、脉滑数；多尿症状突出的称为下消，主要表现为尿频量多、浑浊如膏脂或尿有甜味、腰膝酸软、头晕乏力、口干舌红、脉细数。

糖尿病与遗传、饮食不节、过食肥甘、饮酒过度或长期精神刺激、劳欲过度等因素有密切关系。

如果患者出现趾端皮肤凉、颜色紫褐、麻木、刺痛灼疼、有破溃等糖尿病足症状，则绝对不可以做足部反射区按摩。

常用反射区

1.胰腺　2.胃　3.脑垂体　4.十二指肠　5.肾　6.输尿管　7.膀胱　8.肾上腺

辅助穴位

◉涌泉　◉太溪　◉然谷

按摩方法

1. 双足对搓5～10分钟。

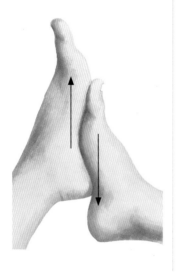

2. 揉压双足肾上腺反射区2～3分钟。

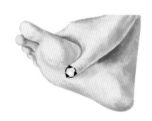

3. 揉压双足肾反射区2～3分钟。

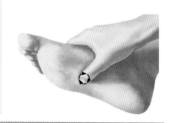

4. 揉压双足膀胱反射区2～3分钟。

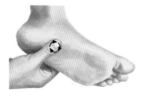

5. 推双足输尿管反射区2～3分钟。

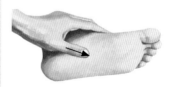

6. 屈示指点胃反射区 3 ～ 5 分钟。

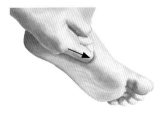

7. 屈示指点十二指肠反射区 3 ～ 5 分钟。

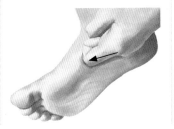

8. 拇指重推足底正中线 3 分钟。

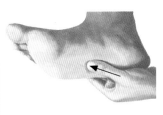

9. 双手拇指、示指揉双足跗趾 5 分钟。

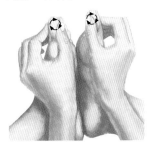

10. 拇指按压脑垂体反射区 5 分钟。

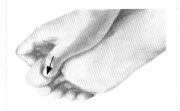

11. 按压胰腺反射区 5 分钟。

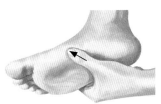

12. 拇指平推足跗趾从趾根至趾尖 3 ～ 5 分钟。

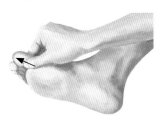

13. 捏揉足跟 3 ～ 5 分钟。

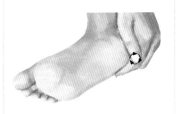

14. 按压涌泉穴 5 ～ 8 分钟。

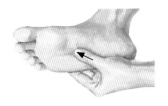

15. 揉太溪穴 5 分钟。

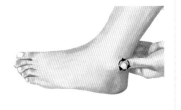

16. 揉然谷穴 5 分钟。

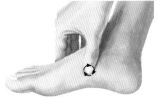

小贴士

冬瓜皮、西瓜皮各15克，天花粉10克。上药同入砂锅，加水适量，文火煎煮取汁去渣，口服，每日2～3次。本方清热养阴润燥，主治口渴多饮、尿液混浊之糖尿病。

高血压病

高血压病是以动脉血压增高，尤其是舒张压持续升高为特点的全身性、慢性血管疾病，常伴有头痛、头晕、耳鸣、健忘、失眠、心悸等症状。安静状态下，若成人经常收缩压超过18.7千帕（140毫米汞柱）和（或）舒张压超过12千帕（90毫米汞柱）即可确诊。

一般将高血压分为继发性高血压（症状性高血压）和原发性高血压（高血压病），其中原发性高血压占90%。高血压的发生主要与全身小动脉痉挛、硬化，周围动脉阻力增高，以及血容量与心排血量增加等多种因素有关。晚期可导致心、肾、脑器官病变。

中医学认为，本病属"头痛""眩晕"范畴，其病因病机为情志失调、饮食不节和内伤虚损，使肝阳上亢、肝风上扰所致。现代医学认为，本病与中枢神经系统及内分泌、体液调节功能紊乱有关。年龄、职业、环境，高脂、高钠饮食，嗜酒、吸烟、肥胖等因素，也可促使高血压病的发生。

常用反射区

1.大脑　2.耳　3.肾　4.输尿管　5.膀胱　6.平衡器官（内耳迷路）

按摩方法

1. 拇指揉大脑反射区 2~3 分钟。

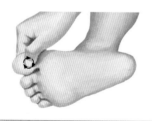

2. 拇指按压耳反射区 2~3 分钟。

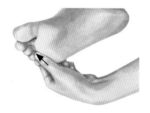

3. 指推肾反射区 2~3 分钟。

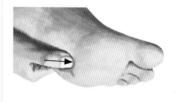

4. 推输尿管反射区 2~3 分钟。

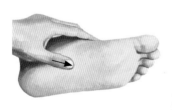

5. 指推膀胱反射区 2~3 分钟。

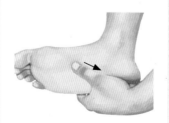

6. 点按平衡器官（内耳迷路）反射区。

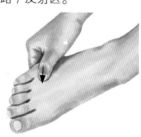

高脂血症是指血浆脂原浓度明显超过正常范围的一种慢性疾病，一般以测定血浆胆固醇和三酰甘油含量为诊断本病的结论。如果符合以下一项或几项，就患有高脂血症：总胆固醇、三酰甘油过高；低密度脂蛋白胆固醇过高；高密度脂蛋白胆固醇过低。高脂血症在发病早期可能没有不舒服的症状。多数患者在发生了冠心病、脑卒中后才发现血脂异常，可表现为头痛、四肢麻木、头晕目眩、胸部闷痛、气促心悸等症状。

高脂血症有原发性和继发性两种。由于脂蛋白代谢过程中某环节存在先天性缺陷，或者是由于某种环境因素通过未知机制而引起的脂蛋白代谢紊乱，称原发性高脂血症。临床上后一种情况比较多见。有遗传因素可查者称遗传性或家庭性高脂血症。环境因素主要包括饮食习惯、营养因素、生活习惯和很多其他尚不清楚的因素。继发性高脂血症主要继发于某种疾病，最常见的是糖尿病、肾病综合征、慢性肝病、甲状腺功能或退症、肥胖症、某些药物的影响和免疫性疾病等。

高脂血症

常用反射区

1.甲状腺　2.脾　3.输尿管　4.肾　5.甲状旁腺　6.胰腺　7.胃　8.肾上腺　9.颈项　10.心　11.大脑

按摩方法

1. 双足自下向上推按甲状腺反射区各5分钟。

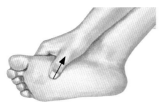

2. 拇指用力按揉左足脾反射区5分钟。

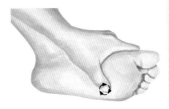

3. 拇指平推输尿管反射区1分钟。

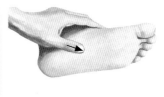

4. 点按肾反射区30秒。

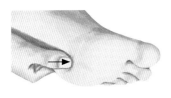

5. 捏拿甲状旁腺反射区1分钟。

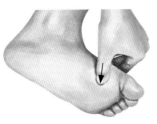

6. 捏揉胰腺反射区30秒。

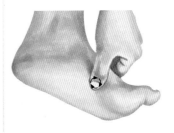

7. 指推按胃反射区 30 秒。

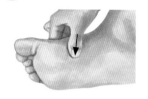

8. 按揉肾上腺反射区 30 秒。

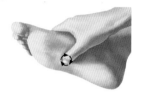

9. 按压颈项反射区 1 分钟。

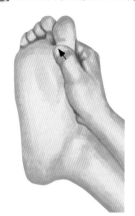

10. 按揉心反射区 1 分钟。

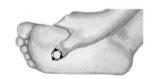

11. 揉大脑反射区 1 分钟。

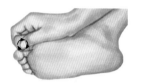

冠心病

冠心病全称为"冠状动脉粥样硬化性心脏病",是指由于冠状动脉循环改变引起冠状血流和心肌需求之间不平衡而导致心肌损害的一种疾病。临床上相应地有隐匿型冠心病、心绞痛型冠心病、心肌梗死型冠心病、心力衰竭型和心律失常型冠心病、猝死型冠心病五种,有时可以合并出现。

冠心病属于中医学"胸痹""心痛"范畴,是指时常胸闷不适,突然发作的胸骨后压塞疼痛,可向左肩、左背部及左上肢等部位放射。更重的心绞痛亦称"厥心痛",常可危及生命。

自我按摩治疗冠心病,应注意选穴以左侧为主,右侧为辅。手法一定要轻柔,切忌用力过重。

常用反射区

1.胃　2.十二指肠　3.肾　4.肾上腺　5.输尿管　6.膀胱　7.小肠　8.心　9.腹腔神经丛
10.脾　11.胰腺　12.平衡器官(内耳迷路)

按摩方法

1. 拇指按揉心反射区 5 分钟。

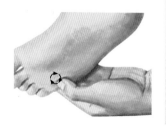

2. 按压小肠反射区 3 ~ 5 分钟。

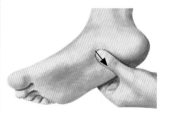

3. 指按压胃反射区 3 ~ 5 分钟。

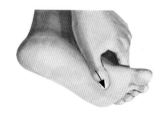

4. 按压十二指肠反射区 3～5分钟。

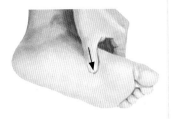

5. 拇指按压脾反射区 3～5分钟。

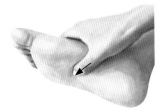

6. 按压腹腔神经丛反射区 3～5分钟。

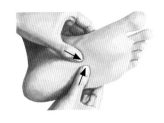

7. 拇指平推肾反射区 3～5分钟。

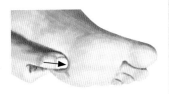

8. 拇指平推肾上腺反射区 3～5分钟。

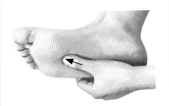

9. 拇指平推输尿管反射区 3～5分钟。

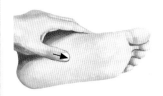

10. 拇指平推膀胱反射区 3～5分钟。

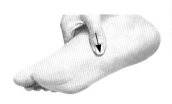

11. 拇指平推平衡器官（内耳迷路）反射区 3～5分钟。

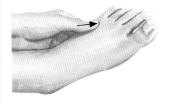

12. 拇指端点按太溪穴 3～5分钟。

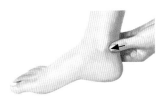

13. 拇指指端点按胰腺反射区 3～5分钟。

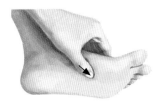

14. 拇指平推压涌泉穴 3～5分钟。

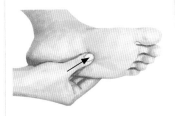

15. 拇指按揉第2、3足趾，并各旋转30～50次。

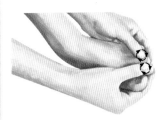

颈椎病

颈椎病又称颈椎综合征，凡因颈部长期劳损及软组织退行性改变所引起的颈脊髓、颈神经根或颈部血管的压迫和刺激而产生的眩晕、肩臂痛、肢体麻木甚至瘫痪等一系列的综合症状，临床上称为颈椎病。颈椎病是中老年常见病之一。随着社会的不断发展，现在发病正趋于年轻化，其中男性多于女性。

颈椎病的表现多种多样，主要有颈背部僵硬、酸胀、疼痛，头部转动受限，有触电感，并向肘、腕、指部放散，还可引起上肢乏力、手指发麻、头晕、恶心，甚至视物模糊、吞咽困难。严重者可导致大脑供血供氧不足，大小便失禁、脑卒中、瘫痪。

颈椎退行性改变、颈部外伤和慢性劳损是引起颈椎病的主要因素，长期低头工作，姿势不当或者挥鞭样损伤等急、慢性损伤可引起一系列病理改变，从而产生各种临床症状。

自我按摩治疗颈椎病应明确诊断症状类型，对脊髓型、椎动脉型及颈椎增生明显者应慎用。

常用反射区

1.大脑　2.颈项　3.小脑及脑干　4.额窦　5.肩胛骨　6.肩关节　7.颈椎　8.肾　9.输尿管 10.膀胱

按摩方法

1. 按揉颈椎反射区 30 秒。

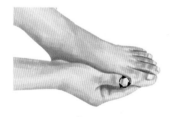

2. 按揉颈项反射区 30 秒。

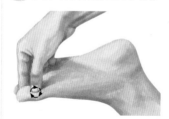

3. 推擦肾反射区 30 秒。

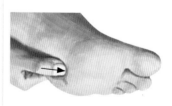

4. 推擦输尿管反射区 30 秒。

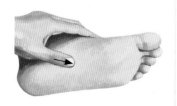

5. 平推肩胛骨反射区 30 秒。

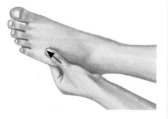

6. 平推颈项反射区 30 秒。

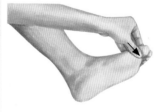

7. 推擦膀胱反射区 30 秒。

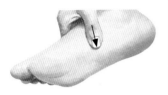

8. 点按肩关节反射区 30 秒。

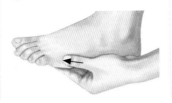

9. 点按额窦反射区 30 秒。

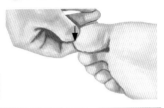

10. 点按大脑反射区 30 秒。

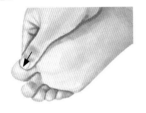

11. 点按小脑及脑干反射区 30 秒。

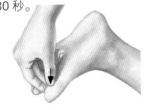

12. 擦足内侧缘 30 秒。

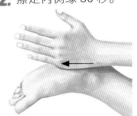

腰椎间盘突出症

　　腰椎间盘突出症是指由于各种原因导致腰椎间盘的纤维环破裂，其中的髓核连同残存的纤维环和覆盖其上的后纵韧带向椎管内突出，刺激或压迫脊神经根或马尾神经而产生腰痛和下肢坐骨神经痛等症状的一种疾病。现代医学一般将腰椎间盘突出症分为单侧型、双侧型和中央型三种，其中单侧型以一侧腰痛及下肢痛为主，双侧型以两侧腰痛及下肢痛交替出现为主，中央型以马尾神经受压为主要特点。

　　腰椎间盘突出症发病时腰部呈撕裂样剧痛，屈膝卧床休息后疼痛减轻，活动、咳嗽、喷嚏，均可加剧疼痛，并沿坐骨神经走行路线向腿部放射，活动明显受限。病程较长的患者，下肢有放射痛合并麻木。患者中大多数病例有坐骨神经痛。

　　腰椎间盘突出症属中医"腰腿痛"范畴，多见于20～50岁的青壮年，其数量占普通人群90%以上，男性多于女性，是临床较为常见的骨伤科疾病。

　　按摩是腰椎间盘突出症治疗中的重要组成部分，但应根据病情、类型、年龄及发病的轻重缓急，采用相应的手法，另外还应配合药物、理疗、牵引等方法治疗。

常用反射区

1.肾　2.输尿管　3.膀胱　4.肾上腺　5.脑垂体　6.腹腔神经丛　7.生殖腺　8.大脑　9.额窦　10.肝　11.腰椎　12.骶骨

1. 推压肾反射区 15 次。

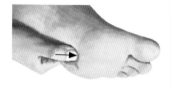

2. 推压输尿管反射区 15 次。

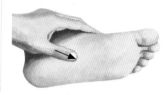

3. 推压膀胱反射区 15 次。

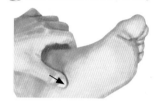

4. 按揉大脑反射区 3 分钟。

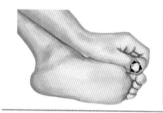

5. 按揉额窦反射区 3 分钟。

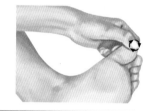

6. 推腹腔神经丛反射区 3 分钟。

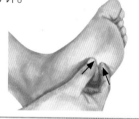

7. 按揉肝反射区 2 分钟。

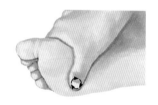

8. 点肾上腺反射区 10 次。

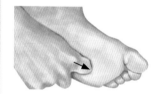

9. 按脑垂体反射区 10 次。

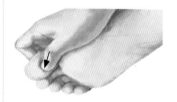

10. 推腰椎反射区 20 次。

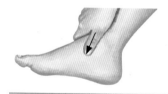

11. 推骶骨反射区 20 次。

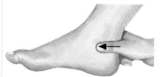

12. 推生殖腺反射区 20 次。

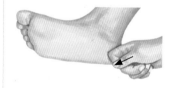

13. 擦足底正中线，以透热为度。

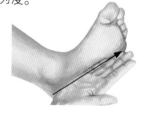

14. 双手搓足 1 分钟。

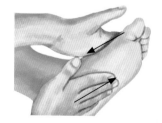

小贴士

有一种简便的腰腿功法对本病有效：俯卧在硬板床上，两手臂置于胯侧，手背紧贴床面，躺平后双腿伸直往上翘，头部也随胸部抬起。每次做5～10遍。

肩周炎是肩关节周围炎的简称，又称"五十肩""冻结肩""漏肩风""肩胛周痹""肩凝症""锁肩风"等，主要是指肩关节周围的软组织和关节囊发生的慢性无菌性炎症，使肩关节周围疼痛并最终导致关节粘连、肩袖撕裂等。临床以肩关节疼痛和功能障碍、肌肉乏力为主要症状。

肩周炎属于中医"痹证"范畴。中医学认为，此病发生大多因为年老体弱、气血不足、筋经失养或操繁劳损、风寒湿邪侵袭等，导致血不荣筋，痰浊瘀阻经脉及关节所致。一般发病于40岁以上的中老年人，女性多于男性。

肩周炎多数病例为慢性发病。在临床分三期：急性期、缓解期和恢复期。急性期即发病早期，肩部持续性疼痛，尤其夜间为重，影响睡眠，并向肩部周围放射，患者不敢患侧卧位；活动时，如梳头、洗脸、摸背、疼痛加重，肩部压痛部位广泛。缓解期，疼痛减轻，肩关节呈"冻结状态"，梳头、洗脸、摸背、穿衣均感困难，肌肉萎缩，以三角肌为明显。恢复期，肩痛基本消失，肩关节活动逐渐增加，短则1~2个月，长则数年才能恢复。

肩周炎

常用反射区

1.脑垂体　2.肾上腺　3.肾　4.输尿管　5.膀胱　6.颈项　7.腹腔神经丛　8.小脑及脑干　9.肩胛骨　10.肘关节　11.肩关节　12.髋关节

按摩方法

1. 对搓双足底3分钟。

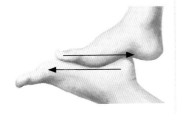

2. 拇指按揉双足颈项反射区30次。

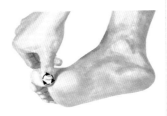

3. 按压双足脑垂体反射区30次。

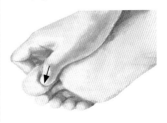

4. 推双足腹腔神经丛反射区30次。

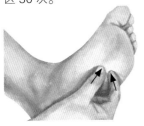

5. 推压双足肾上腺反射区30次。

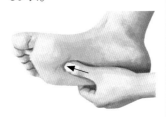

6. 推双足肾反射区50次。

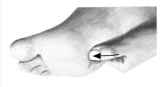

7. 拇指推双足输尿管反射区 30 次。

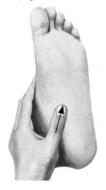

8. 拇指推压双足膀胱反射区 50 次。

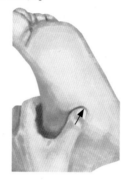

9. 拇示指捏肩关节反射区 30 次。

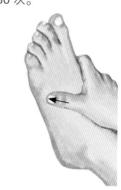

10. 拇示指捏髋关节反射区 30 次。

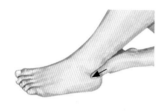

11. 拇、示指捏肘关节反射区 30 次。

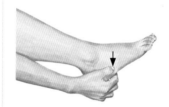

12. 拇、示指捏小脑及脑干反射区 30 次。

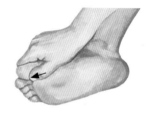

13. 拇指指推肩胛骨反射区 20 次。

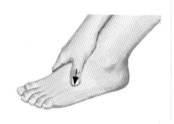

14. 示指推擦斜方肌反射区 20 次。

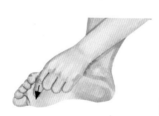

15. 拇指按太溪穴 20 次。

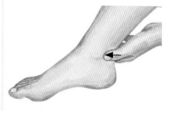

16. 擦双足跟内侧 3 分钟。

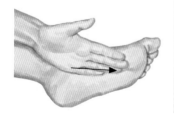

小贴士

治疗肩周炎妙法：取一只白色无毒的塑料薄膜袋，剪成比患部稍大些的面积。将水烧开，待水温降至30～40℃时，滴少许白酒于温水中，再将塑膜置于温水中浸泡1～2分钟，然后将其贴于患处，蘸些许温水于塑膜上，快速穿上内衣。塑膜1天换1次，坚持一段时间即有效果。

在现代医学中，所谓的风湿病包括一百多种结缔组织的疾病，它们的共有特征是慢性、反复性、肌肉骨骼和关节的问题。常见风湿病如风湿热、类风湿关节炎、强直性脊柱炎、雷诺病、痛风等。

患者主要表现为全身或局部关节肿胀、触痛，有骨摩擦音（关节活动时产生的能触知或可听到的小"噼啪"声），关节外表温度低，关节畸形，关节活动度受限。X线检查示：关节附近骨质疏松，关节软骨消失，关节间隙均匀狭窄。轻者关节酸痛、轻度疼痛，重者关节灼热、剧烈疼痛，或伴有关节腔渗液，甚至关节畸形。可伴有高热或中等发热等全身症状，以膝、肩、肘、腕、踝关节受累为主。

风湿病在中医学中称为"痹证"。中医理论认为痹证的发生多是由于外感风、寒、湿邪，或嗜食肥甘厚味生冷，导致湿浊内生，浸淫筋脉、关节而生，或由于气血不足、筋脉骨髓失养所致。西医学认为其致病因素包括感染、免疫功能低下、代谢障碍、内分泌失调、骨质退化、潮湿环境等。

风湿病

常用反射区

1.肾　2.输尿管　3.膀胱　4.肾上腺　5.甲状旁腺　6.肝　7.肩关节　8.上身淋巴结
9.髋关节　10.膝关节　11.肘关节　12.下身淋巴结　13.颈椎　14.胸椎　15.腰椎

按摩方法

1. 拇指推肾反射区30秒。

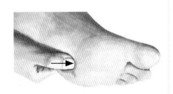

2. 拇指推按输尿管反射区30秒。

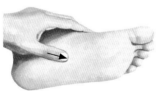

3. 拇指推膀胱反射区30秒。

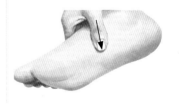

4. 拇指点按上身淋巴结反射区30秒。

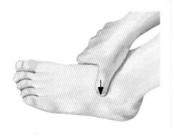

5. 拇指点按下身淋巴结反射区30秒。

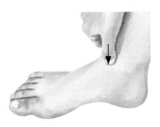

6. 屈示指点按肾上腺反射区30秒。

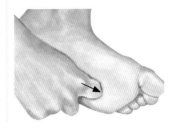

7. 拇指按揉肩关节反射区 30 秒。

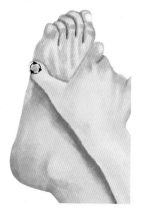

8. 拇指点按髋关节反射区 30 秒。

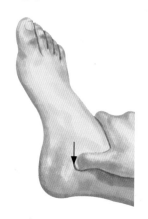

9. 拇指点按膝关节反射区 30 秒。

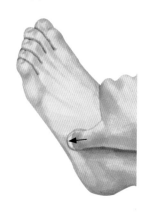

10. 拇指按揉肘关节反射区 30 秒。

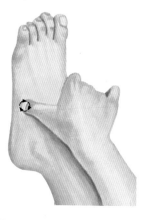

11. 拇指捏颈椎反射区 30 秒。

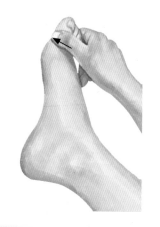

12. 小鱼际擦按胸椎反射区 30 秒。

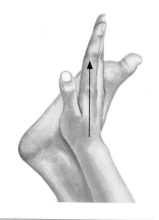

13. 以小鱼际擦腰椎反射区 30 秒。

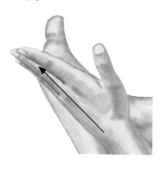

14. 屈指点按甲状旁腺反射区 30 秒。

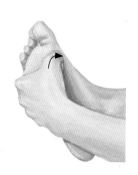

15. 拇指捏揉肝反射区 30 秒。

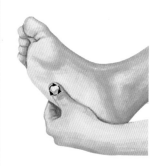

更年期综合征是指更年期发生内分泌改变导致生理功能改变的综合征。女性较男性表现突出。其症状表现为女性月经紊乱渐至绝经，男性性功能减退，但不论男女均可伴见烦躁不安、面部潮热、心悸多疑、焦虑易怒、抑郁、兴趣减低、耳鸣失眠、神经质、易疲劳、记忆力减退、发热、注意力不集中等。女性多发生在45～55岁之间，男性多发生在50～65岁之间。

更年期综合征是因妇女或男性性激素分泌减少，垂体反馈性地分泌更多的激素，引起甲状腺和肾上腺皮质功能亢进，内分泌失调，致使自主神经功能紊乱而产生的综合征。

更年期是每个人必然要经历的阶段，但每个人表现的症状却轻重不同，时间长短也不一样，轻的可以无大碍，重的可以影响工作及日常生活。性激素的速减甚至引发其他疾病，如骨质疏松症、冠心病、高血压、糖尿病、肥胖症、老年性精神病、老年性阴道炎、尿道炎等。更年期短的可持续几个月，长的可延续几年。

更年期综合征

常用反射区

1.脑垂体　2.大脑　3.甲状腺　4.胃　5.十二指肠　6.腹腔神经丛　7.心　8.肝　9.肾　10.输尿管　11.膀胱　12.生殖腺　13.下身淋巴结

按摩方法

1. 按脑垂体反射区 1 分钟。

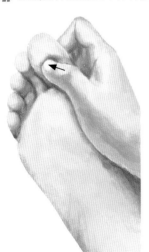

2. 揉大脑反射区 2 分钟。

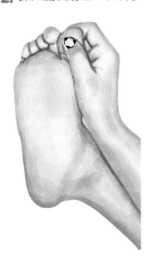

3. 揉甲状腺反射区 2 分钟。

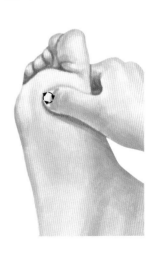

4. 揉肝反射区 2 分钟。

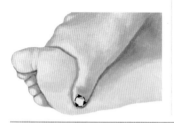

5. 推胃反射区 20 ~ 30 次。

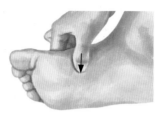

6. 推十二指肠反射区 20 ~ 30 次。

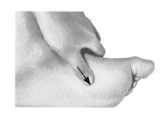

7. 指推肾反射区 20 ~ 30 次。

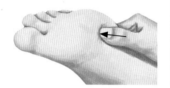

8. 指推输尿管反射区 20 ~ 30 次。

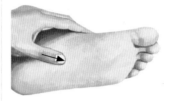

9. 擦肾反射区，以透热为度。

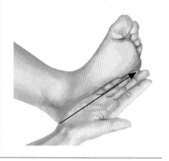

10. 按心反射区，以透热为度。

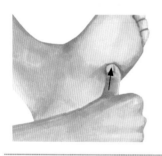

11. 指推膀胱反射区 20 ~ 30 次。

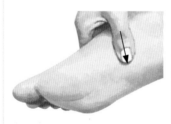

12. 点按生殖腺反射区 20 次。

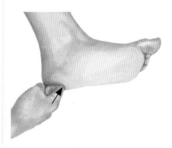

13. 点按下身淋巴结反射区 20 次。

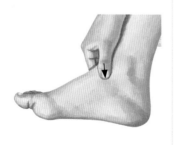

14. 指推腹腔神经丛反射区 20 次。

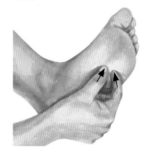

15. 手指搓足背和足底 2 ~ 3 分钟。

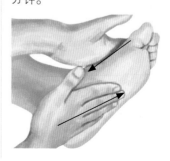

肥胖症是由于机体生理、生化功能的异常改变，人体脂肪代谢紊乱，进食热量超过消耗热量，多余的部分以脂肪的形式储存积聚于各组织皮下，导致体重超过同龄、同性别正常标准值20%以上的一种能量代谢紊乱性内分泌疾病。

临床上常分为单纯性肥胖症和继发性肥胖症。单纯性肥胖症主要表现为均匀性肥胖，不伴有皮肤颜色的明显改变，临床根据伴随的自觉症状和体重将本病分为轻度、中度和重度三级。

轻度肥胖：一般不伴有自觉症状。体重超过正常标准值20%～30%，并且脂肪率超过30%～35%。

中度肥胖：畏热，多汗，易疲劳，活动后心悸、气短。体重超过正常标准值30%～45%，且脂肪率超过35%～45%。

重度肥胖：头晕头痛，腹胀便秘，逐渐喜坐嗜卧，动则汗出气喘，性欲减退，月经不调，甚至闭经不孕。体重超过正常标准值50%，脂肪率超过45%。

继发性肥胖症（症状性肥胖），系由内分泌紊乱性疾病所导致的肥胖。

●附：正常人标准体重（千克）的计算公式是［身高（厘米）－105］×0.9。

肥胖症

常用反射区

1.甲状腺　2.心　3.肾上腺　4.肾　5.肺和支气管　6.脾　7.输尿管　8.膀胱　9.甲状旁腺　10.脑垂体　11.腹腔神经丛　12.胰腺　13.胃　14.小肠　15.横结肠　16.降结肠　17.肝　18.直肠及乙状结肠　19.胆囊　20.升结肠　21.横膈膜

小贴士

肥胖症食疗三方：

青苹果芦荟汤：取青苹果两个，削皮切小块，与洗净切段的芦荟100克一齐入锅，加水煎煮15分钟，调入冰糖20克即可。功效：润肠通便，防治肥胖症。

山楂纤体茶：取山楂5克、丁香3粒、柠檬3克放入壶中，注入热开水500毫升，静置5分钟，再加入适量冰糖即可饮用。功效：促进脂肪代谢，减肥健体。

荷叶瓜皮绿茶：取绿茶3克、荷叶10克、冬瓜皮6克以沸水冲泡，代茶频饮。每日1剂。功效：消食、利水、减肥。

按摩方法

1. 用单示指扣拳法作用于膀胱反射区 10 ~ 15 次。适用于肥胖伴痰多、乏力者。

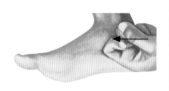

2. 用拇指平推法作用于肺和支气管反射区 10 ~ 15 次。适用于肥胖伴痰多、乏力者。

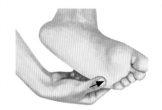

3. 用拇指指端点按脾反射区 10 ~ 15 次。适用于肥胖伴痰多、乏力者。

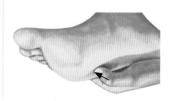

4. 用拇指平推法作用于输尿管反射区 10 ~ 15 次。适用于肥胖伴痰多、乏力者。

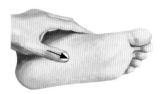

5. 用握足扣指法点肾反射区 10 ~ 15 次。适用于肥胖伴痰多、乏力者。

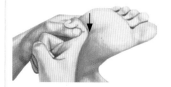

6. 用单示指扣拳法、拇指推掌法、扣指法，取心反射区、脾反射区、肾反射区、膀胱反射区各 10 ~ 15 次。适用于肥胖伴心悸者。

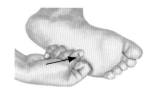

7. 单示指扣拳扣胃反射区 10 ~ 15 次。

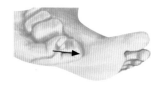

8. 双指拳法作用于小肠反射区 10 ~ 15 次。

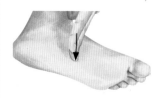

9. 握足扣指法作用于肾上腺反射区 10 ~ 15 次。

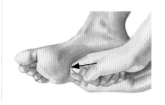

10. 屈示指点按肝反射区 1 分钟。

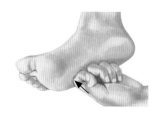

11. 屈示指点胆反射区 1 分钟。

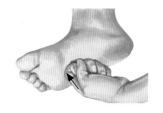

12. 拇指平推升结肠反射区 10 ~ 20 次。

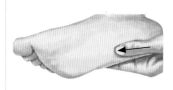

13. 拇指平推横结肠反射区 10 ~ 20 次。

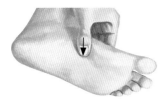

14. 拇指平推降结肠反射区 10 ~ 20 次。

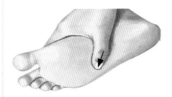

15. 拇指平推直肠及乙状结肠反射区 10 ~ 20 次。

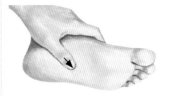

16. 双指钳法作用于小肠反射区 10 ~ 20 次。

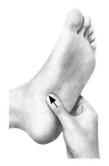

17. 拇指平推法推横膈膜反射区 10 ~ 20 次。

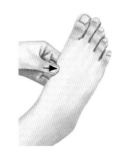

18. 拇指平推法推腹腔神经丛反射区 10 ~ 20 次。

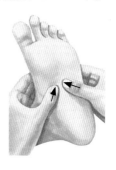

19. 单示指钩掌法作用于甲状腺反射区 10 ~ 20 次。

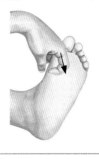

20. 拇指点按甲状旁腺反射区 10 ~ 20 次。

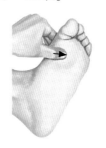

21. 拇指按揉脑垂体反射区 10 ~ 20 次。

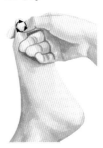

22. 捻法作用于胰腺反射区 10 ~ 20 次。

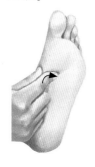

小贴士

办公室内巧减肥：坐在椅子上，收紧腹肌，锻炼一下自己的肌肉；或者坐在椅子上，用手扶住椅子边沿，屈膝，抬起两腿，保持平衡，数4个数。

爬楼梯可减肥：每星期上楼梯3 ~ 4次，每次运动约30分钟，便可消耗1700 ~ 2400焦耳热量，还有助强健小腿、大腿及腰部肌肉。

咳喘病

咳喘病是一种最常见的呼吸道疾病，其主要临床表现为咳嗽、气喘、咳痰，甚至痰中带血。多伴有气急，甚至带有哮鸣音和呼吸困难，患者出现张口抬肩、嘴唇发紫、难以平卧、大汗等。

咳喘病的致病原因一是长期吸烟、长期处于受污染的空气环境中，刺激呼吸道发生病变；二是由于呼吸道感染了病毒、细菌、支原体、衣原体等致病因素；三是由于某些药物、花粉等刺激呼吸道而导致的一种过敏反应等。中医学把咳喘病的发生归结于外感时邪、痰饮内停、肾不纳气等原因。临床上以中老年人发病为多，发病时间多在秋冬季节。咳喘病病程进展缓慢，症状可反复，病情可加剧，缠绵难愈。

常用反射区

1.肾　2.输尿管　3.膀胱　4.肾上腺　5.甲状旁腺　6.肺和支气管　7.心　8.胸部淋巴结
9.喉与气管　10.上身淋巴结

按摩方法

1. 拇指推肾反射区 1 ~ 2 分钟。

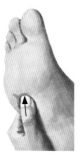

2. 拇指推输尿管反射区 1 ~ 2 分钟。

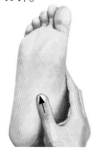

3. 拇指推膀胱反射区 1 ~ 2 分钟。

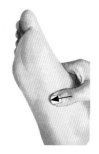

4. 屈示指点按肾上腺反射区 1 ~ 2 分钟。

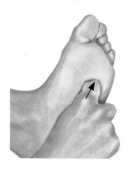

5. 拇指推肺和支气管反射区 1 ~ 2 分钟。

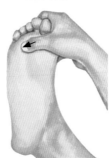

6. 拇指点按心反射区 1 ~ 2 分钟。

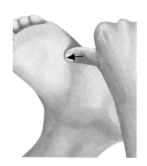

7. 拇指按揉甲状旁腺反射区 1~2 分钟。

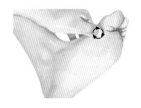

8. 拇指点按喉与气管反射区 1~2 分钟。

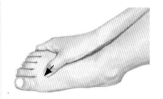

9. 拇指点按胸部淋巴结反射区 1~2 分钟。

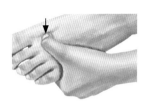

10. 大鱼际擦上身淋巴结反射区 1~2 分钟。

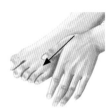

小贴士

烤柑橘能止咳：将未完全熟透的柑橘去蒂，以筷子戳1个洞，塞入食盐约10克，放于炉下慢烤，塞盐的洞口避免沾到灰。烤熟时，塞盐的洞口果汁会沸滚，约5分钟后，取出剥皮食之，能止咳。咳嗽较严重者，可于果汁沸滚后先取出，加入一些贝母粉再烤熟，效果更佳。

鼻炎是指鼻腔黏膜和黏膜下组织的炎症。鼻炎的表现多种多样。从鼻腔黏膜的病理学改变来说，有慢性单纯性鼻炎、慢性肥厚性鼻炎、干燥性鼻炎、萎缩性鼻炎和过敏性鼻炎五种；从发病的急缓及病程的长短来说，可分为急性鼻炎和慢性鼻炎。

急性鼻炎中医称为"鼻窒"，一般称为鼻黏膜炎，与俗称的"鼻感冒"是一样的。

慢性单纯性鼻炎中医称为"鼻渊"，又名"脑渗""脑漏"。运动时减轻，睡眠和寒冷时加重，鼻腔阻塞严重时，还伴有鼻塞、嗅觉减退、头晕痛及闭塞性鼻音、耳鸣、听力减退等症状。

慢性肥厚性鼻炎临床表现比单纯性鼻炎重，持续性双侧鼻塞，常有闭塞性鼻音、嗅觉减退，涕为黏液或脓性黏液，不易擤出，若下鼻甲后端肥厚，可压迫咽鼓管口，引起耳鸣及重听。

慢性干燥性鼻炎是一种常见的职业性慢性鼻炎，一般认为是由于长期受外界的物理或化学物质的刺激，导致鼻黏膜杯状细胞减少或消失而使鼻黏膜干燥。

萎缩性鼻炎中医称为"鼻藁"，具有鼻和咽部干燥感，部分伴有鼻塞、鼻出血、嗅觉减退或消失、恶臭、头痛头昏等症状。

过敏性鼻炎中医称"鼻鼽"，以阵发性发作，鼻内发痒、鼻塞、连续喷嚏、大量清水样鼻涕为主症，伴有嗅觉减退、头晕、头胀、耳鸣、重听及流泪等，若反复发作，日久者可发现鼻黏膜呈息肉样变。

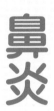

鼻炎

常用反射区

1.大脑 2.额窦 3.鼻 4.甲状旁腺 5.肺和支气管 6.肾 7.肾上腺 8.膀胱 9.升结肠
10.脾 11.横结肠 12.降结肠 13.上身淋巴结 14.下身淋巴结 15.胸部淋巴结 16.输尿管
17.颈部淋巴结 18.扁桃体

按摩方法

1. 拇指按揉大脑反射区 1 分钟。

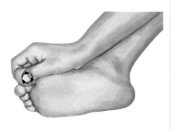

2. 拇指端按揉额窦反射区 2 分钟。

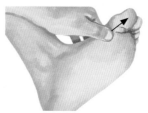

3. 以示指按压鼻反射区 3 ~ 5 次。

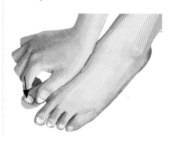

4. 拇指推按肺和支气管反射区，并在中趾根部敏感点处点按 5 ~ 10 次。

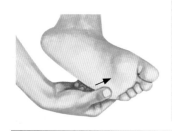

5. 拇、示指掐揉颈部淋巴结反射区 1 分钟。

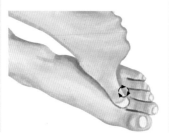

6. 握足扣指法作用于肾反射区 1 分钟。

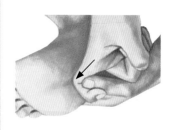

7. 拇指平推输尿管反射区 1 分钟。

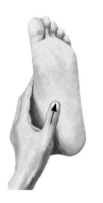

8. 单示指扣拳法作用于膀胱反射区 1 分钟。

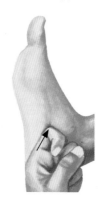

小贴士

香油巧治慢性鼻炎：将适量香油置锅内以文火慢慢煮炼，待其沸腾时保持15分钟，待冷后迅速装入消毒瓶中。初次每侧鼻内滴2~3滴；习惯后渐增至5~6滴。每日3次。滴药后宜稍等几分钟让药液流遍鼻黏膜。一般治疗2周后显效。

急性鼻炎

拇指指端点扁桃体反射区1分钟。

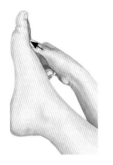

慢性单纯性鼻炎、慢性肥大性鼻炎

1. 拇指指端点按甲状旁腺反射区1分钟。

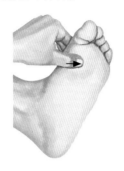

2. 拇指平推胸部淋巴结反射区1分钟。

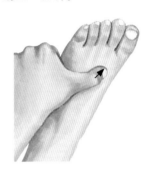

萎缩性鼻炎

1. 拇指点按脾反射区1分钟。

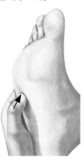

2. 拇指推肾反射区1分钟。

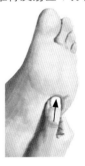

过敏性鼻炎

1. 按肾上腺反射区1分钟。

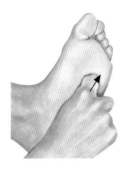

2. 双指钳法或按揉法作用于甲状旁腺反射区1分钟。

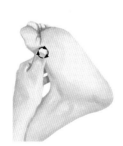

3. 拇指平推升结肠反射区1分钟。

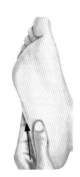

4. 拇指平推横结肠反射区 1 分钟。

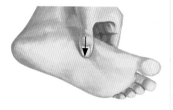

5. 拇指平推降结肠反射区 1 分钟。

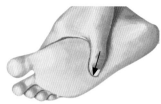

6. 提高免疫力加拇、示指按揉颈部淋巴结反射区 1 分钟。

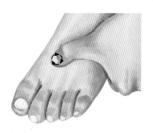

7. 拇指点揉上身淋巴结反射区 1 分钟。

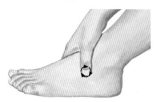

8. 拇指点揉下身淋巴结反射区 1 分钟。

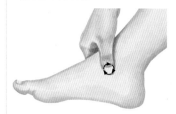

小贴士

巧用葱白治鼻炎：取葱白10根，捣烂绞汁，涂鼻唇间；或用开水冲后，趁温熏口鼻。有通鼻利窍之功效，对鼻炎颇有益。

咽喉炎

咽喉炎是一种常见疾病，在各个年龄段的人群中均可发生，尤其以中年患者居多。此病多见于冬季和春季，其他季节也可散见。在临床上一般把咽喉炎分为急性咽喉炎和慢性咽喉炎两种。急性咽喉炎的主要临床表现为初起咽干、灼热、瘙痒、咳嗽，继而咽痛，多为灼痛，或为吞咽痛，咽痛逐渐加剧，影响吞咽，并可放射至耳部。可伴有全身不适、恶寒、发热、头痛及四肢酸痛等。咽部检查可见黏膜急性充血水肿，咽后壁淋巴滤泡及咽侧索红肿，感染较重者淋巴滤泡表面出现黄白点状渗出物，颌下淋巴结肿大压痛。慢性咽喉炎的主要临床表现为咽部可有各种不适感觉，如异物感、干燥、灼热、微痛、发痒等。咽部分泌物增多、黏稠，故常有清嗓动作。

咽喉炎的致病原因很多，一是由于病毒感染，如柯萨奇病毒、腺病毒、副流感病毒等；二是由于细菌感染，以链球菌、葡萄球菌及肺炎双球菌多见；三是由于咽喉部受到经常性的刺激，如烟酒刺激、口腔炎症的刺激、用嗓过度的刺激等；四是职业因素，如教师、歌唱家、营业员等。

常用反射区

1.肾　2.输尿管　3.膀胱　4.扁桃体　5.上身淋巴结　6.下身淋巴结　7.胸部淋巴结　8．喉与气管　9.上颌　10.下颌　11.肺和支气管

按摩方法

1. 拇指推按肾反射区 1 分钟。

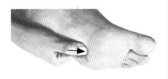

2. 拇指推输尿管反射区 1 分钟。

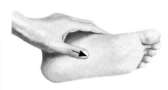

3. 拇指推按膀胱反射区 1 分钟。

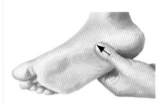

4. 拇指推肺和支气管反射区 1 分钟。

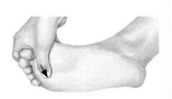

5. 拇指点按上身淋巴结反射区 1 分钟。

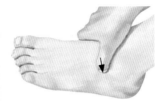

6. 拇指点按下身淋巴结反射区 1 分钟。

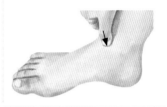

7. 拇指点按胸部淋巴结反射区 1 分钟。

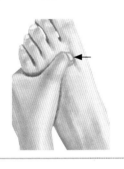

8. 拇示指捏揉扁桃体反射区 1 分钟。

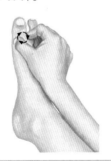

9. 以拇指点按喉与气管反射区 1 分钟。

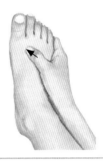

10. 拇指捏上颌反射区 1 分钟。

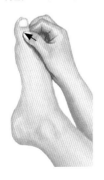

11. 拇指捏下颌反射区 1 分钟。

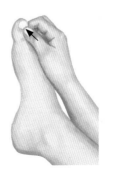

12. 手掌小鱼际擦足底 1 分钟。

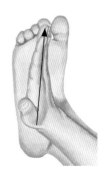

胃肠炎

由于细菌或病毒等微生物引起胃黏膜、肠道黏膜的炎症而导致消化、吸收、排泄障碍的一系列疾病统称为胃肠炎。常见的胃肠炎有以下几类。

急性胃炎，主要病损是糜烂和出血，大多无症状，或仅有消化不良，一般呈间歇、少量胃部出血，表现为呕吐和黑便，可自止。

慢性胃炎，从浅表逐渐向深扩展至腺区，继之腺体有破坏和减少，一般无黏膜糜烂。慢性胃炎分为浅表性胃炎、萎缩性胃炎、肥厚性胃炎。

溃疡性结肠炎，又称非特异性溃疡性结肠炎，表现为腹泻、黏液性血便、腹痛、里急后重等症状，经常反复发作。

慢性腹泻，指病程在2个月以上的腹泻或间歇期在2~4周内的复发性腹泻。

消化性溃疡，主要是指发生在胃和十二指肠球部的慢性溃疡，因溃疡的形式与胃酸、胃蛋白酶的消化作用有关，故名。

胃肠功能紊乱，又称功能性胃肠病，是一组胃肠综合征的总称，多伴有精神因素的背景，主要表现是胃肠炎的有关症状，伴有失眠、焦虑、注意力涣散、神经过敏等。

中医学将此类疾病归为胃痛、泄泻、呕吐、呃逆等范畴，辨证为阴虚、脾肾阳虚、肝气犯胃等证型。

常用反射区

1.肝 2.升结肠 3.横结肠 4.甲状腺 5.胃 6.十二指肠 7.腹腔神经丛 8.肾 9.小肠 10.降结肠 11.脾

按摩方法

以胀满为主症的胃肠炎

1. 拇指按揉胃反射区 3 ~ 5 分钟。

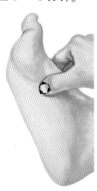

2. 拇指按揉脾反射区 3 ~ 5 分钟。

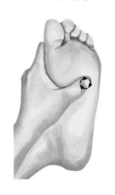

3. 拇指按揉十二指肠反射区 3~5 分钟。

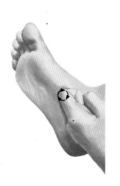

4. 拇指按揉肝反射区 3 ~ 5 分钟。

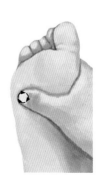

以吐酸为主的胃肠炎

1. 示指屈曲，由足趾向足跟方向刮胃反射区 3 ~ 5 次。

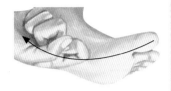

2. 双拇指推腹腔神经丛反射区 3 ~ 5 分钟。

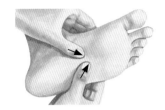

3. 拇指点按肾反射区 3 ~ 5 分钟。

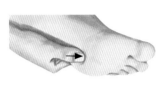

以腹泻为主的胃肠炎

1. 双拇指推腹腔神经丛反射区 3 ~ 5 分钟。

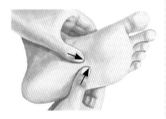

2. 四指弯曲，由足趾端向足跟端刮 3 ~ 5 分钟。

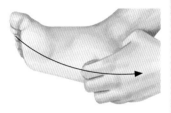

以便秘为主的胃肠炎

1. 双指拳法作用于小肠反射区 3 ~ 5 分钟。

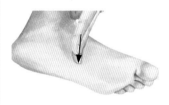

2. 拇指按压十二指肠反射区 3 ~ 5 分钟。

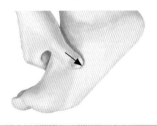

3. 拇指按压胃反射区 3 ~ 5 分钟。

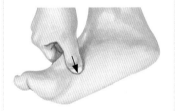

4. 拇指推揉直肠及乙状结肠反射区 3 ~ 5 分钟。

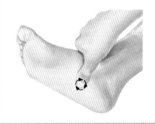

以厌食为主的胃肠炎

1. 拇指按压胃反射区 3 ~ 5 分钟。

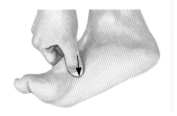

2. 拇指按压脾反射区 3 ~ 5 分钟。

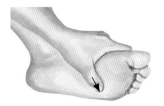

3. 拇指推十二指肠反射区 3 ~ 5 分钟。

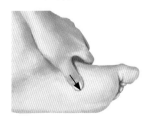

4. 拇指平推小肠反射区3~5分钟。

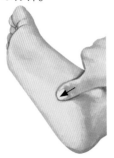

5. 揉推甲状腺反射区3~5分钟。

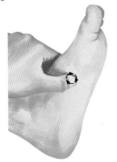

患有胃、十二指肠溃疡者

1. 按压胃反射区3分钟。

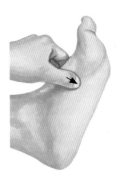

2. 按压十二指肠反射区3分钟。

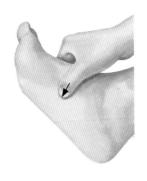

3. 拇指平推小肠反射区3分钟。

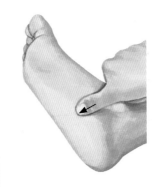

4. 拇指平推升结肠反射区10~15次。

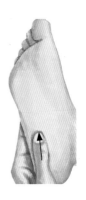

5. 拇指平推横结肠反射区10~15次。

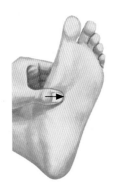

6. 拇指平推降结肠反射区10~15次。

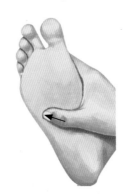

小贴士

鱼鳔猪肉汤治胃肠炎：以鱼鳔30克、猪瘦肉60克、冰糖15克，放适量水煮，熟后食用。鱼鳔脱水称为鱼肚，有补精益气的功能，可以补充消耗过多的体力；猪肉能补充营养；冰糖也有调理肠胃的功能。

便秘是指排便次数减少，每2~3天或更长时间一次，无规律性，粪质干硬，常伴有排便困难感，是一种临床常见的症状。便秘可分为急性与慢性两类。便秘多见于老年人。

便秘的一般表现是：大便秘结，排出困难，经常3~5天或7~8天排一次，有时甚至更久。便秘日久，常可引起腹部胀满，甚则腹痛、食欲缺乏、头晕头痛、睡眠不安。长期便秘还会引起痔疮、便血、肛裂等。

便秘主要是由于大肠的蠕动功能失调，粪便在肠内滞留过久，水分被过度吸收，而使粪便过于干燥、坚硬所致。

便秘

常用反射区

1.肾上腺　2.肾　3.输尿管　4.膀胱　5.脾　6.胃　7.十二指肠　8.盲肠及阑尾　9.升结肠
10.横结肠　11.降结肠　12.直肠及乙状结肠　13.小肠

按摩方法

 用拇指推法向心方向推肾上腺反射区、肾反射区、输尿管反射区、膀胱反射区各3分钟左右。

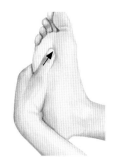 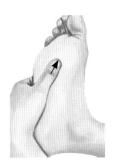 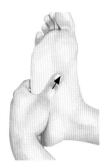 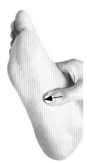

2. 用拇指按法按脾反射区、胃反射区、十二指肠反射区、盲肠及阑尾反射区各1分钟左右。

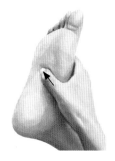 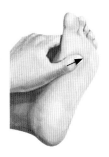 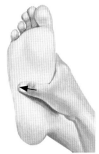 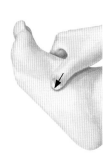

3. 用拇指推法逆心方向推升结肠反射区2分钟左右。

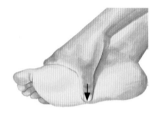

4. 用拇指推法从内侧向外侧推横结肠反射区2分钟左中。

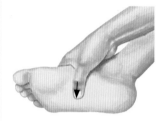

5. 用拇指推法向心方向推降结肠反射区2分钟左右。

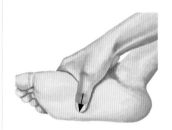

6. 用拇指推法从外侧向内侧推直肠及乙状结肠反射区2分钟左右。

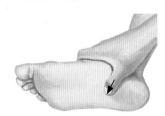

7. 用拇指推法向心方向推小肠反射区2分钟左右。

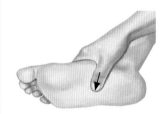

小贴士

饮食适量，起居有常，养成定时排便习惯。

多喝开水，多吃蔬菜、水果等富含纤维素的食物。

腹泻

腹泻在中医中又叫泄泻，是指排便次数增多，粪便稀薄，甚至泻出如水样，分为急性和慢性。患者大便次数增多，每日5～6次，多者可达10次。

中医学认为，本病与脾、胃、肾和大小肠有关，多由于长期情志或饮食失调、久病体弱等导致脾虚失运或脾肾不固所致。一年四季均可发生，尤以夏秋两季多见。常见于急慢性肠炎、肠结核、肠功能紊乱、结肠过敏等病。

目前，治疗腹泻的药物很多，尤其是抗生素的运用更为普遍，但这些药物不能治好所有的腹泻，而且有的药物还有一定的毒副作用。相比较而言，按摩有许多优势，对于某些腹泻，尤其是慢性腹泻，利用穴位按摩的方式慢慢进行指压，调整消化功能，可改善慢性消化器官的不适，从而达到治愈的目的。

常用反射区

1.肾上腺　2.肾　3.输尿管　4.膀胱　5.脾　6.腹腔神经丛　7.横结肠　8.直肠及乙状结肠　9.小肠　10.降结肠　11.肛门　12.升结肠　13.盲肠及阑尾

按摩方法 ||||||||||||||||||||||||||||||||||||||||||||||||||||||||||||||||||||||||||||

1. 拇指推法向心方向推肾上腺反射区、肾反射区、输尿管反射区、膀胱反射区各 3 分钟左右。

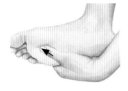 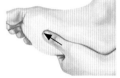 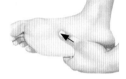 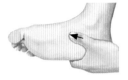

2. 用拇指按法按胃反射区 2 分钟左右。

3. 用拇指推法向心方向推脾反射区 5 分钟左右。

4. 用拇指推法向心方向推腹腔神经丛反射区 2 分钟左右。

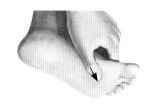 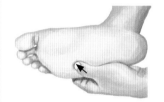 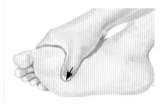

5. 拇指推法从外侧向内侧推横结肠反射区、直肠及乙状结肠反射区各 1 分钟左右。

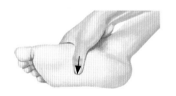 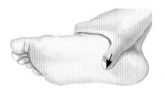

小贴士

核桃肉治久泻：患慢性腹泻伴神疲乏力时，可每天取核桃肉 20 克，分两次嚼服，连服两个月。

6. 用拇指推法向心方向推小肠反射区、降结肠反射区、肛门反射区、升结肠反射区、盲肠及阑尾反射区各 1 分钟左右。

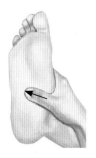 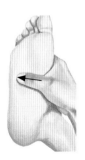 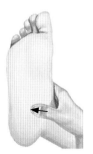 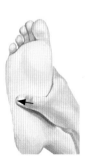 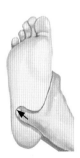

胃痛，俗称"心口痛"，中医学又叫"胃脘痛"，是由外感邪气、内伤饮食情志、脏腑功能失调等导致气机郁滞、胃失所养，以上腹胃脘部近歧骨处疼痛为主的病证。

胃痛的原因有两类：一是由于忧思恼怒、肝气失调、横逆犯胃所引起，故治法以疏肝、理气为主；二是由于脾不健运、胃失和降而致，宜用温通、补中等法，以恢复脾胃的功能。

胃痛是临床常见病、多发病，通常见于急、慢性胃炎，胃、十二指肠溃疡，胃神经官能症；也可见于胃黏膜脱垂、胃下垂、胰腺炎、胆囊炎及胆石症等。

 常用反射区

1.肾上腺 2.肾 3.输尿管 4.膀胱 5.胃 6.脾

 按摩方法

1. 用拇指推法向心方向推肾上腺、肾、输尿管、膀胱四个反射区各3分钟左右。

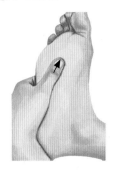 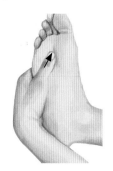 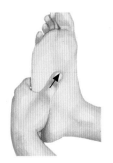 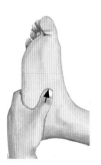

2. 用拇指按法按胃反射区5分钟左右。

3. 用拇指推法向心方向推脾反射区5分钟左右。

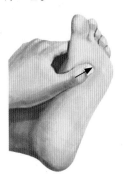 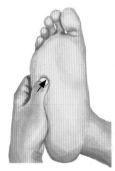

小贴士

生姜治胃寒痛：取老生姜500克，不用水洗，放入灶心去煨，用烧过的木炭埋住，次晨将姜取出，姜已煨熟，刮除外面焦皮，也不必水洗，把姜切成薄片。拿60克冰糖研碎成粉，与姜片混合，盛于瓶中盖好。约过一周，冰糖溶化而被姜吸收，取姜嚼食，每日2～4次。

颈背痛是临床常见病、多发病，是以颈背肌肉痉挛、强直、酸胀、疼痛为主要症状的疾病。主要表现为：颈背部酸胀疼痛不适，时轻时重，迁延难愈。休息、适当活动或经常改变体位姿势可使症状减轻；阴雨天气、劳累、着凉受风则症状加重。颈背部一般无明显障碍，活动基本正常。常喜欢仰首、揉捏，以减轻疼痛麻木。

颈背痛主要由于患者忽略正确的活动姿势，以及欠缺简单的伸展运动而导致。家庭主妇、职业司机及文职人员较常见患颈背痛。如患者忽视颈背痛，延迟医治可能会导致慢性颈背痛，除了延长治疗的时间外，严重者即使进行一些简单的动作，如弯身或提取物件也不能活动自如。

颈背痛

常用反射区

1.肾上腺　2.肾　3.输尿管　4.膀胱　5.颈项　6.颈椎　7.骶骨　8.内尾骨

按摩方法

1. 用拇指推法向心方向推肾上腺、肾、输尿管、膀胱反射区各3分钟左右。

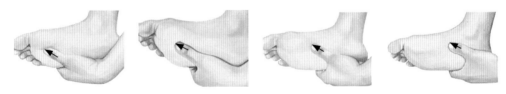

2. 拇指按颈项反射区3分钟左右。

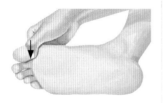

3. 用拇指推法向心方向推颈椎反射区3分钟左右。

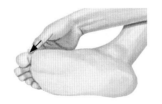

4. 拇指按骶骨反射区2分钟左右。

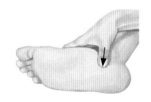

5. 用拇指推法向心方向推内尾骨反射区2分钟左右。

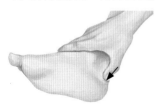

小贴士

颈动脉是由心脏通往脑部的主要血管，一旦逐渐老化，颈动脉就可能因长期高血压或高脂血症产生血管病变。因此建议50岁以上的老人，最好先通过健康检查，确认自己的颈动脉状况，一旦发现自己是颈动脉狭窄的患者，千万不要随便接受颈部按摩，以免脑卒中。

腰痛

腰痛是指腰部一侧或双侧疼痛连脊椎的一种症状。本病在中医内科门诊较为常见，一年四季均可发生，女性多于男性。

腰痛是因腰部感受外邪，或因外伤，或由肾虚而引起的气血运行失调、脉络绌急、腰府失养所致。

（1）腰部疼痛长期反复发作的腰背部疼痛，疼痛呈钝性胀痛或酸痛不适。休息、适当活动或经常改变体位姿势可使症状减轻，劳累、阴雨天气、着凉受风则症状加重，缠绵难愈。

（2）腰部活动基本正常。一般无明显障碍，但有时也有抽掣牵扯不适感。弯腰时间长，变直腰困难，不耐长久坐站，不能胜任弯腰工作。

（3）急性发作时，上述症状明显加重，腰肌痉挛明显，甚至出现腰脊柱侧弯，下肢牵掣疼痛不适等症状。

常用反射区

1.肾上腺 2.肾 3.输尿管 4.膀胱 5.腰椎 6.骶骨 7.内尾骨

按摩方法

1. 用拇指推法向心方向推肾上腺、肾、输尿管、膀胱反射区各3分钟左右。

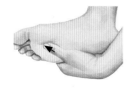 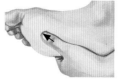 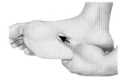 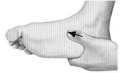

2. 拇指按揉腰椎反射区6分钟左右。

3. 拇指按骶骨反射区3分钟左右。

4. 用拇指推法向心方向推内尾骨反射区2分钟左右。

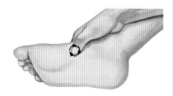 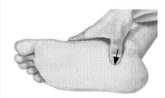 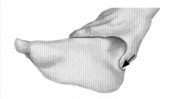

小贴士

转体治腰痛：闲坐时，两腿保持20～30厘米的距离，以腰椎为中心，体稍左倾，转动36次，再体稍右倾，也转动36次，然后坐正，身体小范围的前倾后仰2次，整个活动，形成1个周期。

耳鸣是指耳内有鸣响的听幻觉，或如蝉声，或如潮声，或大或小，妨碍正常听觉；耳聋是指听力减退，甚至失听。耳鸣日久，可发展成耳聋。耳鸣耳聋是临床常见疾病，常可同时出现。两者病因病理大致相同，辨证治疗方法也基本一致。

耳鸣耳聋可分为器质性耳鸣、耳聋和功能性耳鸣、耳聋两大类。器质性耳鸣、耳聋又分为传音性、感音性和混合性三类。此外耳鸣、耳聋又有先天性耳鸣、耳聋，药物性耳鸣、耳聋，噪声性耳鸣、耳聋，突发性耳鸣耳聋，外感性耳鸣、耳聋，肾虚性耳鸣耳聋之分。

耳聋、耳鸣的起因是由于咽鼓管结构的特点，使得各种外在刺激、致病菌容易经由咽鼓管进入鼓室，中耳及其他部分也常受累及，引起中耳黏膜化脓，管腔阻塞而发生耳鸣、耳聋。一般情况下，暴聋者多易治，久聋者难治。

耳鸣、耳聋

常用反射区

1.脑垂体　2.肾上腺　3.肾　4.输尿管　5.膀胱　6.腹腔神经丛　7.小脑及脑干　8.颈项　9.耳　10.颈椎

按摩方法

1. 搓足底、足背1分钟。

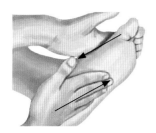

2. 按揉颈项反射区30次。

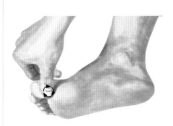

3. 按压脑垂体反射区30次。

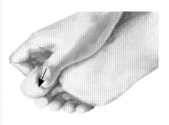

4. 指推腹腔神经丛反射区30秒。

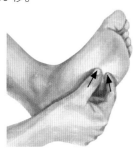

5. 推肾上腺反射区30次。

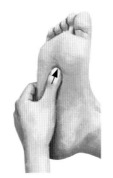

6. 推肾反射区30秒。

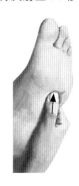

7. 推输尿管反射区 50 次。

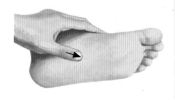

8. 推按膀胱反射区 12~15 次。

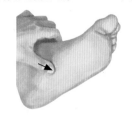

9. 捏小脑及脑干反射区 30 次。

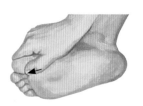

10. 按压颈椎反射区 30 秒。

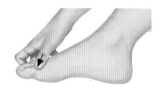

11. 捏揉耳反射区 30 次。

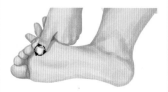

12. 擦足跟内侧和足底 2 分钟。

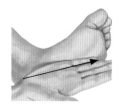

失眠

如果出现上床难以入睡持续时间两周以上，并有头晕胀痛、心慌心烦等症状，明显影响白天工作、学习和社会活动时，便是一种疾病的表现，称为失眠，中医学又称为"不寐""不得眠""不得卧"。

失眠的临床表现为入睡困难或睡眠不沉、时睡时醒、醒后不易再入睡，严重者可彻夜不眠，并伴见头痛、头晕、健忘等症状。本病多见于现代医学中的神经衰弱或更年期综合征。

造成失眠的原因很多，包括心理因素、精神因素、年龄因素、疾病因素、环境因素、生活习惯等。

常用反射区

1.肾　2.输尿管　3.膀胱　4.肾上腺　5.大脑　6.额窦　7.甲状腺　8.生殖腺　9.腹腔神经丛
10.心　11.脾　12.肝

按摩方法

1. 按揉大脑反射区 3 ~ 5 分钟。

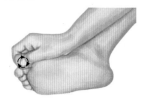

2. 按揉额窦反射区 3 ~ 5 分钟。

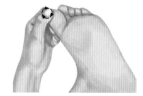

3. 按揉腹腔神经丛反射区 3 ~ 5 分钟。

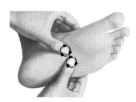

4. 拇指按压肝反射区 3 ~ 5 分钟。

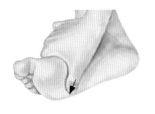

5. 拇指按压脾反射区 3 ~ 5 分钟。

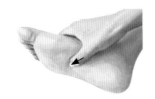

6. 按压肾上腺反射区 3 ~ 5 分钟。

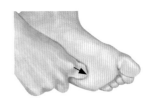

7. 按压甲状腺反射区 3 ~ 5 分钟。

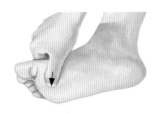

8. 平推肾反射区 15 次。

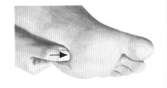

9. 平推肾上腺反射区 15 次。

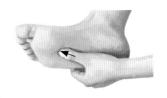

10. 平推膀胱反射区 15 次。

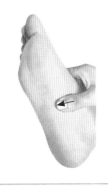

11. 平推输尿管反射区 15 次。

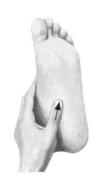

12. 用拇指螺纹面推按足底正中线 15 ~ 20 次。

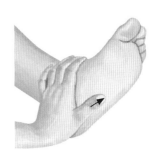

13. 搓擦足底，使局部有温热感为宜。

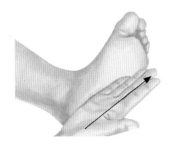

小贴士

　　麦枣甘草汤治失眠：取小麦60克、大枣10枚、甘草30克，与4杯水一起放入锅中，煮至剩1杯水的量，沥去残渣，喝其汁液，分2次食用，早晚各1次。小麦、大枣、甘草都是家常食材，也是中医治疗精神异常的药剂。失眠所引起的情绪异常、打呵欠等，也可用此三种药材来治疗。

近视

当眼的调节处于静止状态时，平行光线进入眼内，经眼屈光系统聚焦后，焦点在视网膜之前形成，因而造成远距离目标不能在视网膜清晰成像的状态，称为近视。通俗地说，近视的一个特征就是看不清远的物体，但可清楚看清近距离的物体。

近视分为真性近视和假性近视。真性近视多为先天遗传因素造成。假性近视通常多为长期近距离工作、照明不良、工作时间过长及平时阅读习惯不良造成。

本病若不引起重视或不及时治疗，任其发展下去，严重者可并发云雾移睛，自觉眼前黑影飞舞飘移，甚至引起视衣脱离，以致视物昏矇，严重损害视力，故应积极治疗。

常用反射区

1.眼　2.额窦　3.大脑　4.肝　5.肾　6.输尿管　7.膀胱

按摩方法

1. 捏揉眼反射区 30 秒。

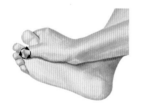

2. 捏揉大脑反射区 30 秒。

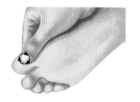

3. 推擦肾反射区 30 秒。

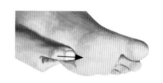

4. 推擦输尿管反射区 30 秒。

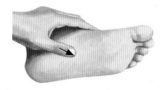

5. 推擦膀胱反射区 30 秒。

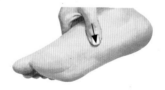

6. 点按肾反射区 30 秒。

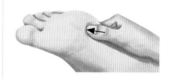

7. 点按肝反射区 30 秒。

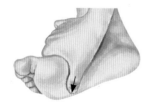

8. 屈拇指点按额窦反射区 30 秒。

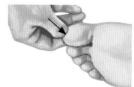

小贴士

预防近视要科学用眼：不在强光、弱光下、行走时看书，不在摇动的车厢内看书，避免长时间看电视、近距离视物等。

遗精是指不因性生活而精液频繁遗泄的疾病。中医将精液自遗现象称遗精或失精。有梦而遗精者，称为梦遗；无梦而遗精，甚至清醒时精液流出者，称为滑精。梦遗和滑精都是遗精，只是轻重不同而已，前者较轻，后者较重。

临床上应区分是正常生理现象还是病理现象。正常成年未婚男子，或婚后夫妻分居者，都会在睡觉中不自觉地发生遗精现象，通常，每月梦遗1～2次，次日并无不适感觉或其他症状，属于生理现象。若遗精次数频繁，每周2次以上，或已婚男子不因性生活而排精，多在睡眠中发生，每周超过1次以上，并伴有全身不适症状，则属病理现象，应进行诊治。病理性遗精比较复杂，诸多病因均可引起。常见病机有肾气不固、肾精不足而致肾虚不藏。病因可由劳心过度、妄想不遂造成相火偏亢。饮食不节、醇酒厚味、积湿生热、湿热下注也是重要成因。

遗精

常用反射区

1.肾上腺 2.肾 3.输尿管 4.膀胱 5.脑垂体 6.腹股沟 7.生殖腺 8.前列腺

按摩方法

1. 用拇指推法向心方向推肾上腺、肾、输尿管、膀胱四个反射区其10分钟左右。

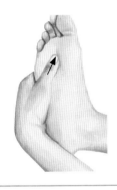 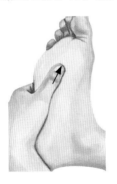 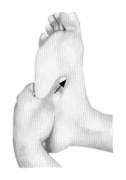 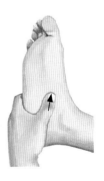

2. 拇指按脑垂体反射区2分钟左右。

3. 用拇指推法向心方向推生殖腺反射区、前列腺反射区各3分钟左右。

4. 拇指按揉揉腹股沟反射区2分钟左右。

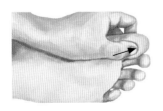 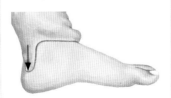 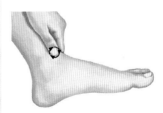

阳痿

阳痿是指男子阴茎不能勃起，或勃起不坚，因而难以获得性交成功的一种疾病，又叫性无能。

阳痿的发生率和年龄关系极大，随着年龄的增长，患病率也不断上升。一般年轻人发生阳痿以心理因素引起为主，老年人则由性衰老及合并躯体疾病引起。阳痿可分为原发性与继发性两类。前者系指在任何情况下均无勃起，从未实施性交者。后者则指在非性行为时可有自发性勃起，如睡眠初醒、梦中或膀胱高度充盈时可有勃起，或以往有过满意的性行为，后来才出现勃起障碍。原发性阳痿可由性欲低下和对性行为焦虑的综合影响所致，而继发性阳痿常由于中老年的性欲减退，对配偶的兴趣丧失，焦虑及其他器质性疾病所致。

常用反射区

1.肾上腺 2.肾 3.输尿管 4.膀胱 5.脑垂体 6.生殖腺 7.前列腺 8.腹股沟

按摩方法

阳痿的足部反射区自我按摩方法和遗精相同。

1. 拇指推法向心方向推肾上腺、肾、输尿管、膀胱四个反射区共 10 分钟左右。

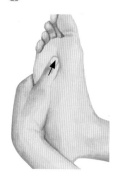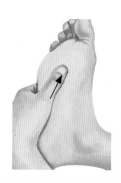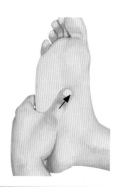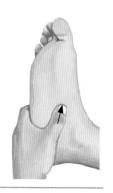

2. 用拇指按法按脑垂体反射区 2 分钟左右。

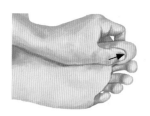

3. 用拇指推法向心方向推生殖腺反射区、前列腺反射区各 3 分钟左右。

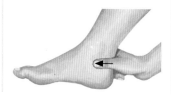

4. 拇指按揉腹股沟反射区 2 分钟左右。

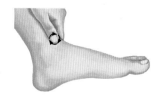

早泄是指性交时间极短即行排精，甚至性交前即泄精的疾病。早泄严重可以导致阳痿，阳痿又常可伴有早泄，治疗上可以相互参考。

早泄的临床表现有：

（1）阴虚火旺证：欲念时起，阳事易举，或举而不坚，临房早泄，心慌耳鸣，口燥咽干，舌质红，脉细数。

（2）阴阳两虚证：身体怕凉，四肢不温，面色白而无光，气短，腰膝酸软，阳痿精稀，舌淡，脉沉细。

早泄多半是由于大脑皮层抑制过程的减弱，高级性中枢兴奋性过高，对脊髓初级射精中枢的抑制过程减弱，以及骶髓射精中枢兴奋性过高所引起。

常用反射区

1.肾上腺 2.肾 3.输尿管 4.膀胱 5.脑垂体 6.生殖腺 7.前列腺 8.腹股沟

按摩方法

早泄的足部反射区自我按摩方法和遗精相同。

1. 用拇指推法向心方向推肾上腺、肾、输尿管、膀胱四个反射区共 10 分钟左右。

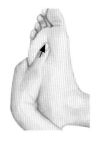 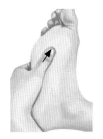 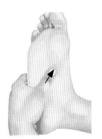 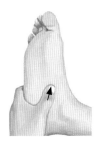

2. 拇指按脑垂体反射区 2 分钟左右。

3. 用拇指推法向心方向推生殖腺反射区、前列腺反射区各 3 分钟左右。

4. 拇指按揉腹股沟反射区 2 分钟左右。

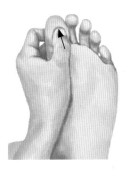 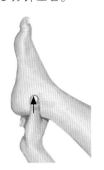 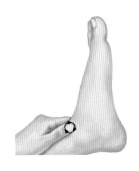

前列腺疾病

前列腺疾病是多种原因造成的前列腺充血、水肿或增生或炎症，表现为一系列的临床症状，是困扰男性健康的主要疾病之一。

前列腺疾病多与下列因素有关：性生活过度，手淫，上呼吸道感染，尿路感染，精囊炎，附睾炎，会阴部损伤，下半身受凉，骑自行车，骑马，便秘，过多饮酒，吸烟，食辛辣刺激性食物，年龄，内分泌性激素水平等。

前列腺疾病如不及早治疗，会引发一系列的并发症，包括慢性精囊炎、附睾炎、阳痿、不育症、后尿道炎、膀胱炎、膀胱结石、血尿、急性尿潴留、脱肛、脑血管意外和心力衰竭等。

常用反射区

1.脑垂体　2.肾　3.输尿管　4.膀胱　5.肾上腺　6.生殖腺　7.睾丸　8.前列腺　9.胸部淋巴结
10.尿道　11.脾　12.腹腔神经丛　13.盆腔淋巴结　13.腹部

按摩方法

1. 对搓双足底 3 ~ 5 分钟。

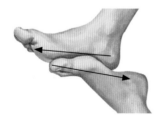

2. 揉压双足肾反射区 2 ~ 3 分钟。

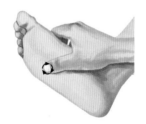

3. 揉压双足膀胱反射区 2 ~ 3 分钟。

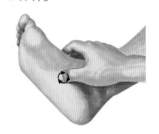

4. 推双足输尿管反射区 2 ~ 3 分钟。

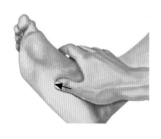

5. 屈示指揉压肾上腺反射区 2 ~ 3 分钟。

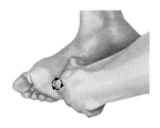

6. 屈示指点生殖腺反射区 2 ~ 3 分钟。

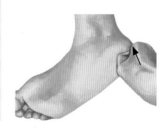

7. 按压脑垂体反射区 3 ~ 5 分钟。

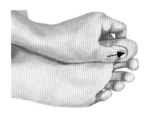

8. 按压睾丸反射区 3 ~ 5 分钟。

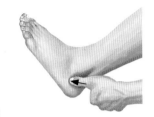

9. 推尿道反射区 2 ~ 3 分钟。

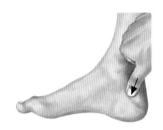

10. 拇指推前列腺反射区 3 ~ 5 分钟。

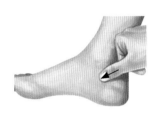

11. 对搓双足跟内侧 5 分钟。

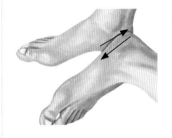

12. 掌侧擦肾反射区 3 ~ 5 分钟。

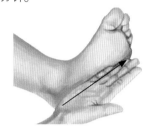

13. 急性前列腺炎加按压盆腔淋巴结反射区 1 分钟。

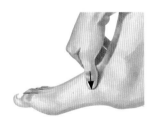

14. 拇指推胸部淋巴结反射区 15 次。

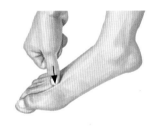

15. 慢性前列腺炎加按脾反射区 1 分钟。

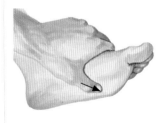

16. 指推腹腔神经丛反射区 15 次。

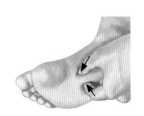

17. 前列腺肥大加点按生殖腺反射区 1 分钟。

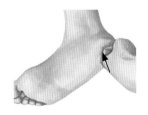

18. 推压放松腹部反射区 20 次。

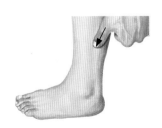

经前期综合征

经前期综合征是指女性在月经来潮前数天内出现精神异常等一些症状，行经后消失，而又反复发作者。其临床表现有：月经前1~2周出现症状，尤其月经前2~3天症状明显，月经来潮后症状又随之而消失。主要表现为精神紧张、压抑、失眠、多梦、头痛、腹胀、倦怠乏力、乳房胀痛、小便减少、容易感冒、声音嘶哑。心血不足证者可以伴有心慌、舌质淡、舌苔薄白、脉细。肝郁火旺证者可以伴有狂躁不安、情绪激动、舌质红、舌苔黄、脉弦数。

经前期综合征的病因目前还不十分清楚。一般认为，可能是由于体内雌激素水平过多，雌孕激素不平衡或自主神经功能紊乱所致。另外，它还可能与抗利尿激素（ADH）过多，碳水化合物代谢的改变，以及低血糖、高催乳素、肾脏对水与盐的潴留有关，更与精神因素有关。

常用反射区

1.肾上腺　2.肾　3.输尿管　4.膀胱　5.肝　6.子宫　7.生殖腺

按摩方法

1. 用拇指推法向心方向推肾上腺、肾、输尿管、膀胱等反射区共10分钟左右。

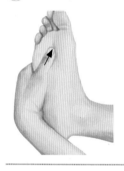 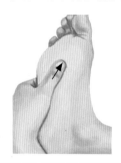 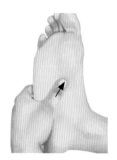 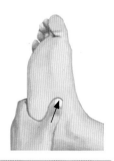

2. 用拇指推法逆心方向推肝反射区5分钟左右。

3. 用拇指推法向心方向推子宫反射区、卵巢反射区各3分钟左右。

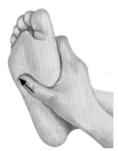 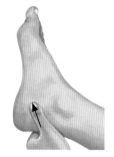 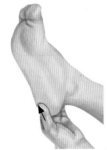

痛经是指在经前或行经期间发生难以忍受的下腹疼痛，常表现为阵发性或持续性疼痛，且有阵发加剧的现象。

痛经的症状表现各不相同，有些妇女会有腹部或背腰部钝痛，并引起尿频和不断的排便感，有些则会出现严重的痉挛性腹痛、腹泻。典型的痛经表现在月经开始时腹痛很厉害，面色苍白、恶心、呕吐，甚至昏厥。如果痛经发生在月经初潮后三年之内，这种痛经叫作原发性痛经。这种痛经有可能在生育后解除。如果在月经来潮三年之后发生痛经，这种痛经叫继发性痛经。对这种情况，只要祛除病因，痛经问题就会迎刃而解。

痛经发生的原因是多种多样的。从中医学角度出发，往往认为经血流通不畅、气滞血瘀是痛经发生的根本原因，"不通则痛"是中医最根本的观点。

痛经

常用反射区

1.大脑　2.脑垂体　3.腹腔神经丛　4.肾上腺　5.肾　6.输尿管　7.生殖腺　8.膀胱　9.腹部　10.腹部淋巴结　11.盆腔淋巴结　12.子宫　13.阴道　14.腰椎　15.骶骨　16.尾骨

按摩方法

1. 双指钳法，自外踝关节后方起向上用示、中指钳压并放松腹部反射区5~7次。

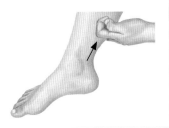

2. 由外向内指揉大脑反射区10~20次。

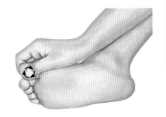

3. 拇指按揉脑垂体反射区10~20次。

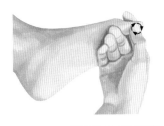

4. 用拇指平推法由足跟向拇趾方向推腰椎反射区10~20次。

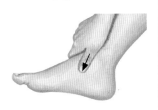

5. 用拇指平推法由足跟向拇趾方向推骶骨反射区10~20次。

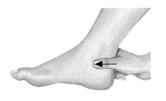

6. 用拇、示指推内、外尾骨反射区，拐弯处向下停顿并加压至有发胀感。

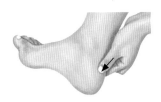

7. 用拇指直推法，推生殖腺反射区1~2分钟，并以屈示指点法在生殖腺敏感区和足跟中央处做定点按压5~10次。

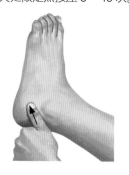

8. 用拇指端点法，以拇指螺纹面部点肾反射区10~20次。

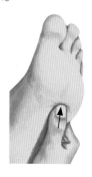

9. 拇指点按肾上腺反射区10~20次。

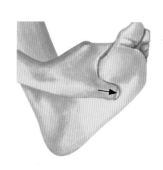

10. 围绕肾两侧，由下向上以双拇指按揉法按揉腹腔神经丛反射区1~2分钟。

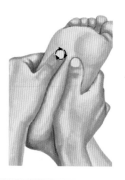

11. 用拇指推法推压子宫反射区10~20次。

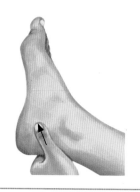

12. 用拇指按揉法由足趾向足跟方向按揉输尿管反射区1~2分钟。

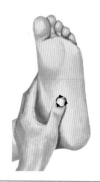

13. 用屈示指按揉法，由足内侧向足外侧旋压膀胱反射区10~20次。

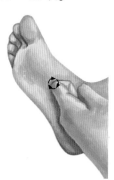

14. 滑按阴道反射区10~20次。

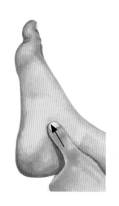

15. 四指握足跟，拇指分压腹部淋巴结反射区，按压10~20次。

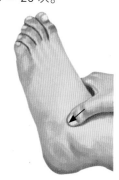

月经不调是指女性月经的周期、经期、经色、经质等发生异常并伴有其他症状的一种疾病，又称为经血不调，是妇女病最常见的疾病之一。其包括月经先期、月经后期、月经先后不定期、月经过少、月经过多等症。月经先期是指月经周期提前8～9天，甚至一月两至者；月经后期是指月经周期延后8～9天，甚至四五十日才至者；月经先后无定期是指月经不按周期来潮，或提前或延后7天以上者。月经不调若治疗及时得当，多易痊愈；若治疗不当，可发展成崩漏、闭经等病。

自我按摩宜在经期前后进行，按摩时动作不宜过重。

月经不调

常用反射区

1.肾上腺　2.肾　3.输尿管　4.膀胱　5.脾　6.肝　7.生殖腺　8.子宫　9.脑垂体

按摩方法

1. 用拇指推法向心方向推肾上腺、肾、输尿管等反射区共10分钟左右。

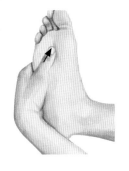
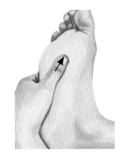
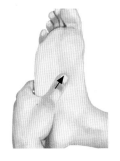

---

2. 拇指按揉膀胱反射区3分钟左右。

3. 拇指按揉脾反射区3分钟左右。

4. 用拇指推法逆心方向推肝反射区5分钟左右。

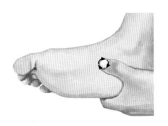
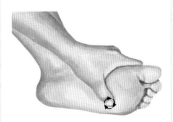
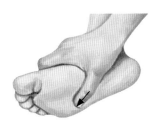

5. 拇指按生殖腺、子宫、脑垂体等反射区各3分钟左右。

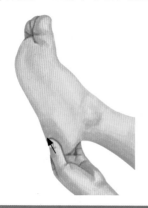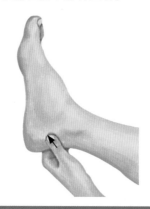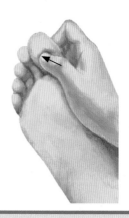

小贴士

调治月经不调二方：

莲花茶：7月间采含苞未放的莲花，阴干，和绿茶共研细末。每次取细末5克，用白开水冲泡，代茶饮，每日1次。

煮鸭蛋：青壳鸭蛋3个，酒半碗，生姜25克。将鸭蛋与生姜、酒共煮至熟，取鸭蛋去壳，蘸白糖食用。主治来经时小腹或胃部疼痛，不思饮食。

闭经

凡女性年满18周岁从未行经者，或月经周期已建立，但又发生三个月以上无月经者为闭经。前者为原发性闭经，后者为继发性闭经。妊娠期、哺乳期暂时的停经，绝经期的绝经或有些少女初潮后，一段时间内有停经现象等，均属生理现象，不作闭经而论。

引起闭经的原因比较多，常见的有疾病的原因，如消耗性疾病，如重度肺结核、严重贫血、营养不良等；特有的内分泌疾病，如"肥胖生殖无能性营养不良症"等；体内一些内分泌腺的影响，如肾上腺、甲状腺、胰腺等功能紊乱。由于这些因素的影响常常不来月经。另外，结核性子宫内膜炎、脑垂体和下丘脑功能不正常等也会造成闭经。

其他原因引起的闭经，如先天性无子宫、无卵巢、无阴道或处女膜闭锁及部分由于其他器质性病变所致的闭经，不能用自我按摩方法治疗；早期妊娠导致的闭经不可按摩治疗，应注意鉴别。

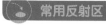 **常用反射区**

1.肾上腺　2.肾　3.输尿管　4.膀胱　5.生殖腺　6.子宫　7.脑垂体　8.肝　9.脾

按摩方法

1. 用拇指推法向心方向推肾上腺、肾、输尿管、膀胱等反射区共 10 分钟左右。

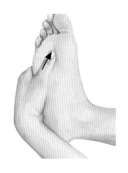 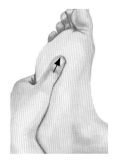 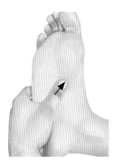 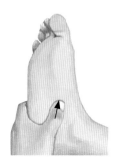

2. 拇指按生殖腺反射区 3 分钟左右。

3. 拇指按子宫反射区 5 分钟左右。

4. 拇指按脑垂体反射区 3 分钟左右。

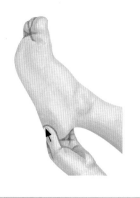 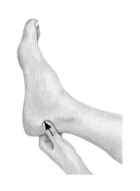 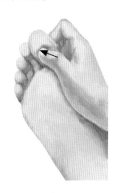

5. 用拇指推法逆心方向推肝反射区、向心方向推脾反射区各 5 分钟左右。

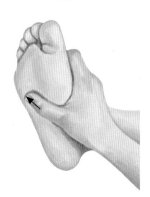 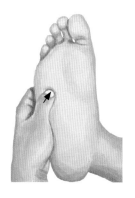

小贴士

金樱当归汤治闭经：取金樱子15克，当归5克。将上药与瘦猪肉加水适量共煮，去药渣，临睡前服用1次。如果没来月经，次日晚再服1次。

慢性盆腔炎

慢性盆腔炎是指女性内生殖器官和周围结缔组织及盆腔腹膜发炎的慢性炎症，是妇科的常见病、难治病。炎症可局限在一个部位，也可波及几个部位。它包括子宫内膜炎、输卵管炎、卵巢炎、盆腔腹膜炎及盆腔结缔组织炎等。

慢性盆腔炎多有下腹持续疼痛，腰酸痛、月经失调、白带增多、尿急、尿频、排尿困难、食欲减退、发热、头痛等症状，小腹两侧有条索状肿物硬结，并伴有不孕症。

慢性盆腔炎常为急性盆腔治疗不彻底，或患者体质较差，病程迁延所致，但也有的妇女并患有急性盆腔炎，而直接表现为慢性盆腔炎。慢性盆腔炎病情较顽固，当机体抵抗力较差时，可急性发作。

常用反射区

1.肾上腺　2.肾　3.输尿管　4.膀胱　5.上身淋巴结　6.腹股沟　7.生殖腺
8.尿道、阴道

按摩方法

1. 用拇指推法向心方向推肾上腺、肾、输尿管、膀胱四个反射区各3分钟左右。

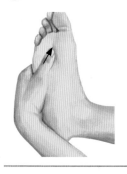 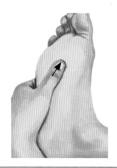 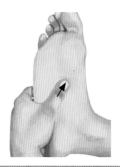 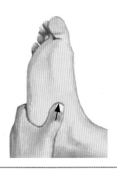

2. 拇指按揉上身淋巴结、腹股沟反射区各3～5分钟。

3. 拇指按生殖腺反射区3分钟左右。

4. 用拇指推法向心方向推尿道、阴道反射区各3分钟左右。

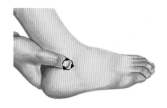 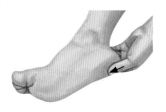 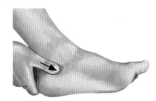

性冷淡在心理学上称"性感缺乏"，是指结婚后长期对房事没有兴趣，行房事时不能适当地做出性感反应，或表现焦虑、不适或疼痛。据调查，在身体健康的夫妇中，16%的男性和35%的女性患有性冷淡。在未育夫妇中，性冷淡占2%。

性冷淡的临床表现有：性欲冷淡，房事疼痛，精神萎靡不振，记忆力减退，四肢困倦，腰膝酸软，毛发脱落，性情急躁，心烦易怒，四肢不温，小腹寒冷甚则疼痛等。

性冷淡的常见病因是由于对性知识了解不足而产生的心理障碍，多由情绪抑制、恐惧，精神紧张，性生活不协调，促性腺激素及肾上腺皮质激素分泌功能失调等因素所致。

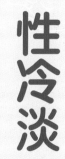

性冷淡

常用反射区

1.肾上腺　2.肾　3.输尿管　4.膀胱　5.生殖腺　6.子宫

按摩方法

1. 用拇指按揉法按揉肾上腺、肾两个反射区各3分钟左右。

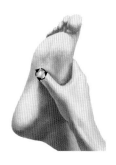

2. 用拇指推法向心方向推输尿管反射区3分钟左右。

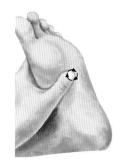

3. 拇指按揉膀胱反射区3分钟左右。

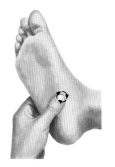

4. 拇指按摩生殖腺反射区5分钟左右。

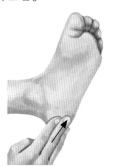

5. 拇指按揉子宫反射区5分钟左右。

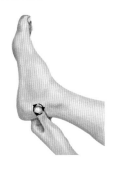

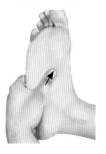

美容、美体

　　"世上如果有青春泉，常饮此水一定会长生不老。"青春永驻是古往今来多少人所梦寐以求的。人人都希望自己拥有美丽的容貌和健美的身体，可是由于各种原因，人们受外界环境及年龄等诸多因素影响，肌肤变松弛，身体发胖也不可避免，于是开始求诸各种美容方法。目前的美容方法有皮肤护理、气体熏蒸、胶原注射、整形手术等，会使人发生很大变化，从面容到形体都会变得年轻。然而这些方法有的使人疼痛难忍，有的有一些不良反应，有的甚至有一定的危险。我们大力提倡用自然而古老的方法使面容美丽、形体健美，这就是自我按摩方法。

常用反射区

1.肾　2.输尿管　3.膀胱　4.肾上腺　5.眼　6.脑垂体

按摩方法

1. 平推肾反射区 15 次。

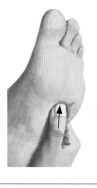

2. 平推输尿管反射区 15 次。

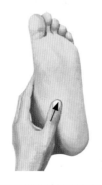

3. 平推膀胱反射区 15 次。

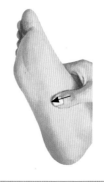

4. 按压肾上腺反射区 5 ~ 8 次。

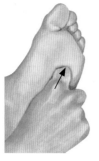

5. 拇指按揉脑垂体反射区 1 分钟。

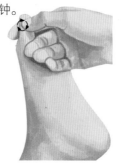

6. 按揉眼反射区 1 分钟。

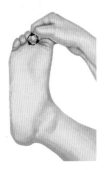

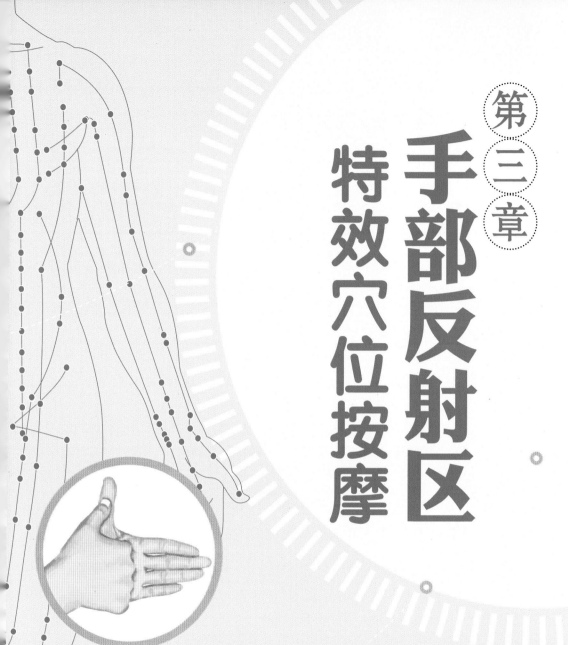

第三章 手部反射区 特效穴位按摩

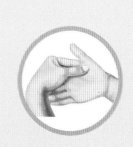

手部反射区按摩

身体内的一些组织与器官，常常会在肢体的某些部位，留下一个点状或者片状的投影区。通常较大的片，被称为反射区。人体的每个脏腑器官均在手上有相应的反射区，内在脏腑器官的信息就可以通过这些反射区反映出来，对这些反射区进行按摩等刺激，就能得出手部反射区的分布具有一定的规律。人体上部所对应的反射区分布在手指、掌指关节处，心、肺所对应的反射区在手掌的中间部分，肾、膀胱、生殖器官的反射区位于手掌的下部，肝、胆的反射区位于手掌的尺侧。

常用按摩方法

推法

推法是用指掌、手掌或手根、大鱼际、小鱼际、单指、多指对某一部位进行单向直线推移。

用推法按摩时，指掌或鱼际紧贴体表，平稳、持续、缓慢地进行单向直线推进。

推法多用于手部纵向长线或沿手指各侧推动。

揉法

揉法是用拇指或中指螺纹面按于反射区上，腕关节放松，用前臂的运动带动腕关节和手指，做轻柔缓和的旋转揉动。

用揉法按摩时，指、掌皮肤与穴位处的皮肤相对位置不变，做有节律、速度均匀的环形运动，用力轻柔、和缓，由轻到重。

揉法应用范围比较广泛。

掐法

掐法是用指端甲缘重按穴位，而不刺破皮肤的方法。

用掐法按摩时，手指垂直用力掐按摩部位，由轻到重用力，时间要短，避免掐破皮肤。

掐法多用于关节处和指端处。

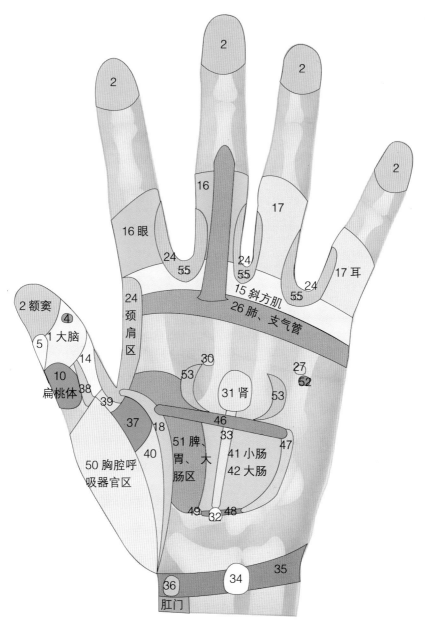

手掌反射区(左手)

4 垂体	33 输尿管	39 胃
5 鼻	34 生殖腺	40 十二指肠
14 颈项	35 前列腺、子宫、	46 横结肠
18 甲状腺	阴道、尿道	47 降结肠
27 心	36 腹股沟	48 乙状结肠
30 肾上腺	37 胰腺	49 肛管
32 膀胱	38 食管、气管	53 腹腔神经丛

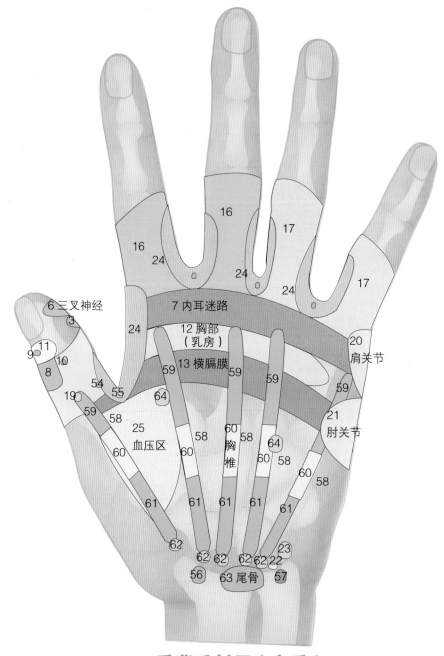

手背反射区（右手）

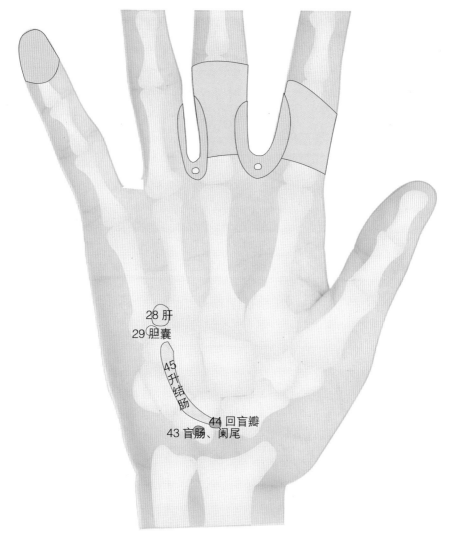

28 肝
29 胆囊
45 升结肠
44 回盲瓣
43 盲肠、阑尾

手掌反射区（右手）

手掌常用反射区

大脑

主治：头痛，头晕，失眠，神经衰弱，视觉受损，脑震荡，脑卒中，高血压。

按摩方法：用拇指或中指指尖按压此穴3~6分钟。

额窦

主治：前头痛，头顶痛，脑震荡，鼻窦炎，眼、耳、口、鼻、疾病。

按摩方法：用拇指指端或牙刷柄在反射区上点按20~30次。

鼻（左侧鼻部反射区在右手上，右侧鼻部反射区在左手上）

主治：鼻炎，鼻窦炎，过敏性鼻炎，鼻出血，鼻息肉，上呼吸道感染，头晕，头痛。

按摩方法：用力掐揉或点按20~30次。

扁桃体

主治：扁桃体炎，上呼吸道感染，发热。

按摩方法：向手指尖方向用力推按，每次20~30次，以有麻胀感为宜。

颈项

主治：颈项酸痛，颈项僵直，颈部伤筋，落枕，头晕，头痛，颈椎病，高血压，消化道疾病。

按摩方法：向指根方向推按，每日10次。

斜方肌

主治：颈、肩、背部疼痛，落枕，颈椎病。

按摩方法：由尺侧向桡侧推按或点按，每日20次。

眼（左眼反射区在右手上，右眼反射区在左手上）

主治：结膜炎，角膜炎，近视，远视，青光眼，白内障，老花眼。

按摩方法：按压反射区敏感点20~30次，有麻胀感最佳；或由桡侧向尺侧推按，掌面和掌背各按数次。

耳（左耳反射区在右手上，右耳反射区在左手上）

主治：中耳炎，耳聋，耳鸣，眩晕，晕车晕船。

按摩方法：在反射区的敏感点用力按压30次。

甲状腺

主治：甲状腺炎，烦躁，心悸，失眠，感冒。

按摩方法：由桡侧赤白肉际处向虎口推10~30次；揉按反射区敏感点10~30次。

颈肩区（双手的背面为颈间后区，双手的掌面为颈肩前区）

主治：肩周炎，颈椎病，颈肌筋膜炎，落枕。

按摩方法：由反射区向指根部用力推按或掐按10~20次。

肺、支气管（肺的反射区位于双手的掌侧，横跨第2,3,4,5掌骨，靠近掌指关节区域；支气管反射区位于中指第3指骨，中指根部为反射区敏感点）

主治：肺炎，支气管炎，肺气肿，肺结核，肺癌，胸闷，鼻炎，皮肤病，便秘，腹泻。

按摩方法：从尺侧向桡侧推按20次；由中指根部向指尖方向推按10~30次，掐按中指根部敏感点20~30次。

心

主治：心律失常，心绞痛，心悸，胸闷，高血压，低血压，失眠，盗汗。

按摩方法：向手指方法推按20~30次。

肝

主治：肝炎，肝硬化，腹胀，腹痛，眩晕，眼病，脾气暴躁，指甲疾患。

按摩方法：用左手示指和中指拿捏30次。

胆囊

主治：胆囊炎，胆石症，厌食，消化不良，高脂血症，惊恐不安，肝脏疾病，痤疮。

按摩方法：用力按压或拿捏20次。

肾上腺

主治：肾上腺功能亢进或低下，头晕，昏厥，高血压，指端麻痹，手掌多汗，感染，过敏性疾病，哮喘，风湿病，糖尿病，生殖系统疾病。

按摩方法：在反射区的敏感点用力按压20~40次。

肾

主治：肾炎，肾结石，高血压，水肿，贫血，慢性支气管炎，骨折，斑秃，前列腺炎。

按摩方法：在反射区的敏感点用力按压10~30次。

膀胱

主治：膀胱炎，尿道炎，高血压，动脉硬化。

按摩方法：向手腕方向点按20~30次。

输尿管

主治：输尿管炎，肾积水，高血压，动脉硬化，风湿病，泌尿系统感染。

按摩方法：向手腕方向推按20~30次，反射区有热胀感最佳。

生殖腺（卵巢、睾丸）

主治：性功能低下，不孕不育症，前列腺增生，痛经。

按摩方法：用力按揉反射区的敏感点20~40次。

前列腺、子宫、阴道、尿道

主治：前列腺炎，子宫内膜炎，阴道炎，尿道炎，尿路感染，白带增多。

按摩方法：由中间向两侧分推30~50次，以有酸胀感为宜。

腹股沟

主治：性功能低下，前列腺增生，生殖系统疾病，疝气，小儿腹胀，年老体弱。

按摩方法：用力按揉反射区的敏感点20~30次。

胰腺

主治：胰腺炎，胰腺肿瘤，糖尿病，消化不良。

按摩方法：向手腕方向推按20~30次，每日数次。

食管、气管

主治：食管炎，食管肿瘤，气管疾病。

按摩方法：向指根方向推按或掐按20~40次，有酸麻感最佳。

胃

主治：胃炎，胃溃疡，胃痛，胃胀，消化不良，呕吐，胰腺炎，糖尿病，胆囊疾病。

按摩方法：向手腕方向推按20~30次。

十二指肠

主治：十二指肠溃疡，十二指肠炎，食欲缺乏，消化不良，腹胀，食物中毒。

按摩方法：向手腕方向推按20~30次。

小肠

主治：急慢性肠炎，腹泻，消化不良，食欲缺乏，心律失常，失眠。

按摩方法：用力向手腕方向快速、均匀推按20~40次。

大肠

主治：阑尾炎，结肠炎，直肠炎，腹痛，腹胀，腹泻，消化不良，便秘，痔疮，肛裂。

按摩方法：推按、按揉或掐揉20~30次。

盲肠、阑尾

主治：腹胀，腹泻，消化不良，阑尾炎及术后腹痛。

按摩方法：按揉或揉掐20~40次。

回盲瓣

主治：下腹胀气，腹痛。

按摩方法：每日掐揉数次。

升结肠

主治：腹痛，腹泻，结肠炎，结肠肿瘤，便秘。

按摩方法：向手指方向推按20~30次。

横结肠（左手掌侧与右手掌相对应的区域，其尺侧接降结肠反射区）

主治：腹痛，腹胀，腹泻，结肠炎，便秘。

按摩方法：向手腕方向推按30次左右。

降结肠（位于左手掌）

主治：腹痛，腹胀，腹泻，肠炎，便秘，痔疮。

按摩方法：向手腕方向推按30次。

乙状结肠

主治：腹痛，腹泻，腹胀，乙状结肠炎，直肠炎，直肠癌，便秘，脱肛。

按摩方法：由尺侧向桡侧推按或点按20~40次。

肛管（位于左手掌）

主治：肛门周围炎，脱肛，肛裂，痔疮，便秘，便血。

按摩方法：用力掐按20~30次。

胸腔呼吸道器官区

主治：肺炎，支气管炎，哮喘，胸闷，气短，咳嗽。

按摩方法：由反射区外侧向腕横纹推按10~30次。

胃、脾、大肠区

主治：腹痛，腹胀，腹泻，肠炎，消化不良，食欲缺乏，便秘。

按摩方法：在反射区的刺激痛点反复点刺或掐揉20~30次，至有酸胀感为宜。

脾（位于左手掌）

主治：发热，贫血，高血压，肌肉酸痛，舌炎，唇炎，食欲缺乏，消化不良，皮肤病。

按摩方法：在反射区的敏感点用力按压20~40次。

腹腔神经丛

主治：腹胀，腹泻，呃逆，头痛，烦躁，失眠，更年期综合征，生殖系统疾病。

按摩方法：在反射区的敏感点用力按压10~30次。

直肠、肛门

主治：内痔，外痔，肛裂，肛周囊肿，便血，大便燥结，脱肛。

按摩方法：用力向手腕方向推按40次。

手背常用反射区

小脑、脑干（左小脑、左脑干反射区在右手上，右小脑、右脑干反射区在左手上）

主治：头痛，眩晕，失眠，记忆力减退，脑震荡，高血压，肌腱关节疾病。

按摩方法：从指间分别向指根用力推按或掐按20~40次。

脑垂体

主治：内分泌失调，小儿发育不良，更年期综合征，骨质疏松，心脏病，高血压，低血压，贫血。

按摩方法：用拇指指尖点按或掐按，或硬的牙刷柄点按20~40次。

三叉神经（左三叉神经反射区在右手上，右三叉神经反射区在左手上）

主治：偏头痛，牙痛，眼眶痛，面神经麻痹，三叉神经痛，失眠，感冒，腮腺炎。

按摩方法：用拇指向虎口方向推按或掐按30次。

内耳迷路（平衡器官）

主治：头晕，晕动症，梅尼埃病，耳鸣，高血压，低血压，平衡障碍。

按摩方法：在反射区的敏感点以拇指、示指沿指缝向向手指方向推按10~20次。

喉、气管

主治：气管炎，咽喉炎，咳嗽，气喘，上呼吸道感染，声音嘶哑。

按摩方法：在反射区的敏感点向手腕方向推按10~20次。

舌、口腔

主治：口腔溃疡，口舌生疮，口干舌裂，味觉异常，上呼吸道感染。

按摩方法：用力掐揉或点按10~20次。

上、下颌

主治：牙周炎，牙龈炎，龋齿，口腔溃疡，颞下颌关节炎，打鼾。

按摩方法：在反射区的压痛点由尺侧向桡侧推按或点按20下。

胸部

主治：胸部疾病，呼吸系统疾病，食管疾病，心脏病，乳房疾病，胸闷，重症肌无力。

按摩方法：由腕背方向向桡侧推按或掐按20次。

横膈膜

主治：腹胀，腹痛，呃逆，恶心，呕吐。

按摩方法：由拇指螺纹面推按或揉按20~30次。

甲状旁腺

主治：甲状旁腺功能低下或亢进，过敏性疾病，低钙性肌肉痉挛，心悸，失眠，癫痫，呕吐，白内障。

按摩方法：在反射区的敏感点用力按压10~30次。

肩关节（在手背部为肩前反射区，赤白肉际处为肩中反射区，手掌部位肩后反射区）

主治：肩关节周围炎，肩部损伤，肩峰下滑囊炎，手臂酸痛，手麻，白内障。

按摩方法：在反射区的敏感点用力掐按10~30次。

肘关节

主治：肘部疾病，髌上滑囊炎，上肢瘫痪，手臂麻木，增生性关节炎等疾病。

按摩方法：在反射区敏感点点刺或掐揉20~30次。

髋关节

主治：髋关节疾病，坐骨神经痛，腰背酸痛，肩关节疼痛。

按摩方法：在反射区敏感点用力掐按20~30次。

膝关节（双手的背部为膝的前部反射区，赤白肉际处为膝的两侧反射区，手掌部为膝的后部反射区）

主治：膝关节骨性关节炎，下肢瘫痪，肘关节病变。

按摩方法：在反射区的刺痛点反复点刺或掐揉20~30次，以有热胀感为宜。

血压区

主治：眩晕，头痛，高血压，低血压，呕吐，发热，胃痛，便秘。

按摩方法：每次按揉反射区10~20分钟为宜。

胸腺淋巴结

主治：囊肿，发热，各种炎症，乳房或胸部肿块，免疫力低下。

按摩方法：在反射区的敏感点用力按压20~30次。

头颈淋巴结

主治：淋巴结肿大，甲状腺肿大，甲状腺功能亢进，眼、耳、鼻、舌、口腔、牙齿等疾患。

按摩方法：用力点掐20次。

下身淋巴结

主治：发热，水肿，炎症，囊肿，子宫肌瘤，免疫力低下。

按摩方法：在反射区的敏感点用力按压10~30次，有酸胀感为宜。

上身淋巴结

主治：发热，水肿，炎症，囊肿，子宫肌瘤，免疫力低下。

按摩方法：在反射区的敏感点用力按压10~30次，局部感觉酸麻最佳。

脊柱

主治：颈椎病，背部不适，落枕，腰痛，腰肌劳损，腰椎间盘突出。

按摩方法：在反射区的敏感点用力推按或揉按20~30次。

颈椎

主治：颈项僵直，颈项酸痛，头晕，头痛，落枕，各种颈椎病变。

按摩方法：由反射区敏感点的远端向手腕方向推按20~30次。

胸椎

主治：腰脊强痛，胸椎间盘突出，循环或呼吸系统引起的胸闷、胸痛。

按摩方法：由反射区敏感点的远端向手腕方向推按10~30次，至有酸麻热胀感为宜。

腰椎

主治：腰酸背痛，腰椎骨刺，腰脊僵痛，腰椎间盘突出，慢性腰肌劳损，腰椎骨质增生，坐骨神经痛。

按摩方法：由反射区敏感点的远端向手腕方向推按20~40次，至有酸麻热胀感为最佳。

骶骨

主治：骶骨受伤，骶骨骨刺，坐骨神经痛，便秘。

按摩方法：由反射区敏感点的远端向手腕方向用力掐按20~30次，至有酸麻热胀感为宜。

尾骨

主治：坐骨神经痛，尾骨受伤后遗症，疼痛。

按摩方法：由反射区敏感点用力掐按20~30次。

肋骨

主治：胸膜炎，胸闷，肋膜炎，肋骨损伤，肋骨疼痛。

按摩方法：在反射区敏感点用力点按20~30次，每日数次，至反射区有热胀感为宜，避免损伤皮肤。

糖尿病

常用反射区

1.脑垂体　2.食管　3.胃　4.肾　5.肾上腺　6.胰腺　7.脾　8.胃肠痛点　9.足跟痛点
10.口、咽

辅助穴位

⦿太渊穴　⦿阳池穴　⦿大陵穴

按摩方法

1. 用力按摩并掐按掌指关节间横线5～10次。

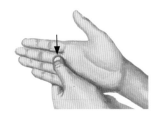

2. 用手捏拿胰腺反射区15～20次。

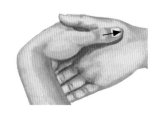

3. 用手捏拿脑垂体反射区15～20次。

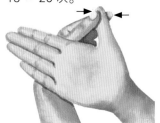

4. 用手捏拿口、咽反射区15～20次。

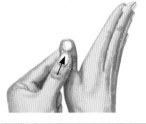

5. 用手捏拿食管反射区15～20次。

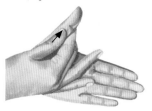

6. 用手捏拿胃反射区15～20次。

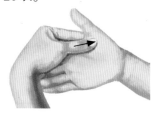

7. 用手捏拿肾反射区15～20次。

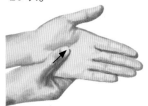

8. 用手捏拿肾上腺反射区15～20次。

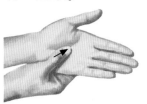

9. 点按揉阳池穴30～50次。

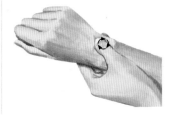

10. 用手点按揉太渊穴 30 ~ 50 次。

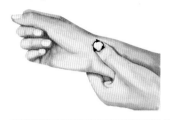

11. 用手点按揉大陵穴 30 ~ 50 次。

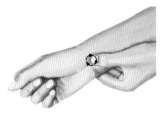

12. 点按揉脾反射区 30 ~ 50 次。

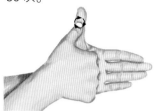

13. 点按揉胃肠痛点 30 ~ 50 次。

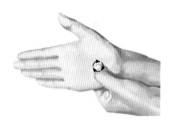

14. 点按揉足跟痛点 30 ~ 50 次。

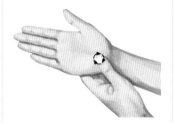

15. 擦手掌骨中横线 20 ~ 30 次。

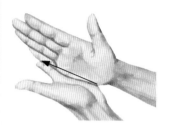

高血压病

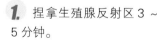

常用反射区

1.生殖腺　2.肾　3.肺　4.心　5.肾上腺　6.血压区　7.肝

按摩方法

1. 捏拿生殖腺反射区 3 ~ 5 分钟。

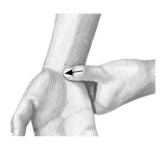

2. 捏拿血压区 3 ~ 5 分钟。

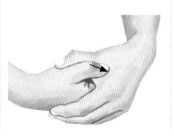

3. 捏拿合谷穴 3 ~ 5 分钟。

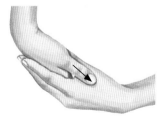

4. 推肝反射区 3 ~ 5 分钟。

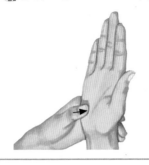

5. 推肾反射区 3 ~ 5 分钟。

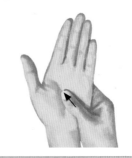

6. 拇指按揉肺反射区 2 ~ 3 分钟。

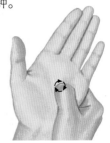

7. 拇指按揉心反射区 5 分钟。

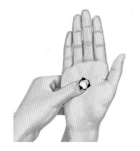

8. 拇指按揉肾反射区 3 ~ 5 分钟。

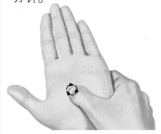

9. 拇指按揉肾上腺反射区 3 ~ 5 分钟。

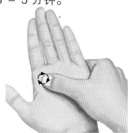

高脂血症

常用反射区

1.胸腹区　2.血压区　3.冠心区　4.脾　5.大肠　6.肺　7.肝　8.肾　9.脾、胃、大肠区
10.肾上腺　11.三焦区

按摩方法

1. 用拇指点按强刺激胸腹区 5 分钟。

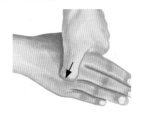

2. 用拇指推法强刺激三焦区 5 分钟。

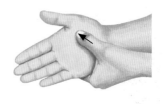

3. 捏拿脾 2 分钟。

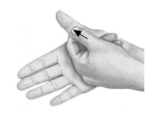

4. 捏拿大肠 2 分钟。

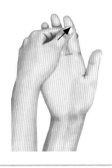

5. 离心直推肺反射区 10 ~ 20 次。

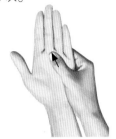

6. 捏拿血压区 2 分钟。

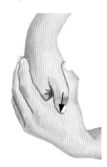

7. 离心直推肝 2 分钟。

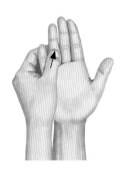

8. 离心直推肾、肾上腺反射区各 2 分钟。

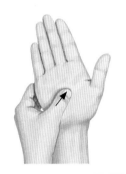

9. 捏拿合谷穴 2 分钟。

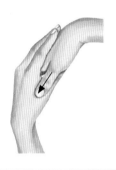

10. 捏拿冠心区 2 分钟。

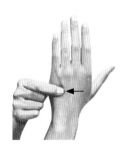

11. 捏拿劳宫穴 2 分钟。

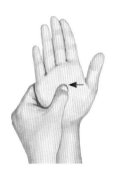

12. 一指禅推揉脾、胃、大肠区。

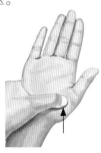

小贴士

　　治高脂血症一方：胡萝卜120克，绿豆100克，藕节3节。绿豆用水泡半日，胡萝卜捣泥；以上材料加适量白糖调匀待用。在靠近藕节的一端用刀切下，将调匀的绿豆、胡萝卜泥塞入藕节洞内，塞满、塞实为止。再将切下的部分盖好，用竹签插牢，上锅蒸熟，当点心吃。经常食用可降低血脂，软化血管。

冠心病

常用反射区 ||||||||||||||||||||||||||||||||||||||||||||||||

1.冠心区　2.心　3.大脑　4.颈椎　5.肾上腺　6.生殖腺　7.胸　8.肺　9.脏腑线

按摩方法 ||||||||||||||||||||||||||||||||||||||||||||||||

1. 捏拿冠心区 3 ~ 5 分钟。

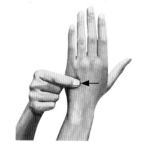

2. 拇指捏拿胸反射区 3 ~ 5 分钟。

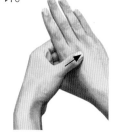

3. 捏拿心反射区 3 ~ 5 分钟。

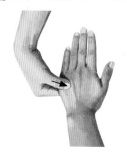

4. 捏拿大脑反射区 3 ~ 5 分钟。

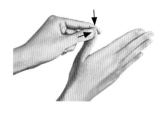

5. 拇指推肺反射区 3 ~ 5 分钟。

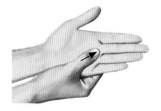

6. 拇指点、揉捏心点 3 ~ 5 分钟。

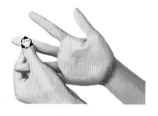

7. 拇指点、揉捏肺点 3 ~ 5 分钟。

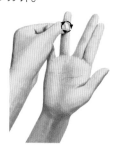

8. 点按肾上腺反射区 80 ~ 100 次。

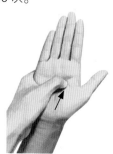

9. 推颈椎反射区 80 ~ 100 次。

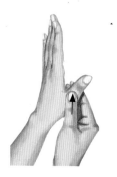

10. 拇指平推生殖腺反射区 200 次。

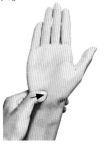

11. 拇指平推脏腑线 200 次。

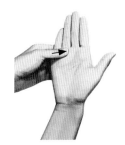

颈椎病

常用反射区

1.全头区　2.后头区　3.脊柱　4.颈椎　5.颈肩区　6.颈项　7.肩

按摩方法

1. 以一指禅推颈椎反射区 30 秒。

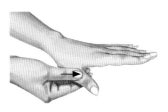

2. 以一指禅推颈项反射区 30 秒。

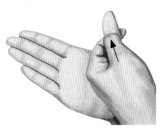

3. 以一指禅推肩反射区 30 秒。

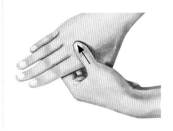

4. 拇指按揉颈肩区 30 秒。

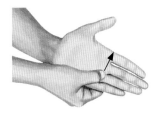

5. 点按肩反射区 30 秒。

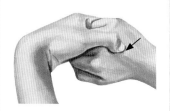

6. 捏拿全头区 30 秒。

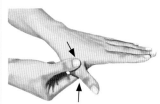

7. 捏拿后头区 30 秒。

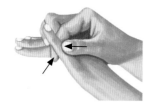

8. 按揉脊柱 30 秒。

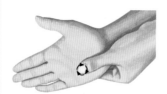

小贴士

用布做一个小口袋，将适量盐入锅炒热，放在布袋里面，稍微凉一下，放在颈椎上，等盐全凉了再拿下来。这样可以发热活血。

腰椎间盘突出症

常用反射区

1.肝　2.腰椎　3.脊柱　4.髋关节　5.膝关节　6.脾　7.肾　8.心　9.胸腺淋巴结　10.上身淋巴结　11.下身淋巴结

按摩方法

1. 摩手心手背 1 分钟。

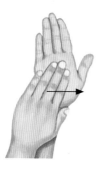

2. 揉压心反射区 5 ~ 10 次。

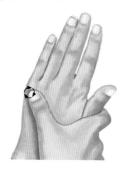

3. 点按胸腺淋巴结反射区 5 ~ 10 次。

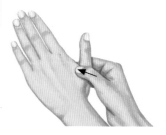

4. 点按上身淋巴结反射区 5 ~ 10 次。

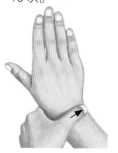

5. 点按下身淋巴结反射区 5 ~ 10 次。

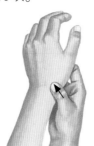

6. 按揉肝反射区 1 分钟。

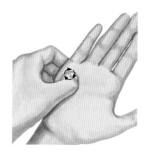

7. 按揉脾反射区 1 分钟。

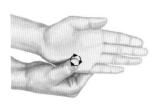

8. 按揉肾反射区 1 分钟。

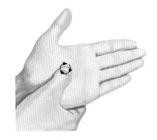

9. 拇指从远端向近端推压脊柱反射区 5 ～ 10 次。

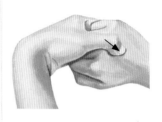

10. 拇指从远端向近端按揉脊柱反射区 1 分钟。

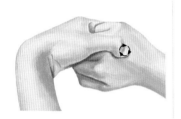

11. 拇指由指端向腕关节方向推压腰椎反射区 5 ～ 10 次。

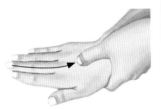

12. 拇指由指端向腕关节方向按揉腰椎反射区 1 分钟。

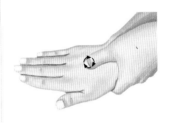

13. 沿拇指桡侧近端向腕关节方向推压骶骨反射区 5 ～ 10 次。

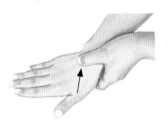

14. 沿拇指桡侧近端向腕关节方向按揉骶骨反射区 1 分钟。

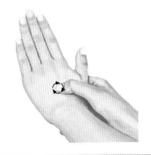

15. 以拇指尖按压尾骨反射区 5 ～ 10 次。

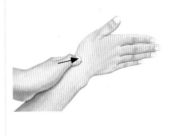

16. 以拇指尖按揉尾骨反射区 1 分钟。

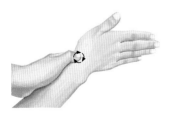

17. 以拇指螺纹面按压髋关节反射区 5 ～ 10 次。

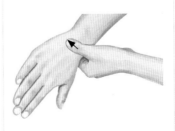

18. 以拇指螺纹面推膝关节反射区 5 ～ 10 次。

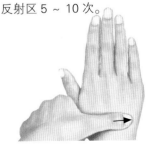

19. 以拇指螺纹面按揉膝关节反射区 1 分钟。

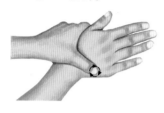

20. 拔伸指关节 5 ~ 10 次。

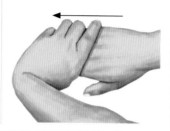

21. 摇指关节 10 ~ 20 次。

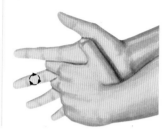

22. 擦手背和手心，以透热为度。

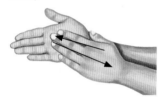

小贴士

腰椎间盘突出症食疗两方：

取艾叶100克，醋炒至焦黄，趁热用布裹敷患处，每日1次。艾叶温经散寒，对由风寒诱发的腰椎间盘突出症有较好疗效。

取玄胡60克，加醋炒后研末，用温开水冲服，每日3次，每次3克。本方适用于腰椎间盘突出症早期，可用来减轻其症状。

肩周炎

常用反射区

1.肾上腺　2.腹腔神经丛　3.肾　4.输尿管　5.膀胱　6.额窦　7.颈项　8.斜方肌　9.脑垂体　10.小脑、脑干　11.肩关节　12.肘关节　13.髋关节　14.肩点　15.颈肩穴

辅助穴位

⊙颈肩穴

按摩方法

1. 对擦双掌掌心、掌背 20 ~ 30 次。

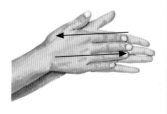

2. 捏拿肾上腺反射区 15 ~ 20 次。

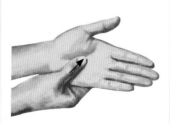

3. 揉推腹腔神经丛反射区 10 次。

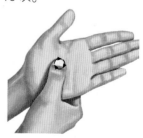

4. 拇指捏按肾反射区 15 ～ 20 次。

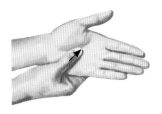

5. 拇指推输尿管反射区 15 ～ 20 次。

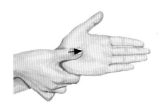

6. 拇指捏拿膀胱反射区 15 ～ 20 次。

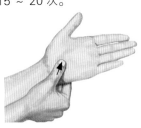

7. 示指点按额窦反射区 10 ～ 15 次。

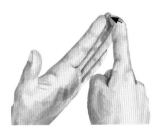

8. 捏揉脑垂体反射区 15 ～ 20 次。

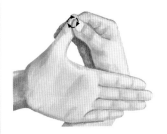

9. 点压小脑、脑干反射区 10 次。

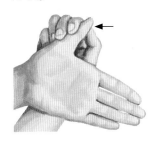

10. 推揉颈项反射区 15 ～ 20 次。

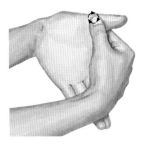

11. 拇指推压斜方肌反射区 10 次。

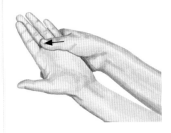

12. 点揉肩关节反射区 10 ～ 15 次。

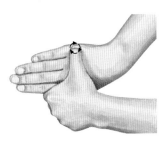

13. 拇指揉压肘关节反射区 10 次。

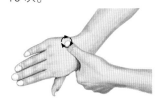

14. 拇指按压髋关节反射区 10 次。

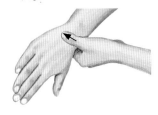

15. 点揉肩点 10 次。

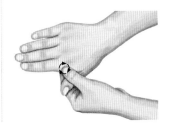

16. 点揉颈肩穴 10 次。

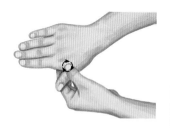

17. 拍掌 20 次。

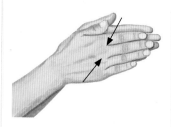

小贴士

双手"弹弦子"可防治肩周炎：双手每天坚持做"弹弦子"状的颤动锻炼，要快速进行。此锻炼可促进上肢血液循环，增强手、臂的活动功能，可改善局部麻木等症。

风湿病

常用反射区

1.前头区　2.颈项区　3.甲状腺　4.颈椎　5.胸椎　6.腰骶椎　7.腰　8.骶臀部　9.腿　10.足　11.脊柱　12.肝胆

按摩方法

1. 拇指捻按前头区反射区 30 秒。

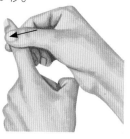

2. 拇指推揉颈项区反射区 30 秒。

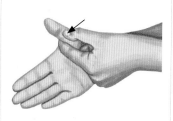

3. 拇指点按甲状腺反射区 30 秒。

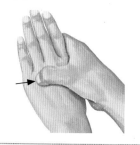

4. 拇指推肝胆反射区 30 秒。

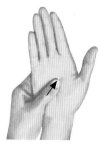

5. 拇指推颈椎反射区 30 秒。

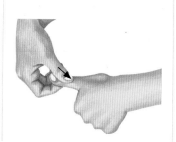

6. 拇指推胸椎反射区 30 秒。

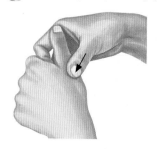

7. 拇指推按腰骶椎反射区 30 秒。

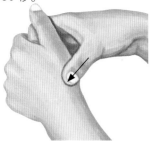

8. 拇、示指拿揉脊柱反射区 30 秒。

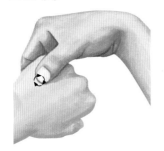

9. 拇指推腰反射区 30 秒。

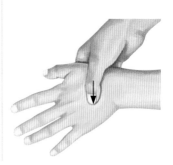

10. 拇指推按骶臀部反射区 30 秒。

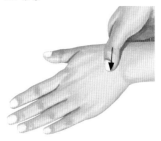

11. 拇指推腿反射区 30 秒。

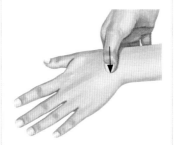

12. 拇指推足反射区 30 秒。

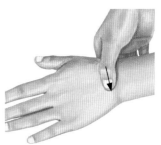

更年期综合征

常用反射区

1.脑垂体　2.肾　3.生殖腺　4.腹股沟管　5.腹腔神经丛　6.肾上腺　7.大脑　8.甲状腺　9.心

按摩方法

1. 推胸腔呼吸器官区反射区 20 ~ 30 次。

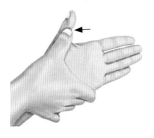

2. 推腹腔神经丛反射区 20 ~ 30 次。

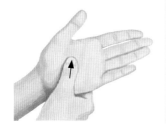

3. 指推甲状腺反射区 20 ~ 30 次。

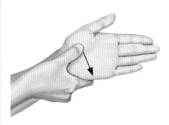

4. 揉脑垂体反射区 1 分钟。

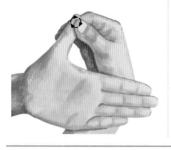

5. 揉心反射区 1 分钟。

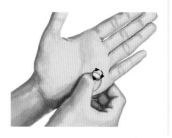

6. 点肾反射区 2 ~ 3 分钟。

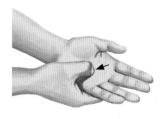

7. 点生殖腺反射区 2 ~ 3 分钟。

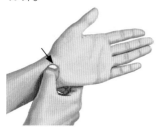

8. 按腹股沟管反射区 1 分钟。

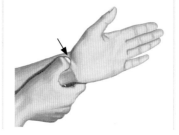

9. 摩肾上腺反射区 2 分钟。

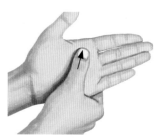

肥胖症

常用反射区

1.脊柱　2.肺　3.肾　4.小肠　5.大肠　6.肾上腺　7.腹腔神经丛　8.肝　9.降结肠　10.脾　11.横结肠　12.脑垂体　13.脾、胃、大肠反射区　14.升结肠

按摩方法

1. 点掐肝 1 分钟。

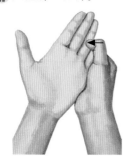

2. 点掐脾 1 分钟。

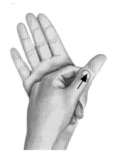

3. 点掐小肠 1 分钟。

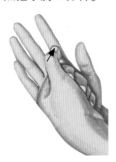

4. 点掐大肠 1 分钟。

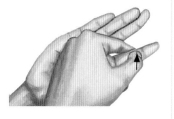

5. 拇指点推脊柱反射区 10 ~ 20 次。

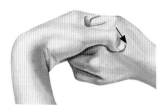

6. 拇指推肺反射区 10 ~ 20 次。

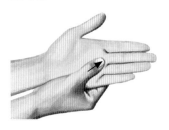

7. 拇指推横结肠反射区 10 ~ 20 次。

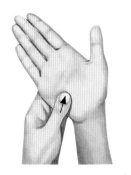

8. 拇指推升结肠反射区 10 ~ 20 次。

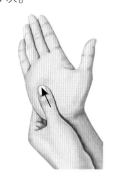

9. 拇指推降结肠反射区 10 ~ 20 次。

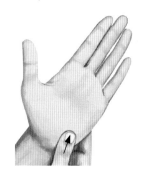

10. 捏拿肺反射区，点揉肾反射区 10 ~ 15 次。

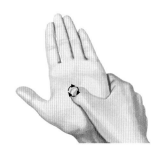

11. 捏拿肺反射区，点揉肾上腺反射区 10 ~ 15 次。

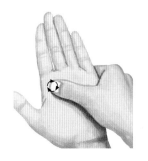

12. 捏拿肺反射区，点揉脑垂体反射区 10 ~ 15 次。

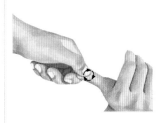

小贴士

冬瓜车前草汤防治肥胖症：冬瓜500克，洗净，去皮和瓜仁，切厚件；鲜车前草100克，洗净，去根。将以上二药放入锅内，加清水适量，武火煮沸后，文火煲半小时，去渣饮汁。本方利水减肥，除烦止渴，适用于肥胖、水肿、烦渴、小便不利或小便涩痛等症。

13. 按揉腹腔神经丛反射区 2 分钟。

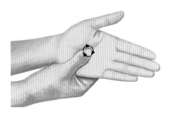

14. 捏拿脾、胃、大肠反射区 10 ~ 20 次。

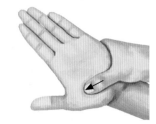

小贴士

酸枣苹果汁防治肥胖症：苹果1个，洗净后去核、去皮，切成小块；酸枣50克洗净，去核。苹果块、酸枣分别放入榨汁机中搅打成汁，将两种汁混合，调入蜂蜜，搅拌均匀，即可饮用。

咳喘病

常用反射区

1.全头区 2.偏头区 3.喉与气管 4.咽喉 5.后纵隔 6.肾上腺 7.肺 8.咳喘点 9.胸部

辅助穴位

◉肺穴

按摩方法

1. 拇指按揉肺反射区 1 ~ 2 分钟。

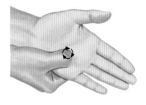

2. 拇指点按咳喘点反射区 1 ~ 2 分钟。

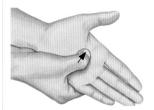

3. 拇指推胸部反射区 1 ~ 2 分钟。

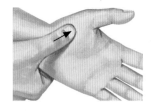

4. 拇指捏肺反射区 1 ~ 2 分钟。

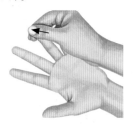

5. 拇指点按肾上腺反射区 1 ~ 2 分钟。

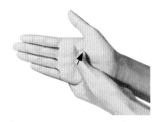

6. 拇指捏揉全头区反射区 1 ~ 2 分钟。

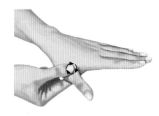

7. 拇指捻偏头区反射区1 ~ 2分钟。

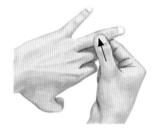

8. 拇指按揉喉与气管反射区1 ~ 2分钟。

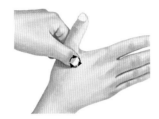

9. 拇指按揉后纵隔反射区1 ~ 2分钟。

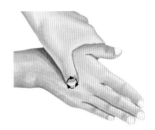

10. 拇指点按咽喉反射区1 ~ 2分钟。

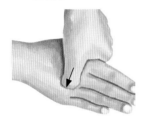

小贴士

麦芽糖治咳嗽：取麦芽糖1500克，装在玻璃瓶中，咳嗽严重时，每5～20分钟抓一撮拇指大小的麦芽糖吃下，随着病症的减轻，逐渐延长到30～60分钟吃一次，也就是感到喉咙痒想咳时就吃，如此最慢两个星期即可治好。发病期间，避免吃辛辣的东西。

鼻炎

常用反射区

1.大脑（头部） 2.额窦 3.肺、支气管 4.头颈淋巴结 5.甲状腺 6.甲状旁腺 7.肾上腺 8.脾 9.感冒点 10.上身淋巴结 11.下身淋巴结 12.颈椎 13.脑垂体 14.鼻 15.喉与气管 16.扁桃体 17.肺 18.脾 19.大肠

按摩方法

1. 捏拿大脑反射区2分钟。

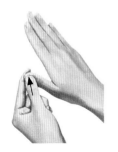

2. 拇指端点按额窦反射区2分钟。

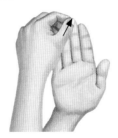

3. 以拇指端推鼻反射区1分钟。

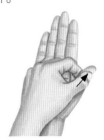

4. 拇指平推按肺、支气管反射区，并对中指根部敏感点点压 5～10 次。

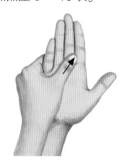

5. 拇、示指点掐头颈淋巴结反射区 1 分钟。

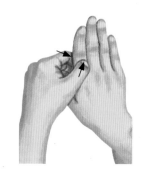

6. 拇指按揉上身淋巴结反射区 2 分钟。

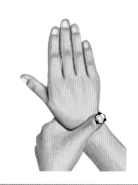

7. 拇指按揉下身淋巴结反射区 2 分钟。

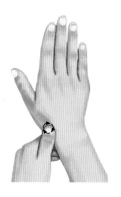

8. 拇指按揉肾反射区 1 分钟。

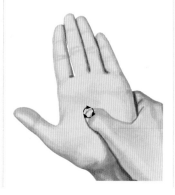

9. 拇指按揉肾上腺反射区 1 分钟。

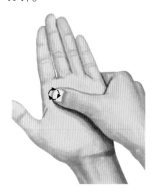

急性鼻炎

1. 拇指点按感冒点 1 分钟。

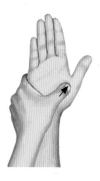

2. 拇指平推喉与气管反射区 1 分钟。

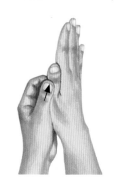

3. 拇指平推扁桃体反射区 1 分钟。

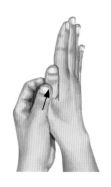

慢性单纯性鼻炎

1. 屈示指点按脾反射区，并向左旋转 50 次。

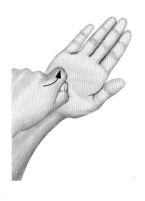

2. 拇指平推甲状腺反射区 1 分钟。

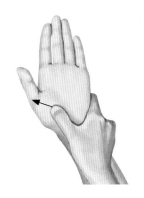

3. 拇指平推颈椎反射区 1 分钟。

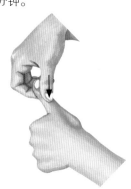

4. 伴头痛、头昏、记忆力减退者揉压大脑反射区，拇指端点按额窦反射区 1 分钟。

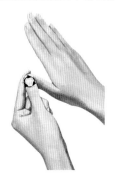
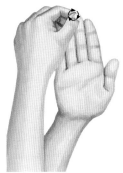

小贴士

吸玉米须烟治鼻炎：玉米须（干）6克，当归尾3克。玉米须晒干切细丝，当归尾焙干切碎，二药混合装入烟斗，点燃吸烟，让烟从鼻腔出。每日5~7次，每次1~2烟斗。本方有活血通窍之功效，主治鼻炎。

萎缩性鼻炎

1. 拇指端点按肺点 30 秒。

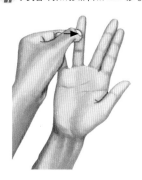

2. 拇指端点按脾 30 秒。

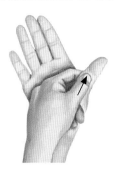

3. 拇指端点按大肠。

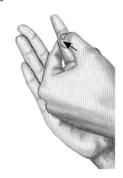

过敏性鼻炎

1. 顺时针按揉脾反射区1分钟。

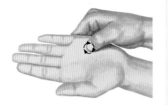

2. 拇指端点按脑垂体反射区1分钟。

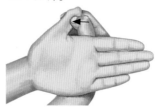

3. 掐按甲状旁腺反射区1～2分钟。

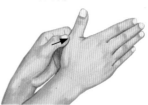

咽喉炎

常用反射区

1.鼻咽　2.舌咽　3.咽喉　4.甲状腺　5.喉与气管　6.颈部　7.肺　8.胃

辅助穴位

⦿肺穴　⦿肝穴

按摩方法

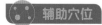

1. 拇指按揉鼻咽反射区2～3分钟。

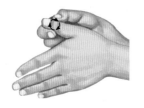

2. 拇指推颈部反射区2～3分钟。

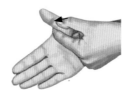

3. 拇指按揉舌咽反射区2～3分钟。

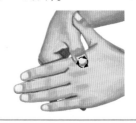

4. 拇指点按甲状腺反射区2～3分钟。

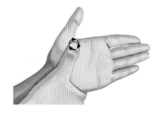

5. 拇指按揉喉与气管反射区2～3分钟。

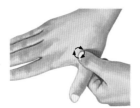

6. 拇指推肺反射区2～3分钟。

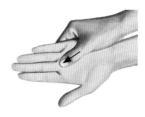

7. 拇指推胃反射区 2 ～ 3 分钟。

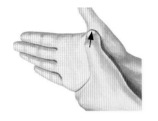

8. 拇指按压咽喉反射区 2 ～ 3 分钟。

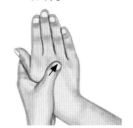

9. 拇指捏揉肺穴 2～3 分钟。

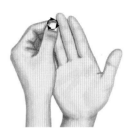

胃肠炎

常用反射区

1.肾上腺　2.肝　3.食管　4.胃　5.脾胃大肠区　6.胃肠痛　7.大肠　8.小肠　9.呃逆点 10.横膈膜

按摩方法

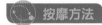

以胀满为主症的胃肠炎

1. 拇指按揉脾、胃、大肠反射区 3 ～ 5 分钟，消化不良者可延长时间。

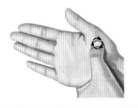

2. 拇指点按胃反射区 3 ～ 5 分钟。

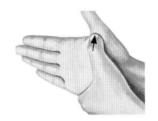

3. 拇指按压肾上腺反射区 3 ～ 5 分钟。

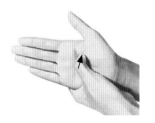

4. 屈拇指点按肾上腺反射区 3 ～ 5 分钟。

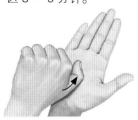

5. 拇指点按肝 3 分钟。

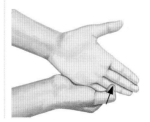

小贴士

花生油辅治胃病：花生油是常用的调味品，有调节胃功能的作用。每天早晨服用两大匙的花生油，对胃病的康复大有裨益。

以吐酸为主症的胃肠炎

1. 推揉食管反射区 3 ~ 5 分钟。

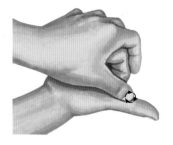

2. 拇指端点按胃肠痛点 3 ~ 5 分钟。

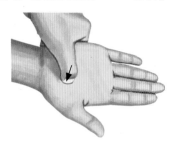

以腹泻为主症的胃肠炎

1. 拇指按揉脾、胃、大肠反射区 3 ~ 5 分钟。

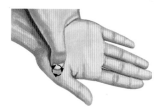

2. 拇指端点按大肠 3 ~ 5 分钟。

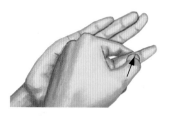

以便秘为主症的胃肠炎

1. 拇指点按大肠 3 ~ 5 分钟。

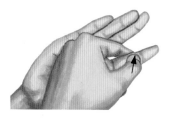

2. 拇指点按小肠 3 ~ 5 分钟。

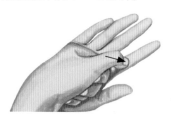

以呃逆（打嗝）为主症的胃肠炎

1. 拇指推横膈膜反射区 100 ~ 150 次。

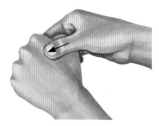

2. 拇指点掐呃逆点 3 ~ 5 分钟。

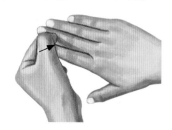

患有胃、十二指肠溃疡者

1. 按胃肠痛点 3 ~ 5 分钟。

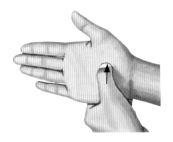

2. 拇指点按食管反射区 3 ~ 5 分钟。

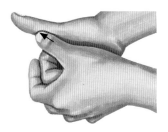

耳鸣、耳聋

常用反射区

1.肾上腺　2.腹腔神经丛　3.肾　4.输尿管　5.膀胱　6.额窦　7.颈项　8.脑垂体　9.小脑、脑干　10.耳　11.头颈淋巴结　12.内耳迷路

按摩方法

1. 对擦掌心、掌背 0.5 ~ 1 分钟。

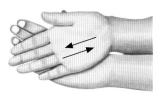

2. 按肾上腺反射区 2 分钟。

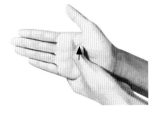

3. 拇指推腹腔神经丛反射区 10 次。

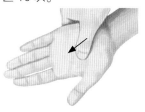

4. 捏按肾反射区 15 ~ 20 次。

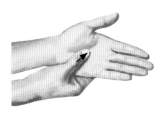

5. 用力推输尿管反射区 15 ~ 20 次。

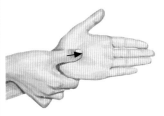

6. 捏膀胱反射区 15 ~ 20 次。

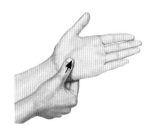

7. 示指点按额窦反射区 10 ~ 15 次。

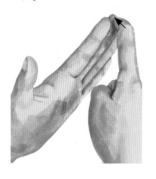

8. 捏揉脑垂体反射区 15 ~ 20 次。

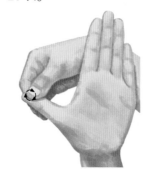

9. 拇指点按小脑、脑干反射区 10 次。

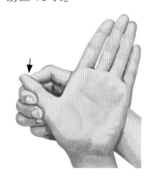

10. 拇指点按耳反射区 10 ~ 15 次。

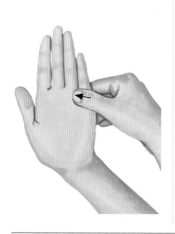

11. 按揉内耳迷路反射区 10 ~ 15 次。

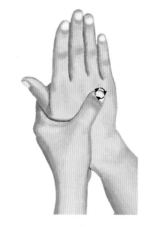

12. 拇指推揉颈项反射区 15 ~ 20 次。

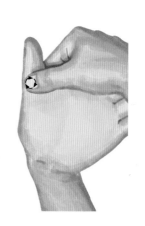

13. 拇指点掐头颈淋巴结反射区 5 ~ 10 次。

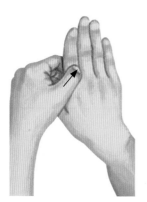

14. 对按掌心 1 分钟。

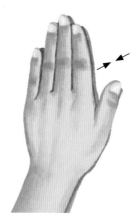

小贴士

治疗中耳炎引起的耳鸣、耳聋，可采鲜蒲公英全草，洗净晾干，捣成糊状，用双层消毒纱布包住，用力拧挤取汁。每天早、中、晚用滴管吸取药汁滴入耳孔。滴药前，先将耳道脓血清除干净。

失眠

1.大脑　2.心　3.额窦　4.小脑及脑干　5.甲状腺　6.腹腔神经丛　7.肾　8.甲状旁腺
9.小肠　10.胆囊

按摩方法

1. 拇指按揉大脑反射区5～10次。

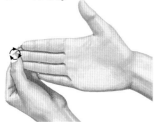

2. 拇指点按额窦反射区5～10次。

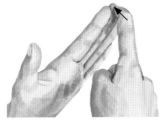

3. 拇指推摩心反射区5～10次。

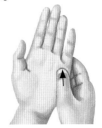

4. 推按小脑、脑干反射区5～10次。

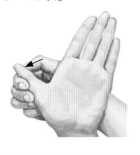

5. 拇指按压胆囊反射区5～10次。

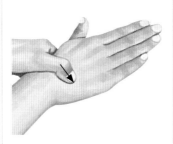

6. 按揉甲状腺反射区5～10次。

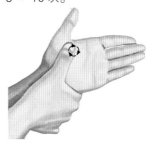

7. 点按甲状旁腺反射区5～10次。

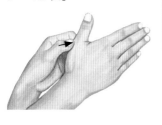

8. 推摩腹腔神经丛反射区5～10次。

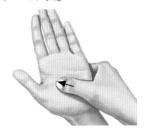

9. 推摩小肠反射区5～10次。

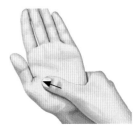

10. 按揉肾反射区 10 ～ 15 次。

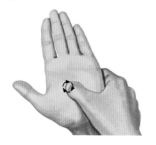

小贴士

西洋参治失眠：每天晨起，以6克西洋参用开水泡在碗里，约密盖半小时后空腹饮用，晚上临睡前，用早上泡剩的渣再泡饮1次。此方不但使人夜晚容易入眠，而且次晨醒来时头脑清爽，精神百倍。本方还可兼治便秘。

近视

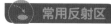 **常用反射区**

1.眼　2.前头区　3.脑　4.心　5.胆囊　6.肾　7.肝

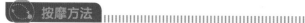 **按摩方法**

1. 点按眼反射区 30 秒。

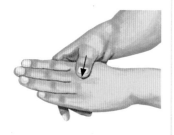

2. 用力点按前头区反射区 30 秒。

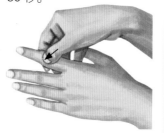

3. 推揉胆囊反射区 30 秒。

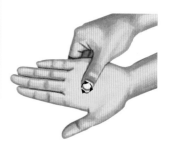

4. 按揉心反射区 30 秒。

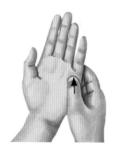

5. 按揉肝反射区 30 秒。

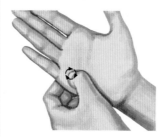

6. 按揉肾反射区 30 秒。

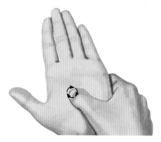

7. 捏揉脑反射区 30 秒。

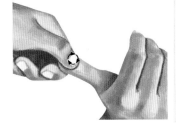

小贴士

假性近视忌配戴眼镜：生活中患真性近视的人只占少数，其他患者均为假性近视，还没有真正发生器质性改变，视力和眼的屈光状态仍有波动，只要及时治疗，完全可以恢复。如果配戴眼镜，反而使近视状态固定，造成器质性损害，变成真性近视。

遗精

常用反射区

1.肾　2.膀胱　3.输尿管　4.肺　5.甲状腺　6.前列腺和阴茎　7.大脑　8.肾上腺　9.脑垂体　10.心　11.生殖腺

按摩方法

1. 用拇指按揉法按揉肾、膀胱反射区各 2 分钟左右。

2. 用拇指推法向心方向推输尿管反射区 2 分钟左右。

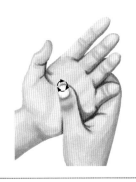
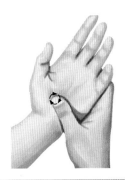
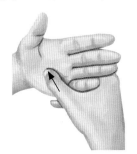

3. 用拇指推法从桡侧向尺侧推肺、甲状腺、前列腺和阴茎反射区各 1 分钟左右。

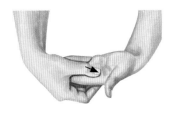
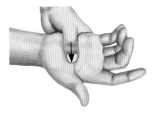
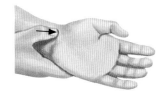

4. 用拇指推法向心方向推大脑反射区2分钟左右。

5. 用拇指端点按法点按肾上腺、心、脑垂体、生殖腺反射区各2分钟左右。

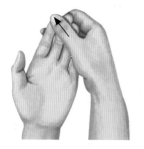

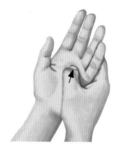

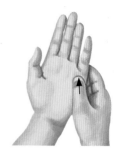

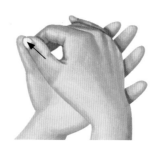

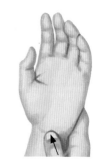

小贴士

山药酒治遗精：山药60克研末，加适量水煎煮，煮熟后调入米酒1~2汤匙，温服。主治肾虚遗精，小便频数清长。

阳痿

常用反射区

1.肾　2.膀胱　3.输尿管　4.肺　5.前列腺　6.脊椎　7.生殖腺　8.胃　9.肾上腺　10.心　11.脑垂体　12.肝　13.胰　14.腹股沟　15.腹腔神经丛

按摩方法

1. 用拇指按揉法按揉肾、膀胱反射区各2分钟左右。

2. 用拇指推法向心方向推输尿管反射区2分钟左右。

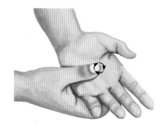

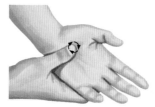

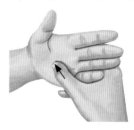

3. 用拇指推法从桡侧向尺侧推肺、前列腺反射区各 1 分钟左右。

4. 用拇指推法向心方向推脊柱反射区 3 分钟左右。

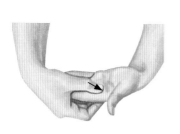 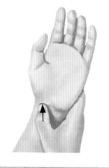 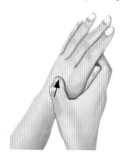

5. 用拇指按揉法按揉生殖腺、胃反射区 2 分钟左右。

6. 用拇指端点按法点按肾上腺反射区 1 分钟左右。

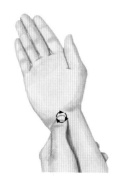 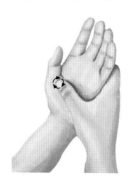 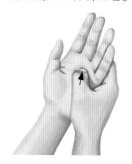

7. 用拇指端点按法点按肝、心、脑垂体、脾、腹股沟、腹腔神经丛反射区各 1 分钟左右。

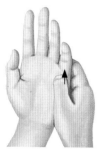 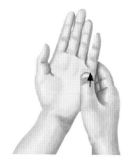 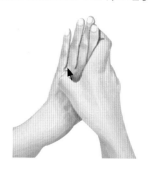

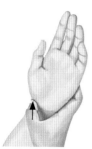 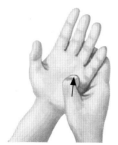 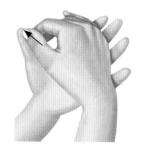

早泄

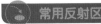

常用反射区

1.肾　2.膀胱　3.输尿管　4.肺　5.甲状腺　6.前列腺和阴茎　7.大脑　8.肾上腺　9.脑垂体
10.心　11.生殖腺

按摩方法

1. 用拇指按揉法按揉肾、膀胱反射区各 2 分钟左右。

2. 用拇指推法向心方向推输尿管反射区 2 分钟左右。

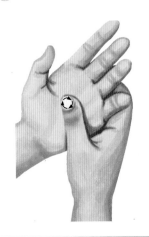
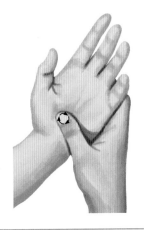
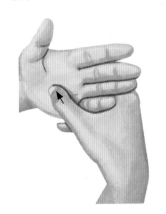

3. 用拇指推法从桡侧向尺侧推肺、甲状腺、前列腺和阴茎反射区各 1 分钟左右。

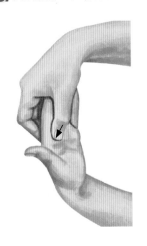
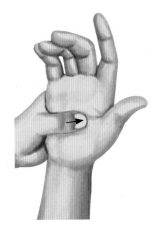
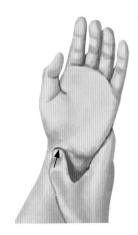

4. 用拇指推法向心方向推大脑反射区 2 分钟左右。

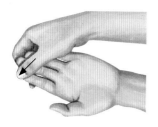

5. 用拇指端点按法点按肾上腺、心、脑垂体、生殖腺反射区各 2 分钟左右。

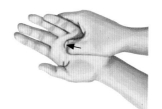 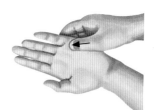

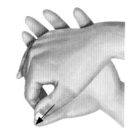 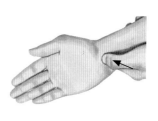

小贴士

治早泄一方：取草莓30克（干品15克），芡实15克，覆盆子10克，韭菜子（炒）10克，水煎服。本方还可治疗尿频及小儿遗尿等症。

前列腺疾病

常用反射区

1.脑垂体 2.肾 3.输尿管 4.膀胱 5.生殖腺 6.前列腺 7.肾上腺 8.腹股沟 9.腹腔神经丛 10.脾 11.头颈淋巴结 12.上身淋巴结 13.下身淋巴结

辅助穴位

⊙下腹穴 ⊙合谷穴

按摩方法

1. 点揉下腹穴 10 ~ 15 次。

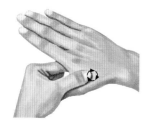

2. 捏揉脑垂体反射区 15 ~ 20 次。

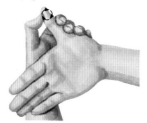

3. 拇指捏拿肾反射区 15 ~ 20 次。

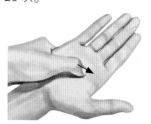

4. 拇指点膀胱反射区 15 ~ 20 次。

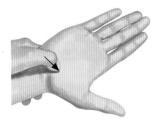

5. 拇指推输尿管反射区 15 ~ 20 次。

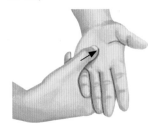

6. 捏拿肾上腺反射区 15 ~ 20 次。

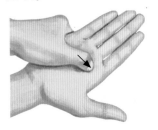

7. 点揉腹股沟反射区 15 ~ 20 次。

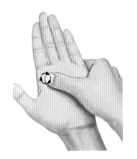

8. 点揉生殖腺反射区 15 ~ 30 次。

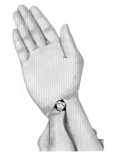

9. 拿揉前列腺反射区 30 ~ 50 次。

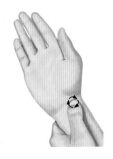

10. 对擦手掌正中线 20 ~ 30 次。

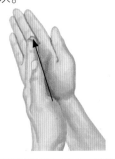

11. 捏手指两侧 10 ~ 15 次。

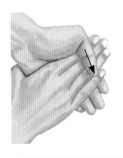

12. 拔伸每个手指各 2 次。

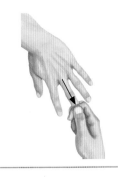

13. 对压虎口 10 ~ 15 次。

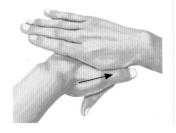

14. 捏揉合谷穴 1 分钟。

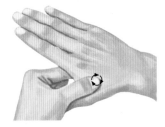

15. 叩击手背 1 分钟。

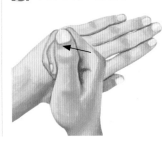

16. 急性前列腺炎加按揉上身淋巴结反射区 1 分钟。

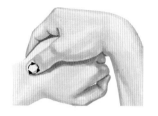

17. 慢性前列腺炎加按脾反射区 1 分钟。

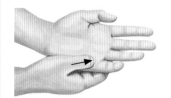

18. 以两指推腹腔神经丛反射区 15 次。

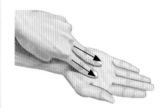

19. 前列腺肥大加按揉下身淋巴结反射区 1 分钟。

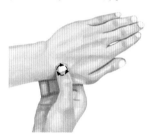

20. 按揉头颈淋巴结反射区 1 分钟。

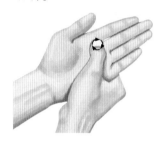

小贴士

长途骑自行车易诱发前列腺疾病：由于自行车的车座正好处在人体会阴部，使尿道、前列腺、精囊等器官受到压迫，造成这些器官充血，时间一长，容易诱发前列腺疾病，甚至导致不育。

痛经

常用反射区

1.脑垂体　2.腹腔神经丛　3.肾上腺　4.肾　5.脾　6.卵巢（即生殖腺）　7.子宫　8.肝　9.脾
10.肾　11.心悸点　12.腰椎　13.骶骨　14.尾骨　15.会阴点　16.全麻点　17.命门点
18.三焦（上、中、下）点

按摩方法

1. 拇指指甲在脑垂体反射区上点压 5 ~ 10 次。

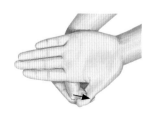

2. 拇指按揉肾反射区 1 分钟。

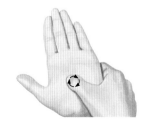

3. 拇指按揉肾上腺反射区 1 分钟。

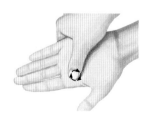

4. 围绕肾反射区按揉腹腔神经丛反射区 10 ~ 20 次。

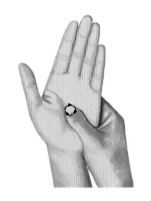

5. 左手拇指、示指按在右手肝反射区上，轻轻捏揉10 ~ 20 次。

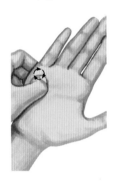

6. 右手拇指按在左手脾反射区上，按压 10 ~ 20 次。

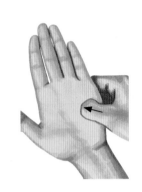

7. 拇指定点按压卵巢（即生殖腺）反射区 10 ~ 20 次。

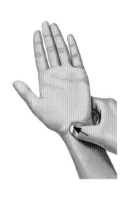

8. 拇指按揉子宫反射区20 ~ 50 次。

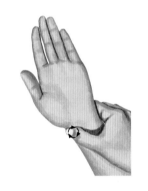

9. 拇指施力，沿拇指桡侧近端或第三掌骨远端向指尖方向推压腰椎反射区10 ~ 20 次。

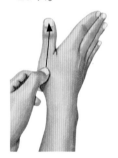

10. 拇指施力，沿拇指桡侧近端向指尖方向推压骶骨反射区 10 ~ 20 次。

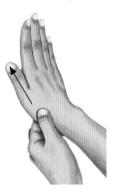

11. 拇指施力，以拇指指端按压尾骨反射区 10 ~ 20 次。

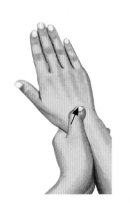

12. 拇指点、按、揉脾 10 ~ 20 次。

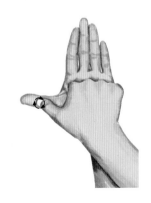

13. 拇指点、按、揉三焦点 10 ~ 20 次。

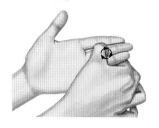

14. 拇指点、按、揉肾点 10 ~ 20 次。

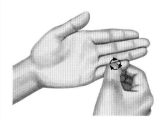

15. 拇指点、按、揉命门点 10 ~ 20 次。

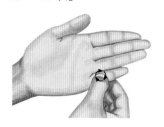

16. 拇指点、按、揉心悸点 10 ~ 20 次。

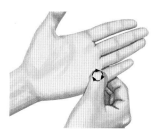

17. 拇指点掐全麻点 10 ~ 20 次。

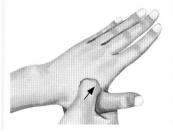

18. 拇指点掐会阴点 10 ~ 20 次。

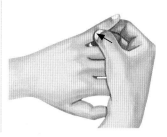

月经不调

常用反射区

1.脑垂体 2.肾上腺 3.腰椎 4.骶骨 5.卵巢（即生殖腺）

按摩方法

1. 用拇指点法点按脑垂体反射区、肾上腺反射区各 5 分钟左右。

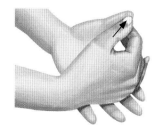

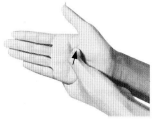

2. 用拇指按法按腰椎反射区、骶骨反射区各 3 分钟左右。

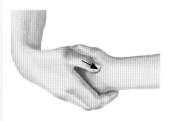

3. 用拇指按揉法按揉生殖腺反射区5分钟左右。

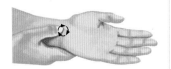

小贴士

桑葚子治月经不调：取新鲜熟透桑葚子500克，玉竹、黄精各50克，天花粉10克，熟地50克。将熟地、玉竹、黄精先用水浸泡，文火煎取浓汁500毫升。入桑葚汁，再入天花粉，文火收膏。每次服30毫升，每日3次。本方补益肝肾，用于肝肾虚损致月经不调，长期服用，有改善阴虚体质的作用。

闭经

常用反射区

1.脑垂体　2.肾上腺　3.腰椎　4.骶骨　5.生殖腺（即卵巢）

按摩方法

1. 用拇指按法按脑垂体反射区、肾上腺反射区各5分钟左右。

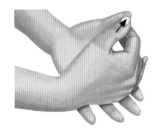

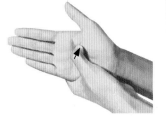

2. 用拇指按法按腰椎反射区、骶骨反射区各3分钟左右。

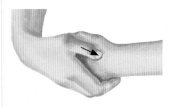

3. 用拇指按揉法按揉生殖腺反射区5分钟左右。

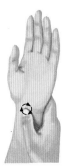

小贴士

女性闭经不宜食用的几类食物：

（1）不利营养精血的食物：如大蒜、白萝卜、咸菜、榨菜、冬瓜等，多食会造成精血生成受损，使经血乏源而致闭经。

（2）生冷食物：如各种冷饮、凉拌菜、寒性水果、寒性水产品等，食用后可引起血管收缩，加重血液凝滞，使经血闭而不行。

（3）肥腻食物：如猪肥肉、墨鱼、蟹、奶油、巧克力等，这些食物食用后易增加脂肪堆积，阻塞经脉，使经血不能正常运行。

（4）胡萝卜：胡萝卜虽然含有较丰富的营养，但其有引起闭经和抑制卵巢排卵的功能，故应忌食。

不孕症

1.肾　2.肾上腺　3.生殖腺　4.脾　5.胃　6.输尿管　7.膀胱　8.阴道和子宫　9.甲状旁腺
10.腹股沟　11.乳房　12.肝　13.胆　14.脑垂体　15.甲状腺　16.小肠　17.大肠　18.脊柱

按摩方法

1. 用拇指点揉法点揉肾、肾上腺、生殖腺等反射区 150 ~ 200 次。

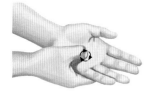 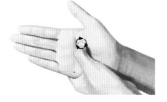 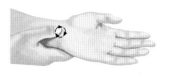

2. 拇指点揉脾反射区 50 ~ 60 次。

3. 拇指按揉胃反射区 50 ~ 60 次。

4. 拇指按输尿管、膀胱反射区各 150 ~ 200 次。

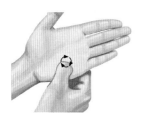 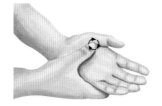 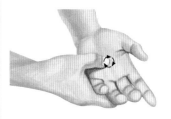

5. 拇指按阴道和子宫反射区各 150 ~ 200 次。

6. 拇指点按腹股沟、脑垂体、甲状旁腺、乳房、肝、胆囊等反射区各 50 ~ 60 次。

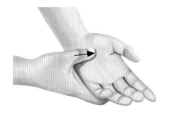 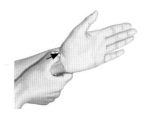 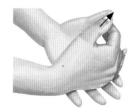

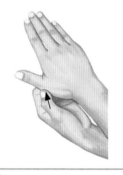
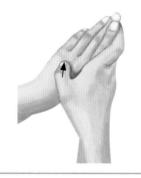
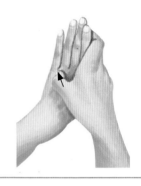

7. 用拇指推法依次推甲状腺、小肠、大肠、脊柱各反射区 30 ～ 60 次。

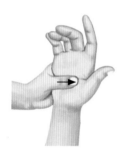
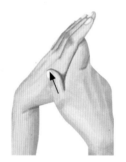
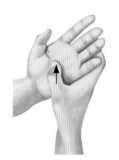

慢性盆腔炎

常用反射区

1.肾上腺　2.肾　3.膀胱　4.输尿管　5.肺　6.上身淋巴结　7.下身淋巴结　8.甲状旁腺
9.肝　10.脾　11.子宫　12.卵巢（即生殖腺）　13.腹腔神经丛　14.腰椎　15.骶骨　16.尾骨

按摩方法

1. 用拇指点揉法点揉肾上
腺反射区 2 分钟左右。

2. 用拇指按揉法按揉肾、膀胱反射区各 2 分钟左右。

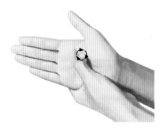
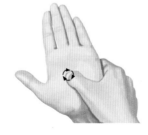
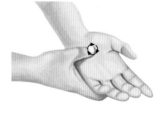

3. 用拇指推法向心方向推输尿管反射区 2 分钟左右。

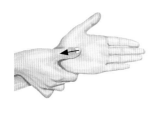

4. 用拇指推法从桡侧向尺侧推肺反射区 2 分钟左右。

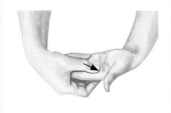

5. 用拇指点法点上身淋巴结、下身淋巴结、甲状旁腺、肝、脾、子宫、卵巢（即生殖腺）反射区各 1 分钟左右。

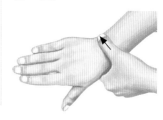

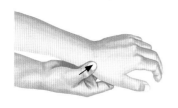

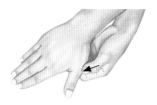

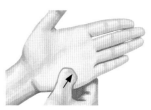

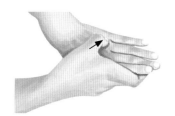

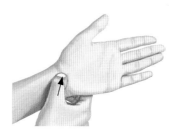

6. 用拇指推法向心方向推腹腔神经丛、腰椎反射区各 1 分钟左右。

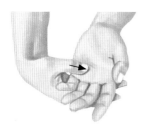

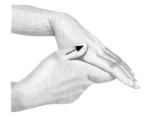

7. 用拇指按法按骶骨、尾骨反射区各 1 分钟左右。

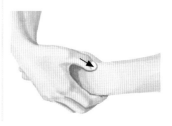

小贴士

慢性盆腔炎食疗一方：土茯苓50克、芡实30克、金樱子15克、石菖蒲12克，猪瘦肉100克，文火煲汤，加盐调味，饮汤食肉。本方健脾补肾，解毒祛湿，有助于慢性盆腔炎的康复。

性冷淡

常用反射区

1.肾　2.输尿管　3.膀胱　4.肺　5.乳房　6.阴道和子宫（女性）　7.乳房反射区　8.甲状腺
9.大脑　10.腰椎　11.尾骨　12.生殖腺　13.肾上腺　14.骶骨　15.腹股沟　16.肝　17.心
18.脾

按摩方法

1. 用拇指按揉法按揉肾、膀胱反射区各 2 分钟左右。

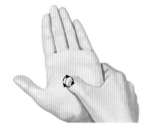

2. 用拇指推法向心方向推输尿管反射区 2 分钟左右。

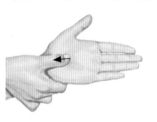

3. 用拇指推法从桡侧向尺侧推肺、乳房、阴道和子宫反射区各 2 分钟左右。

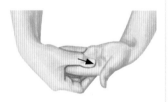

4. 拇指推法向心方向推甲状腺、大脑反射区各 2 分钟左右。

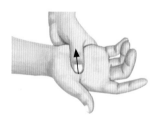

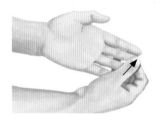

5. 用拇指推法向心方向推腰椎反射区 2 分钟左右。

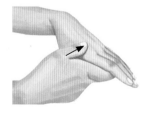

6. 用拇指推法从桡侧向尺侧推尾骨反射区 1 分钟左右。

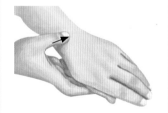

小贴士

肉苁蓉羊肉粥辅治女子性冷淡：肉苁蓉50克切片，先放入锅内煮1小时，去药渣，再放入碎羊肉200克、粳米100克及生姜3片一同煮粥，加盐调味即成。

7. 用拇指端点法点生殖腺、肾上腺、骶骨、腹股沟、肝、心、脾反射区各1分钟左右。

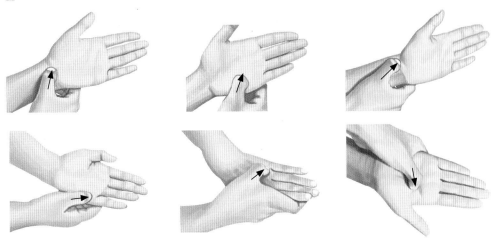

美容、美体

常用反射区

1.大脑　2.脑垂体　3.额窦　4.肾上腺　5.腹腔神经丛　6.肾　7.输尿管　8.膀胱　9.脾胃大肠区
10.腹股沟　11.眼　12.上颌、下颌　13.胆囊

按摩方法

1. 按揉大脑反射区2分钟。

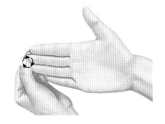

2. 用力点按额窦反射区5～10次。

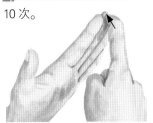

3. 揉脑垂体反射区2分钟。

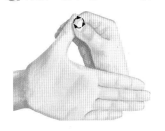

小贴士

　　美肤三法：①将鸡蛋打散，加入半个柠檬汁及一点点粗盐，充分搅拌均匀后，再加入橄榄油，混合均匀后敷脸，1周做1～2次就可以让肌肤紧实。②用栗子的内果皮，将其捣成粉末状，再添加适量蜂蜜均匀搅拌，涂于面部，可以使脸部光洁、富有弹性。③将两个橙子的汁挤到温暖的浴水里，躺在浴缸内浸10分钟，能使人体皮肤吸收维生素C，使皮肤健美。

4. 按压眼反射区 8 ~ 10 次。

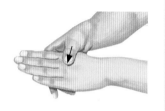

5. 掐上颌、下颌反射区各 30 秒。

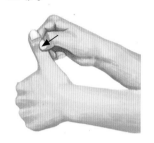

6. 拇指按压胆囊反射区 5 ~ 10 次。

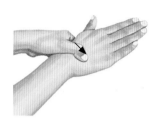

7. 推摩腹腔神经丛反射区 2 分钟。

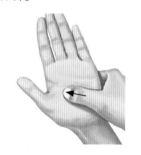

8. 拇指点按肾上腺反射区 5 ~ 8 次

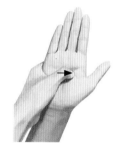

9. 按揉脾胃大肠区反射区 2 分钟。

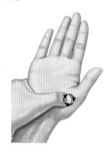

10. 以指按腹股沟反射区 8 ~ 10 次。

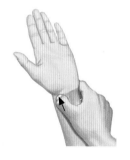

11. 按揉肾、输尿管、膀胱反射区各 10 ~ 15 次。

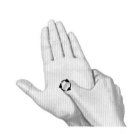

12. 对搓手掌，以透热为度。

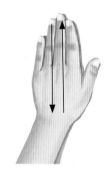

小贴士

祛斑四法：①取新鲜鸡蛋1只，洗净揩干，放入500毫升优质醋中浸泡1个月。当蛋壳溶解于醋液中之后，取1小汤匙溶液掺入1杯开水，搅拌后服用，每天1杯。长期服用醋蛋液，能使皮肤光滑细腻，扫除面部黑斑。②对于一些小斑点，可用干净的茄子皮敷脸，一段时间后，小斑点就不那么明显了。③用白醋调面粉，成干糊状，涂在斑上，多用几次，斑就不明显了。④新鲜芦荟叶 30 ~ 50克捣烂，加水适量煮沸，取沉淀后的清液涂抹患处，可消除雀斑。

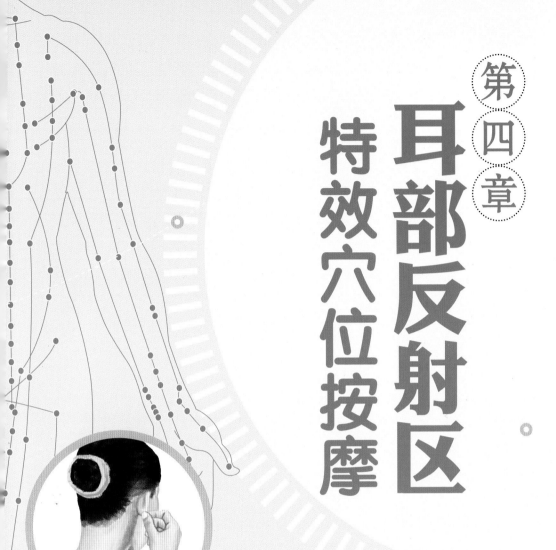

第四章

耳部反射区
特效穴位按摩

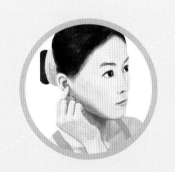

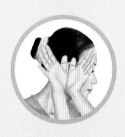

耳部反射区按摩

中医学认为，人体是个有机整体，同时每一个局部又是一个小的整体。耳朵不单纯是一个孤立的听觉器官，它与经络、脏腑有着密切关系。

身体各部分相应的反射区在耳郭的分布像一个倒置的胎儿。一般来说，与面部相应的穴位分布在耳垂，与上肢相应的穴位分布于耳部周，与下肢及躯干相应的穴位分布于对耳轮和对耳轮上、下脚，与内脏相应的穴位集中在耳甲艇和耳甲腔内。

耳部常用按摩方法

耳部常用按摩方法是在耳郭不同部位用手进行按摩、提捏、点掐以防治疾病的方法，常用的方法有自身耳郭按摩法、耳郭穴位按摩法及提耳尖按摩法。

自身耳郭按摩法

包括全耳按摩、手摩耳轮和提捏耳垂。全耳按摩是用两手掌心依次按耳郭腹背两侧至耳郭充血发热为止；手摩耳轮是两手握空拳，以拇指、示指沿着外耳轮上下来回按摩至耳轮充血发热为止；提捏耳垂是用两手由轻到重提捏耳垂3~5分钟。如果发觉痛点或结带不舒服处，表示对应的器官或肢体有病变的可能，适度捏揉可治病。坚持捏揉一段时间，如果痛点消失说明局部病变有好转。

这些方法多用于疾病的辅助治疗和养生保健。

耳郭穴位按摩法

医生用压力棒点压或揉按耳穴，也可将拇指对准耳穴，示指对准与耳穴相对应的耳背侧，用拇指和示指掐按。

这种方法可用于耳针疗法的各种适应证。

提耳尖按摩法

用左手绕过头顶，拇指、示指捏耳上部揉捏，然后再往上提揪，直至该处充血发热，每次15~20下；换右手再做一次。此处的反射区有盆腔、内外生殖器、足部、踝、膝、胯关节及肝阳等。

这种方法多适用于缓解各种疼痛，不适合养生保健。

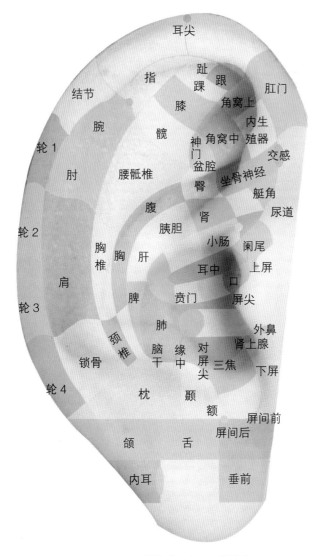

耳尖

指 趾 跟
结节 踝 肛门
膝 角窝上
腕 髋 内生
神 角窝中 殖器
门 交感
轮1 盆腔
肘 腰骶椎 臀 坐骨神经
腹 艇角
肾 尿道
轮2 胰胆
胸 胸 肝 小肠 阑尾
椎 耳中 上屏
口
肩 脾 贲门 屏尖
轮3 肺 外鼻
颈 脑 缘 对 肾上腺
锁骨 椎 干 中 屏 三焦 下屏
轮4 尖
枕 颞
额 屏间前
颌 舌 屏间后
内耳 垂前

耳穴（正面）

指
主治：手指外伤疼痛，化脓性指甲沟炎，关节炎，手指麻木。

腕
主治：腕部扭伤，疼痛。

肘
主治：网球肘，肱骨外上髁炎。

肩
主治：肩关节疼痛，肩关节周围炎，落枕，

胆石症。

锁骨
主治：相应关节疼痛，无脉症，急性阑尾炎，肩关节周围炎。

跟
主治：足跟痛，跟骨骨质增生。

踝
主治：踝关节扭伤。

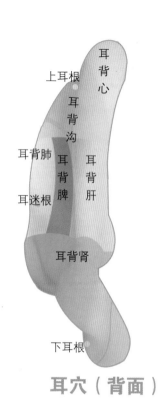

耳穴（背面）

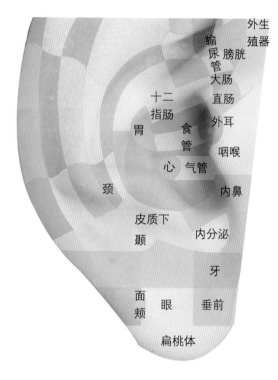

耳穴（正面）

膝
主治：膝部肿痛，风湿性关节炎，膝关节滑囊炎。

髋
主治：臀部疼痛，坐骨神经痛。

坐骨神经
主治：坐骨神经痛，腰痛。

交感
主治：胃痛，会阴部疼痛不适，胃肠痉挛。

臀
主治：臀骶痛，坐骨神经痛。

腹
主治：腹胀，腹痛，腹泻。

腰骶椎
主治：腰骶痛，坐骨神经痛，腹痛。

胸
主治：胸胁痛，乳腺炎，产后缺乳，经前紧张，胸肋部带状疱疹。

胸椎
主治：胸背痛及胸部疾病。

颈
主治：落枕，颈椎病，头昏，耳鸣。

颈椎
主治：落枕，颈椎病。

角窝上
主治：高血压。

内生殖器
主治：月经不调，痛经，带下，遗精，阳痿。

角窝中
主治：哮喘。

神门
主治：睑腺炎，妊娠性呕吐，急性腰扭伤，小儿高热惊厥。

盆腔
主治：急、慢性盆腔炎。

外鼻

主治：鼻炎，鼻疖，鼻塞，单纯性肥胖。

肾上腺

主治：低血压，风湿性关节炎，腮腺炎，中毒性眩晕。

内鼻

主治：鼻炎，上颌窦炎，感冒，鼻窦炎。

咽喉

主治：急性咽炎，扁桃体炎。

外耳

主治：耳鸣，眩晕，听力减退。

额

主治：头昏，头疼，失眠，多梦。

颞

主治：偏头疼，眩晕，耳鸣，听力减退。

枕

主治：晕动症，头疼，恶心。

脑干

主治：后头痛，眩晕，假性近视。

口

主治：口腔溃疡，胆囊炎，胆石症。

食管

主治：恶心，呕吐，食管炎，吞咽困难，胸闷。

贲门

主治：食欲缺乏，贲门痉挛，神经性呕吐，胃痛。

胃

主治：消化不良，牙痛，胃痛，失眠。

十二指肠

主治：十二指肠溃疡，胆囊炎，胆石症，上腹痛。

小肠

主治：心律失常，咽痛，腹痛，腹泻。

大肠

主治：腹泻，便秘，痤疮，咳嗽。

阑尾

主治：阑尾炎。

膀胱

主治：后头痛，坐骨神经痛，膀胱炎。

肾

主治：耳鸣，腰痛，遗尿，遗精。

输尿管

主治：输尿管结石绞痛。

胰胆

主治：胁痛，胁部带状疱疹，胆囊炎，胆石症，耳鸣。

肝

主治：肝郁胁痛，高血压，青光眼，更年期综合征。

艇中

主治：胆管蛔虫病，腹胀，醉酒。

脾

主治：眩晕，纳呆，腹泻。

心

主治：心血管系统疾病，声嘶，癔症，无脉症。

气管

主治：咳嗽，哮喘，面瘫。

肺

主治：呼吸系统疾病，皮肤病，单纯性肥胖。

三焦

主治：上肢三焦经部位疼痛，单纯性肥胖，便秘。

内分泌

主治：间日疟，经前紧张，更年期综合征，月经不调。

眼

主治：结膜炎，青光眼，近视，睑腺炎等。

扁桃体

主治：急性扁桃体炎。

牙

主治：牙痛，低血压。

面颊

主治：三叉神经痛，口眼歪斜，痤疮等。

舌

主治：舌痛，口腔溃疡。

颌

主治：牙痛，下颌淋巴结炎。

内耳

主治：内耳眩晕症，耳鸣，听力减退。

糖尿病

常用反射区

1.胰胆 2.心 3.内分泌 4.肾 5.肝 6.肺 7.胃 8.膀胱 9.耳迷根

辅助穴位

◉耳神门穴

按摩方法

1. 示指按压胰胆反射区 1～2 分钟。

2. 示指按压肝反射区 1～2 分钟。

3. 示指按压耳迷根反射区 1～2 分钟。

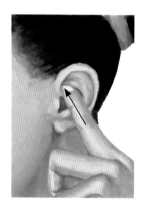
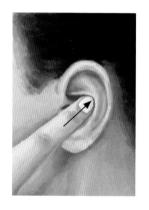
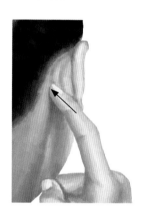

4. 捏揉内分泌反射区 1～2 分钟。

5. 捏揉耳神门穴 1～2 分钟。

6. 示指揉心反射区 1～2 分钟。

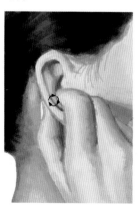
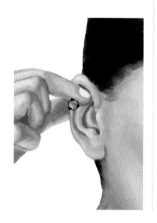
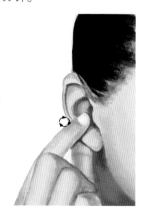

7. 示指揉肺反射区 1 ~ 2 分钟。

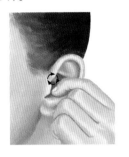

8. 示指揉胃反射区 1 ~ 2 分钟。

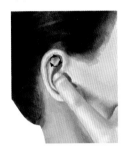

9. 示指揉肾反射区 1 ~ 2 分钟。

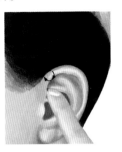

10. 示指揉膀胱反射区 1 ~ 2 分钟。

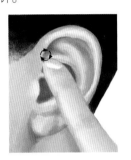

11. 搓摩耳郭 3 分钟。

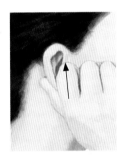

小贴士

取山药30克，黄连1克。水煎后取汁，加水再煎后去渣取汁，将两次煎液混匀，分早晚两次服用，每日1剂，10剂为1个疗程。主治糖尿病引起的口渴、尿多、易饥。

高血压病

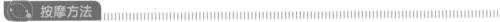

常用反射区

1.耳尖　2.心　3.内分泌　4.肾上腺　5.肝阳　6.轮1～轮6　7.屏尖　8.皮质下　9.降压沟

按摩方法

1. 按压耳尖 50 ~ 60 次。

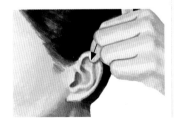

2. 示指按压心反射区 50 ~ 60 次。

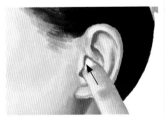

3. 按压内分泌反射区 50 ~ 100 次。

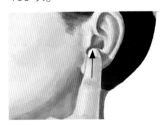

4. 示指指甲推肾上腺反射区 30 ~ 50 次。

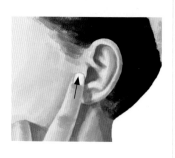

5. 示指指甲推耳背沟 30 ~ 50 次。

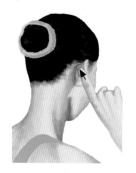

6. 揉捏轮 1 ~ 轮 6 各 20 ~ 30 次。

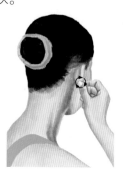

7. 拇指点掐肝阳反射区 30 ~ 50 次。

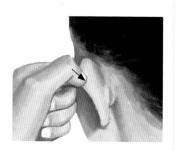

8. 示指点掐屏尖反射区 20 ~ 30 次。

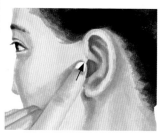

9. 点掐皮质下反射区 30 ~ 50 次。

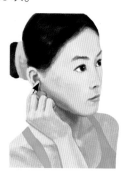

10. 示指点掐肝反射区 30 ~ 50 次。

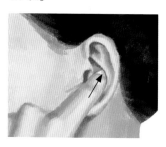

11. 示指点掐肾反射区 30 ~ 50 次。

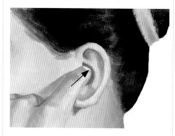

12. 搓摩耳郭。

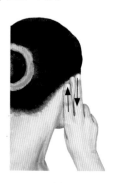

小贴士

治疗高血压，可取莲心干品3克、绿茶1克，一起放入茶杯内，用沸水冲泡大半杯，立即加盖，5分钟后可饮，饭后饮服。头泡莲心茶，饮之将尽，略留余汁，再泡再饮，至味淡为止。

高脂血症

常用反射区

1.内分泌　2.肾　3.胃　4.皮质下　5.肾上腺　6.饥点　7.耳尖　8.心　9.耳背心　10.缘中

辅助穴位

◉耳神门穴

按摩方法

1. 示指按压内分泌反射区 3 分钟。

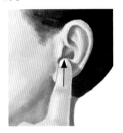

2. 按压肾反射区 2 分钟。

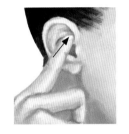

3. 点按耳神门穴 2 分钟。

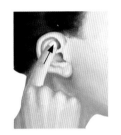

4. 按揉胃反射区 2 分钟。

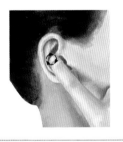

5. 示指指甲推皮质下反射区 2 分钟。

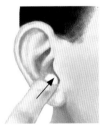

6. 示指按压肾上腺反射区 2 分钟。

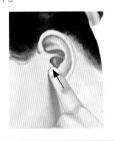

7. 按压饥点 2 分钟。

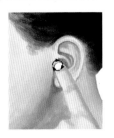

8. 掐耳尖 2 分钟。

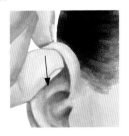

9. 按压心反射区 2 分钟。

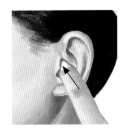

10. 挤按耳背心 2 分钟。

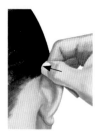

11. 捏揉缘中反射区 2 分钟。

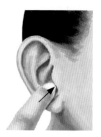

小贴士

　　取花生全草（整株干品）50 克。将花生全草切成小段，泡洗干净，加水煎汤，代茶饮。每日1剂，不拘时饮服。本方养肝益肾，主治高脂血症。

冠心病

常用反射区

1.心　2.交感　3.皮质下　4.胸　5.小肠　6.肝　7.肾　8.屏尖　9.耳背心

辅助穴位

◉耳神门穴

按摩方法

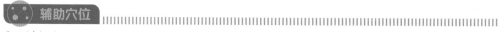

1. 发作时挤按心反射区 50 ~ 100 次。

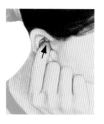

2. 挤按交感反射区 50 ~ 100 次。

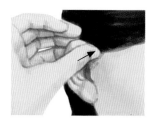

3. 挤按耳背心反射区 50 ~ 100 次。

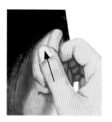

4. 用力挤按耳神门穴 50 ~ 100 次。

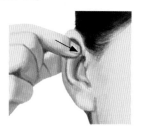

5. 缓解时除挤按上述穴位外，加揉压小肠反射区 100 ~ 200 次。

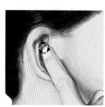

6. 揉压胸反射区 100 ~ 200 次。

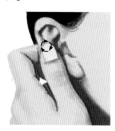

7. 掐压肝阳反射区 100 次。

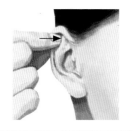

8. 掐压屏尖反射区 100 次。

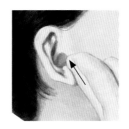

9. 掐压皮质下反射区 100 次。

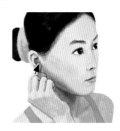

10. 掐压肝反射区 100 次。

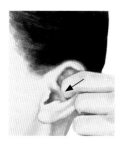

11. 掐压肾反射区 100 次。

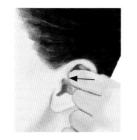

12. 搓摩耳郭 3 ~ 5 分钟。

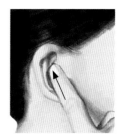

颈椎病

常用反射区

1.指　2.腕　3.肘　4.肩　5.锁骨　6.颈椎　7.颈　8.枕　9.外耳

辅助穴位

◉耳神门穴

按摩方法

1. 按压颈椎反射区 20 秒。

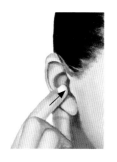

2. 按压颈反射区 20 秒。

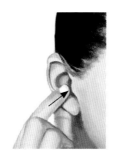

3. 指甲推指反射区 20 秒。

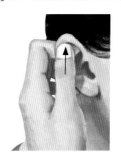

4. 指甲推腕反射区 20 秒。

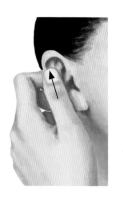

5. 指甲推肘反射区 20 秒。

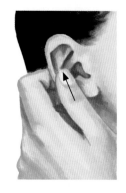

6. 指甲推肩反射区 20 秒。

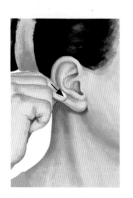

7. 指甲推锁骨反射区 20 秒。

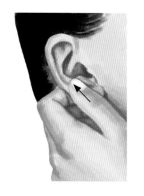

8. 点掐枕反射区 20 秒。

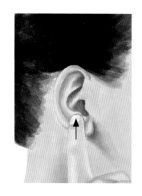

9. 点掐神门穴 20 秒。

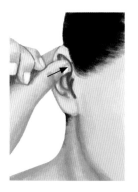

10. 捏揉外耳 20 秒。

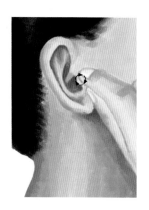

小贴士

　　颈椎病的发生，与睡眠时使用的枕头不当有很大关系。正常人睡过高的枕头，无论是仰卧还是侧卧，都会使颈椎生理弧度改变，久而久之，颈部肌肉就会发生劳损、痉挛，加速椎间关节的变形，并促使骨刺形成，形成颈椎病。此外，过高的枕头会增大颈部与胸部的角度，使气管通气受阻，易导致咽干、咽痛和打鼾。而正常人长期睡低枕，同样也会改变颈椎生理状态，容易导致头涨、烦躁、失眠等不适症状。

腰椎间盘突出症

常用反射区

1.肾　2.肝　3.内分泌　4.交感　5.心　6.皮质下　7.脾　8.腰椎　9.骶椎　10.腰肌　11.盆腔 12.三焦

辅助穴位

⊙耳神门穴

按摩方法

1. 按摩全耳 1 分钟。

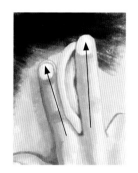

2. 点按耳神门穴 8 ~ 10 次。

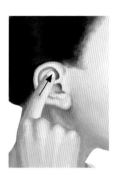

3. 用力按压交感反射区 8 ~ 10 次。

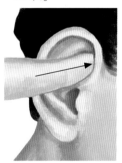

4. 示指按压皮质下反射区 8 ~ 10 次。

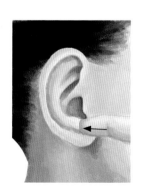

5. 按揉心反射区 30 秒。

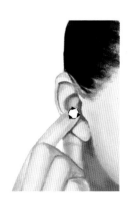

6. 按揉肝反射区 30 秒。

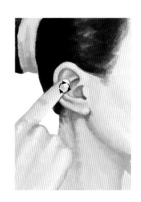

7. 按压肾反射区 30 秒。

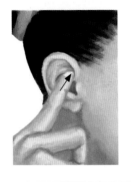

8. 示指按压内分泌反射区 30 秒。

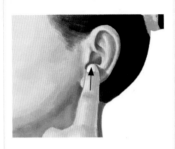

9. 按压三焦反射区 30 秒。

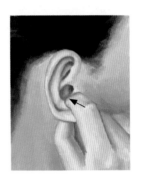

10. 用力推揉脾反射区 15 ~ 20 次。

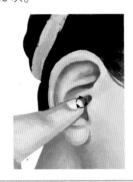

11. 示指推挤腰椎反射区 15 ~ 20 次。

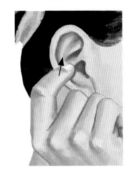

12. 按骶椎反射区 15 ~ 20 次。

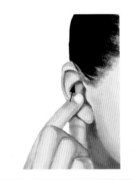

13. 两指推捏揉腰肌反射区 1 分钟。

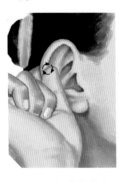

14. 掐盆腔反射区 1 分钟。

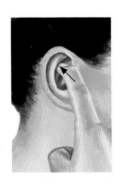

15. 大鱼际夹耳，以透热为度。

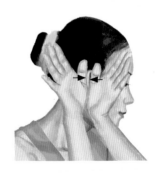

小贴士

　　调治腰椎间盘突出症，也可取丝瓜根及近根部的老藤适量，黄酒少许。将丝瓜根、藤焙干研末。每次取6克，用黄酒送服，每日2次。

肩周炎

常用反射区

1.肩　2.锁骨　3.皮质下　4.内分泌　5.肾　6.肝　7.耳背肾　8.三焦

辅助穴位

◉耳神门穴

按摩方法

1. 全耳搓摩法。

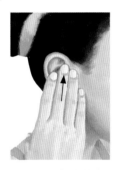

　　双手摩擦发热后，搓摩耳郭腹背两面，每面反复按摩5～10次，使全耳发热、发红。

2. 手摩耳轮法。

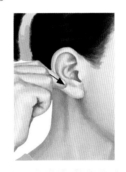

　　双手握成空拳，以拇、示二指，沿耳轮上、下来回推摩10次，直至耳轮充血发热。

3. 全耳背按摩法。

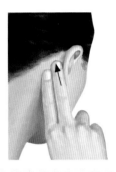

　　将耳郭稍向前折，用双手示指、中指对两耳背进行按摩，先上后下，反复5～10次，至耳背发红、发热。

耳穴按摩法

1. 示指按揉肝反射区1～2分钟。

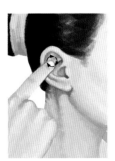

2. 推耳背肾反射区1～2分钟。

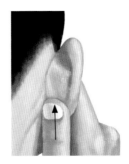

3. 示指点按肾反射区1～2分钟。

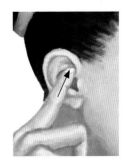

4. 示指捏揉锁骨反射区 1 ~ 2 分钟。

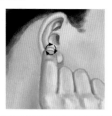

5. 推肩反射区 1 ~ 2 分钟。

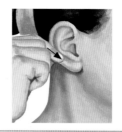

6. 点按耳神门穴 1 ~ 2 分钟。

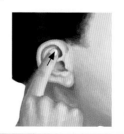

7. 推皮质下反射区 1 ~ 2 分钟。

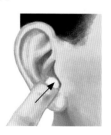

8. 点掐内分泌反射区 1 ~ 2 分钟。

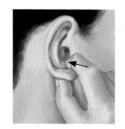

9. 点掐按三焦反射区 1 ~ 2 分钟。

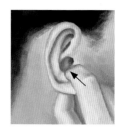

风湿病

常用反射区

1.指　2.肾　3.腕　4.肘　5.肩　6.踝　7.膝　8.髋　9.颈椎　10.胸椎　11.腰骶椎　12.肾上腺　13.内分泌

辅助穴位

◉耳风溪穴

按摩方法

1. 屈指搓摩指反射区 30 秒。

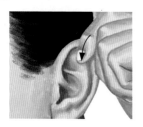

2. 示指按压耳风溪穴 30 秒。

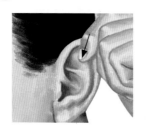

3. 屈指搓摩腕反射区 30 秒。

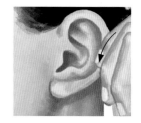

4. 屈指搓摩肘反射区 30 秒。

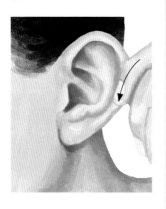

5. 屈指搓摩肩反射区 30 秒。

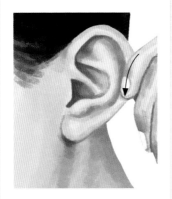

6. 示指按压踝反射区 30 秒。

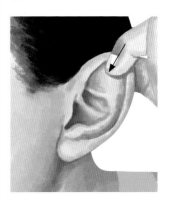

7. 示指按压膝反射区 30 秒。

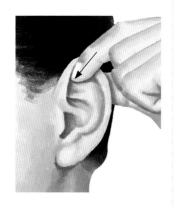

8. 示指按压髋反射区 30 秒。

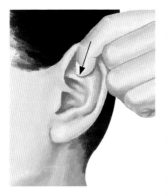

9. 指甲推颈椎反射区 30 秒。

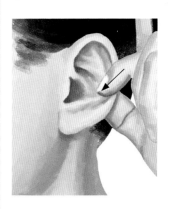

10. 示指指甲推胸椎反射区 30 秒。

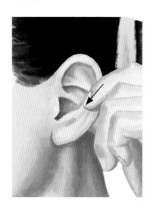

11. 以指甲推腰骶椎反射区 30 秒。

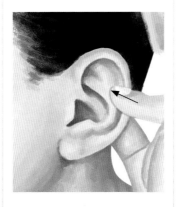

12. 示指点掐肾上腺反射区 30 秒。

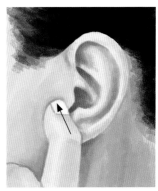

13. 示指按压内分泌反射区30秒。

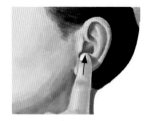

14. 示指按压肾反射区30秒。

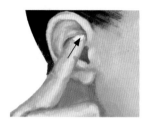

更年期综合征

常用反射区

1.内生殖器　2.内分泌　3.皮质下　4.肝　5.肾　6.盆腔　7.心　8.降压沟

辅助穴位

◉耳神门穴

按摩方法

1. 按压心反射区1分钟。

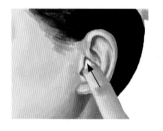

2. 按压肝反射区1分钟。

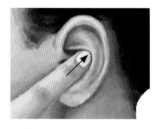

3. 推按内分泌反射区20~30次。

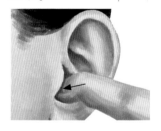

4. 推按皮质下反射区20~30次。

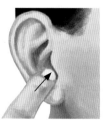

5. 示指揉压肾反射区2~3分钟。

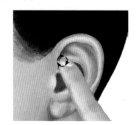

6. 揉耳神门穴2~3分钟。

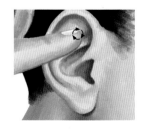

7. 用指甲掐内生殖器反射区 1 分钟。

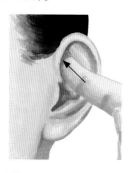

8. 按盆腔反射区 1 分钟。

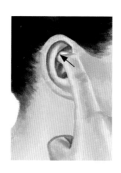

9. 搓摩降压沟反射区 2 ~ 3 分钟。

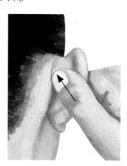

小贴士

吸烟的女性比同龄不吸烟的女性进入更年期的时间要早，这说明吸烟会加快衰老。

肥胖

常用反射区

1.脾 2.三焦 3.内分泌 4.食管 5.肺 6.交感 7.口 8.胃 9.肾 10.皮质下 11.饥点 12.零点（膈、耳中）

辅助穴位

◉耳神门穴

按摩方法

1. 掐按脾反射区、耳神门穴，每次 3 分钟，每日 3 ~ 5 次。

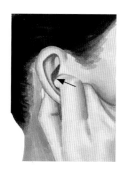

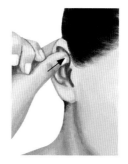

2. 点掐按肺反射区，每次 3 分钟，每日 3 ~ 5 次。

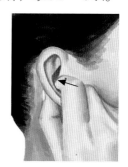

3. 点掐按交感反射区，每次 3 分钟，每日 3 ~ 5 次。

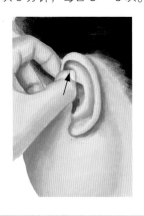

4. 点按口反射区，每次 3 分钟，每日 3 ~ 5 次。

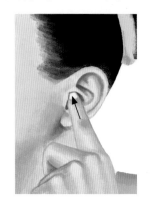

5. 点按食管反射区，每次 3 分钟，每日 3 ~ 5 次。

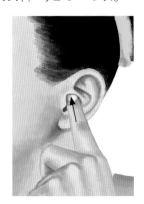

6. 点按饥点，每次 3 分钟，每日 3 ~ 5 次。

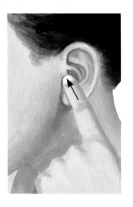

7. 捏揉零点，每次 3 分钟，每日 3 ~ 5 次。

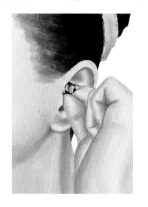

8. 点按或点掐内分泌反射区，每次 2 分钟，每日 3 ~ 5 次。

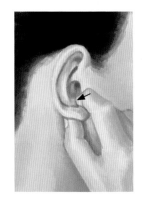

9. 点按或点掐肺反射区，每次 2 分钟，每日 3 ~ 5 次。

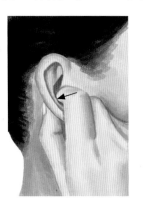

10. 点按或点掐按肾反射区，每次 2 分钟，每日 3 ~ 5 次。

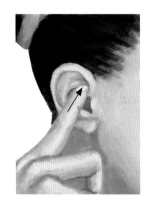

11. 点按或点掐三焦反射区，每次 2 分钟，每日 3 ~ 5 次。

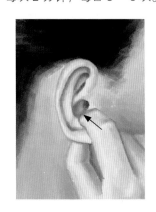

12. 指甲掐耳神门穴、胃反射区、交感反射区。

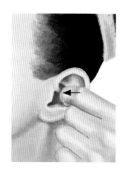

13. 压丸法：以脾、肺反射区为主，配三焦、内分泌、皮质下反射区，每次3分钟，每日3～5次。

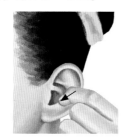

14. 针压法：用牙签或耳棒压内分泌、交感、口、胃、脾、三焦、皮质下反射区。

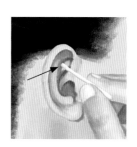

小贴士

大蒜减脂茶饮：大蒜头15克、山楂30克、决明子10克。将大蒜头去皮洗净，同山楂、决明子同放砂锅中煎煮，取汁饮服，每日1剂，分早晚2次服用。

咳喘病

常用反射区

1.轮1～轮6　2.交感　3.胸　4.下耳根　5.角窝中　6.肾上腺　7.咽喉　8.对屏尖　9.气管
10.肺　11.口　12.大肠　13.肾

辅助穴位

◉耳神门穴

按摩方法

1. 屈指搓摩轮1～轮6反射区30秒。

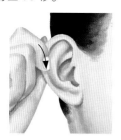

2. 指甲推胸反射区30秒。

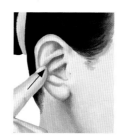

3. 以示指按压交感反射区30秒。

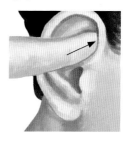

4. 示指按压神门穴 30 秒。

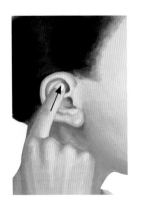

5. 示指按压角窝中反射区 30 秒。

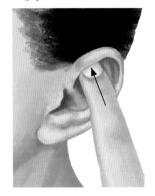

6. 示指点掐肾上腺反射区 30 秒。

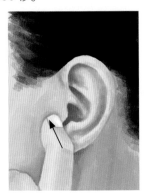

7. 以示指点掐咽喉反射区 30 秒。

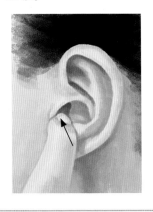

8. 拇、示指捏揉对屏尖反射区 30 秒。

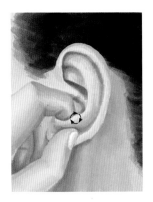

9. 以示指按压气管反射区 30 秒。

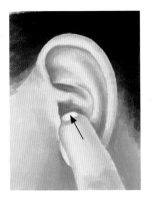

10. 指甲推肺反射区 30 秒。

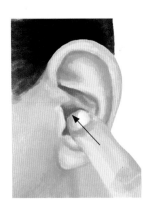

11. 以示指按压口反射区 30 秒。

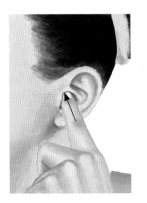

12. 以示指按压大肠反射区 30 秒。

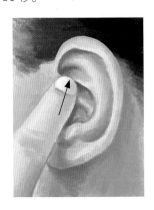

13. 用示指按压肾反射区30秒。

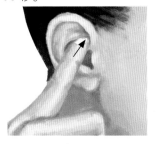

14. 拇指捏揉下耳根反射区30秒。

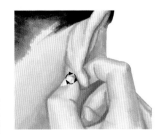

小贴士

成熟的木瓜1个去皮，放入锅里，加入适量的蜂蜜与水，蒸熟后食用。木瓜味酸，有收敛肺部的功能；蜂蜜有润肺的功能。因此，此方对治疗咳嗽有很大帮助。

鼻炎

常用反射区

1.交感 2.颈椎 3.外鼻 4.肾上腺 5.额 6.内鼻 7.扁桃体 8.枕 9.肺 10.脾 11.内分泌 12.大肠 13.肾 14.膀胱 15.三焦

按摩方法

1. 按揉肾反射区1分钟。

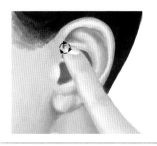

2. 示指揉肺反射区1分钟。

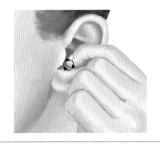

3. 捏揉内分泌反射区1分钟。

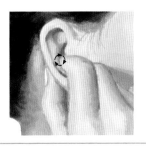

4. 示指端点掐外鼻反射区1分钟。

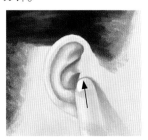

5. 示指端点掐内鼻反射区1分钟。

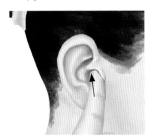

6. 示指端按压肾上腺反射区1分钟。

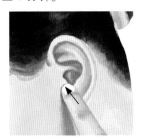

急性鼻炎

1. 捏揉神门穴 1 分钟。

2. 示指按压交感反射区 1 分钟。

3. 示指按揉扁桃体反射区 1 分钟。

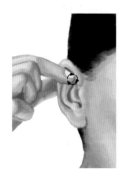
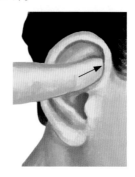
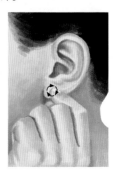

慢性单纯性鼻炎、慢性肥厚性鼻炎

1. 示指指端按揉膀胱反射区 1 分钟。

2. 示指指端按揉大肠反射区 1 分钟。

3. 示指按揉颈椎反射区 1 分钟。

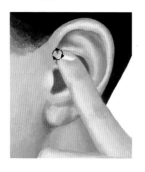
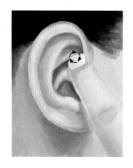
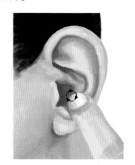

萎缩性鼻炎

1. 按揉脾反射区 1 分钟。

2. 示指指端按揉额反射区 1 分钟。

3. 按揉枕反射区 1 分钟。

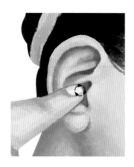
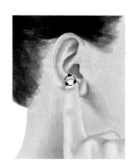
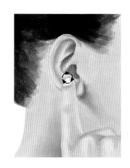

4. 示指点掐三焦反射区1
分钟。

过敏性鼻炎

在主证基础上重按内分泌、外鼻、肾上腺3个反射区。

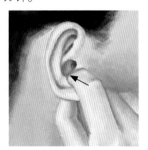

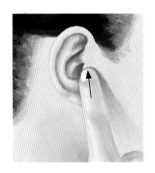

小贴士

蒜醋疗法：将蒜瓣削根
去皮装入坛中，加入食醋浸
泡后密封。一个月后启封，每
晚食3~4瓣蒜，并将醋倒入小
口瓶中，对准鼻孔熏半小时，
治疗过敏性鼻炎有明显效果。

咽喉炎

常用反射区

1.耳尖　2.轮1~轮6　3.肾上腺　4.咽喉　5.心　6.肺　7.口　8.胃　9.扁桃体　10.下耳根

按摩方法

1. 拇指指甲点掐耳尖反射
区1分钟。

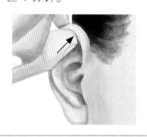

2. 屈指搓摩轮1~轮6，1
分钟。

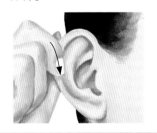

3. 示指按压肾上腺反射区1
分钟。

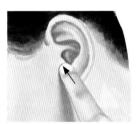

4. 示指按压咽喉反射区1
分钟。

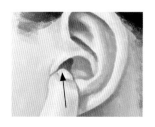

5. 以示指按压心反射区1
分钟。

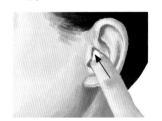

6. 指甲推肺反射区1分钟。

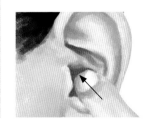

7. 以示指按压口反射区 1 分钟。

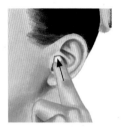

8. 以示指按压胃反射区 1 分钟。

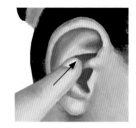

9. 示指捏揉扁桃体反射区 1 分钟。

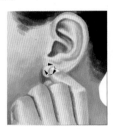

10. 示指按压下耳根 1 分钟。

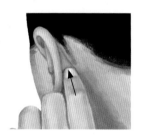

小贴士

治咽喉炎二方：

1.金银花、菊花各10克，胖大海3枚。放入瓶中，冲入沸水大半瓶，瓶塞塞严15分钟后，代茶饮用，1日内饮完。

2.取菊花适量，洗净放入杯中，倒入开水浸泡数分钟，待菊花沉入杯底后，再加入少许蜂蜜摇匀，每隔10～15分钟含服一次润喉，然后徐徐咽下。

胃肠炎

 常用反射区

1.脾　2.胃　3.心　4.交感　5.食管　6.枕　7.肝　8.皮质下　9.三焦

 辅助穴位

◉耳神门穴

 按摩方法

1. 示指按揉胃反射区 2～3 分钟。

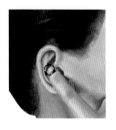

2. 拇、示指按压耳神门穴 2～3 分钟。

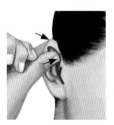

3. 拇、示指点掐交感反射区 2～3 分钟。

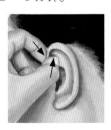

4. 示指点按三焦反射区2～3分钟。

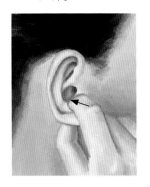

1. 示指掐脾反射区2～3分钟。

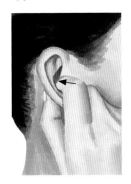

2. 指掐交感反射区2～3分钟。

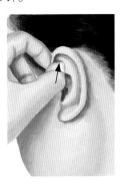

3. 点掐耳神门穴2～3分钟。

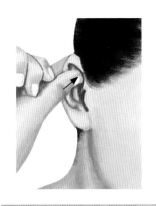

4. 点掐皮质下反射区2～3分钟。

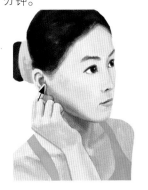

消化不良

1. 捏揉耳郭2～3分钟。

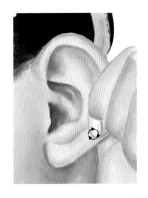

2. 示指掐按枕反射区2～3分钟。

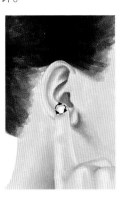

3. 示指点按心反射区2～3分钟。

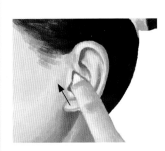

4. 示指按压肝反射区2～3分钟。

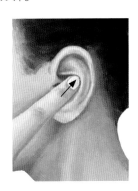

耳鸣、耳聋

常用反射区

1.内耳　2.外耳　3.肾　4.枕　5.颞　6.肝　7.胆　8.内分泌　9.皮质下　10.耳尖　11.肾上腺
12.脾　13.胃　14.内生殖器　15.耳背肝　16.三焦

辅助穴位

◉耳神门穴

按摩方法

1. 全耳搓摩法

双手示、中二指搓摩耳郭腹背两面，反复搓摩10～15次，使全耳发热、发红。

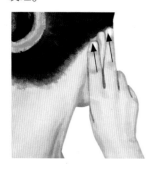

2. 全耳背按摩法

将耳郭稍向前折，用手示指对耳背进行按摩，先下后上，反复5～10次，至耳背发红、发热。

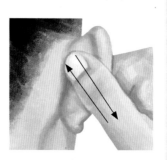

3. 手摩耳轮法

手握空拳，以拇、示二指，沿耳轮上、下来回推摩10次，直至耳轮充血发热。

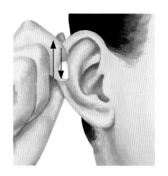

4. 耳穴按摩法

（1）示指捏揉内耳0.5～1分钟。

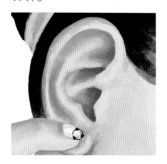

（2）推外耳0.5～1分钟。

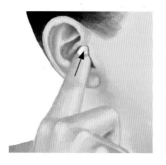

（3）示指点按肾反射区0.5～1分钟。

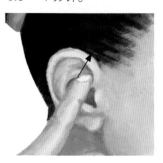

（4）点按三焦反射区 0.5 ~ 1 分钟。

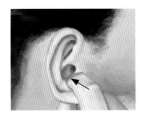

（5）掐按枕反射区 0.5 ~ 1 分钟。

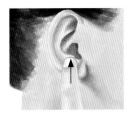

（6）点掐颞反射区 0.5 ~ 1 分钟。

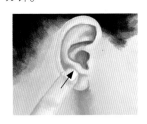

（7）示指点按肝反射区 0.5 ~ 1 分钟。

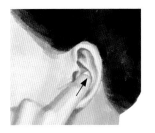

（8）点按胰胆反射区 0.5 ~ 1 分钟。

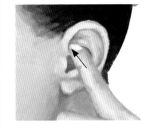

（9）示指推皮质下反射区 9 ~ 12 次。

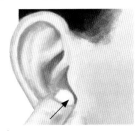

风热侵袭

1. 点按神门穴 0.5 ~ 1 分钟。

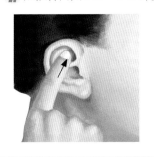

2. 掐按耳尖 0.5 ~ 1 分钟。

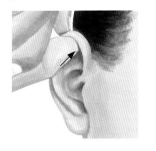

3. 按压肾上腺反射区 0.5 ~ 1 分钟。

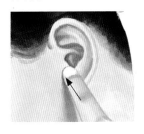

痰火上扰，壅结耳窍

掐按脾反射区 0.5 ~ 1 分钟。

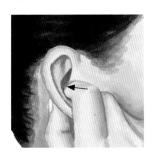

肝火上炎，上扰清窍

搓摩耳背肝 0.5 ~ 1 分钟。

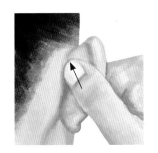

肾精不足，髓海空虚

1. 点掐内生殖器反射区 0.5 ~ 1 分钟。

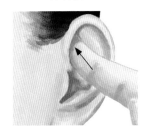

2. 点掐内分泌反射区 0.5 ~ 1 分钟。

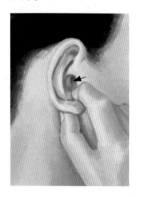

脾胃气虚，耳窍失养

1. 示指掐按脾反射区 0.5 ~ 1 分钟。

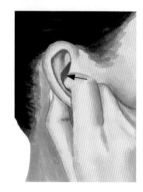

2. 示指按揉胃反射区 0.5 ~ 1 分钟。

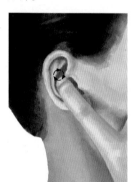

失眠

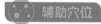 **常用反射区**

1.交感　2.心　3.肝　4.胃　5.肾　6.皮质下　7.枕　8.耳尖　9.脾　10.耳背心

 辅助穴位

◉耳神门穴

按摩方法

1. 按压耳神门穴 30 ~ 50 次。

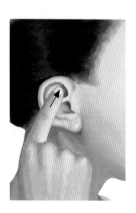

2. 示指按压交感反射区 30 ~ 50 次。

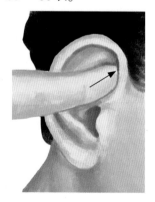

3. 揉按枕反射区 50 次。

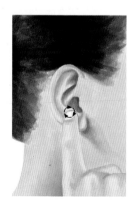

4. 揉按心反射区 50 次。

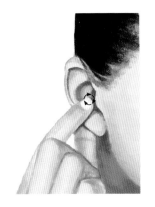

5. 按皮质下反射区 6 ~ 8 次。

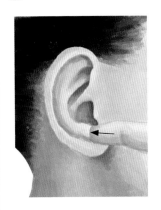

6. 推按肾反射区 20 次。

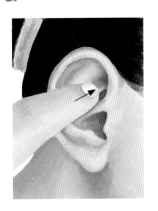

7. 揉压胃反射区 30 秒。

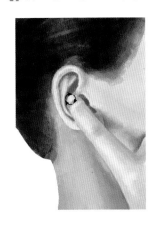

8. 揉压肝反射区 30 秒。

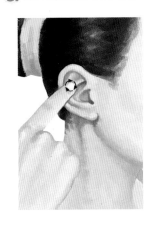

9. 按压耳背心反射区 15 次。

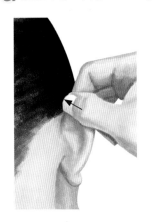

10. 揉脾反射区 1 分钟。

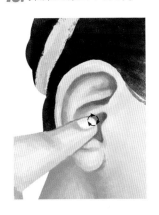

11. 示指推耳后 10 ~ 15 次。

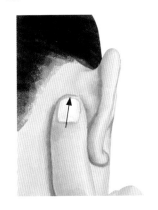

12. 捏耳轮 2 分钟。

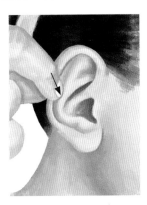

13. 掐耳尖 6 ~ 8 次。

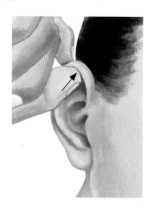

14. 揉耳垂 1 分钟。

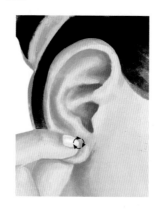

15. 搓摩耳郭 5 ~ 8 分钟。

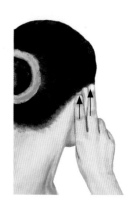

近视

常用反射区

1.目1　2.目2　3.眼　4.皮质下　5.枕　6.交感　7.肝　8.心　9.肺

辅助穴位

◉耳神门穴

按摩方法

1. 以一手拇指指甲推目1反射区 30 秒。

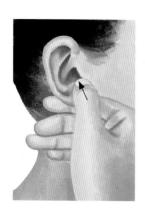

2. 以一手拇指指甲推目2反射区 30 秒。

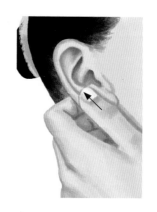

3. 以一手示指指甲推皮质下反射区 30 秒。

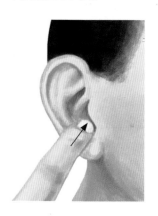

4. 以一手拇指和示指相对用力，捏揉眼反射区 30 秒。

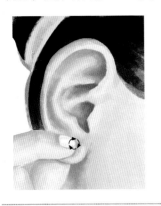

5. 以一手拇指和示指相对用力，捏揉肝反射区 30 秒。

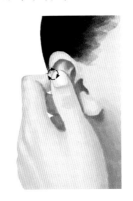

6. 以一手拇指和示指相对用力，捏揉交感反射区 30 秒。

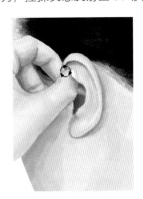

7. 以一手拇指和示指相对用力，捏揉枕反射区 30 秒。

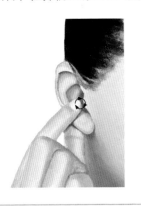

8. 以示指指甲点掐心反射区 30 秒。

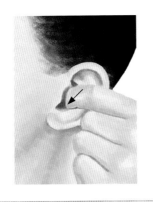

9. 以示指指甲点掐肺反射区 30 秒。

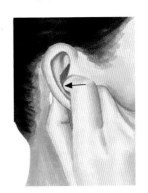

10. 以示指指甲点掐耳神门穴 30 秒。

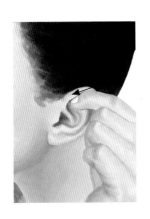

11. 可用益视丸贴压耳穴后，按压 30 秒。操作柔和持久有力。

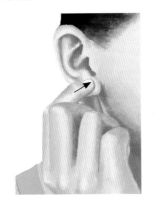

小贴士

　　粳米100克，菟丝子（捣碎）、枸杞子（温水泡至回软）各20克。菟丝子加水煎煮，煮滚后去渣取汁，枸杞子、粳米加入菟丝子汁中，先用旺火煮沸，再改用小火熬煮，煮至粳米熟软，加入白糖调味，稍煮片刻即成。本方清热养肝，可用于治疗近视。

遗精

常用反射区

1.精宫　2.内分泌　3.肝　4.胃　5.十二指肠　6.肾　7.小肠

按摩方法

1. 用示指掐法在精宫反射区治疗 2 分钟左右。

2. 用示指掐法掐内分泌、肝、胃、十二指肠、肾、小肠等反射区处各 2 分钟左右。

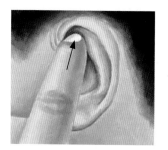

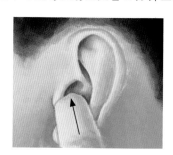

阳痿

常用反射区

1.精宫　2.外生殖器　3.交感　4.睾丸

按摩方法

1. 用拇指点法或掐法在精宫反射区治疗 2 分钟左右。

2. 用示指掐法掐外生殖器、睾丸、交感反射区各 2 分钟左右。

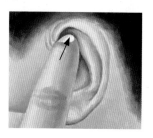

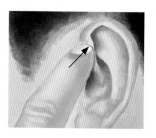

前列腺疾病

1.尿道 2.耳尖 3.内生殖器 4.肾上腺 5.皮质下 6.内分泌 7.肾 8.膀胱 9.三焦 10.脾
11.艇角（又名前列腺） 12.胃 13.交感 14.枕

◉耳神门穴

1. 示指按压尿道反射区
1～2分钟。

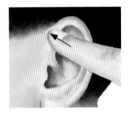

2. 捏揉耳尖1～2分钟。

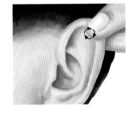

3. 示指点掐耳神门穴1～2
分钟。

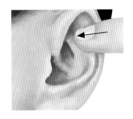

4. 点掐内生殖器反射区
1～2分钟。

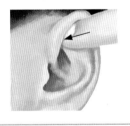

5. 捏揉肾上腺反射区1～2
分钟。

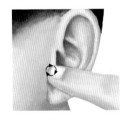

6. 捏揉皮质下反射区1～2
分钟。

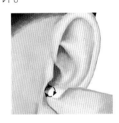

7. 点掐内分泌反射区1～2
分钟。

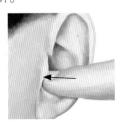

8. 点掐三焦反射区1～2
分钟。

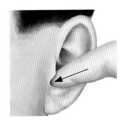

9. 示指点揉肾反射区1～2
分钟。

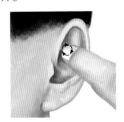

10. 示指点揉膀胱反射区 1~2 分钟。

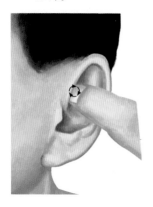

11. 示指点掐艇角反射区 1~2 分钟。

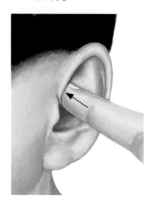

12. 搓摩耳郭 3 分钟。

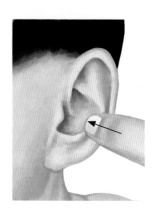

13. 急性前列腺炎加按揉脾反射区 1 分钟。

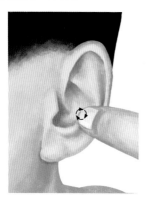

14. 按揉枕反射区 1 分钟。

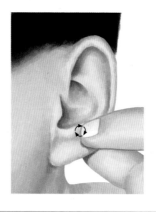

15. 慢性前列腺炎加按胃反射区 10 次。

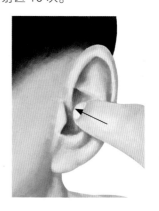

16. 按皮质下反射区 10 次。

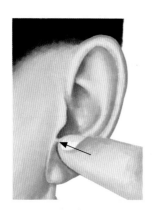

17. 前列腺增生加按揉三焦反射区 1 分钟。

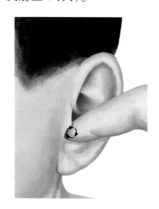

18. 按揉交感反射区 1 分钟。

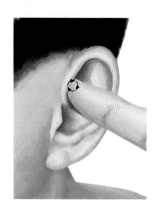

19. 按内分泌反射区6～8次。

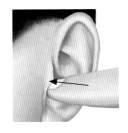

痛经

常用反射区

1.腹 2.内生殖器 3.肾 4.肾上腺 5.脾 6.肝 7.内分泌 8.胰胆 9.皮质下 10.耳迷根 11.耳背肾 12.耳背肝 13.耳背脾

按摩方法

1. 搓摩耳郭5～10次。

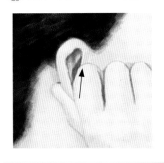

2. 捏揉内生殖器反射区5～10次。

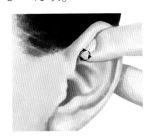

3. 捏揉耳神门穴5～10次。

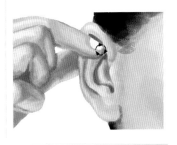

4. 按压肾反射区5～10次。

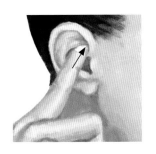

5. 以指甲推腹反射区5～10次。

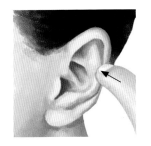

6. 示指指甲推胰胆反射区5～10次。

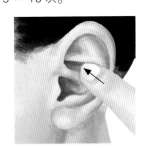

7. 示指按揉肝反射区5~10次。

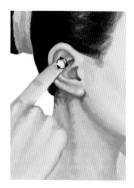

8. 示指点压皮质下反射区5~10次。

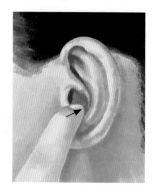

9. 示指点压肾上腺反射区5~10次。

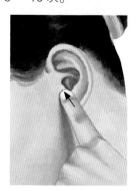

10. 以王不留行子压丸法或拇指、示指按揉内分泌反射区5~10次。

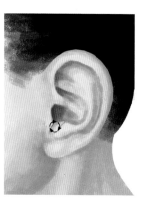

11. 以王不留行子压丸法定点按压耳迷根反射区5~10次。

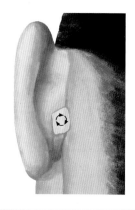

12. 拇指平推耳背肾反射区5~10次。

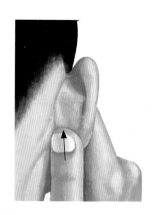

13. 拇指平推耳背脾反射区5~10次。

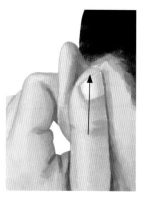

14. 拇指平推耳背肝反射区5~10次。

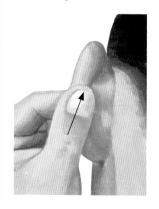

小贴士

乳香、没药各15克，混合碾为细末，于经前取药5克，调黄酒制成如五分硬币稍厚大的药饼，贴在患者脐孔上，外用胶布固定。每天换药1次，连用3~5天。主治妇女痛经。月经前后和来潮时痛均可治。

美容、美体

常用反射区

1.交感　2.眼　3.肾　4.皮质下　5.脾　6.面颊　7.胃　8.内分泌　9.肾上腺　10.腹　11.三焦

辅助穴位

◉耳神门穴

按摩方法

1. 按压耳神门穴 30 ~ 50 次。

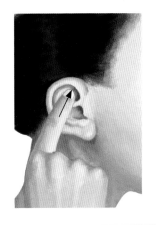

2. 点掐肾上腺反射区 30 秒。

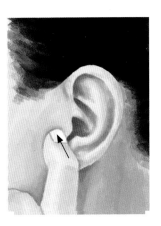

3. 指按皮质下反射区 6 ~ 8 次。

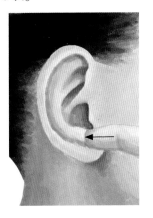

4. 推按内分泌反射区 20 ~ 30 次。

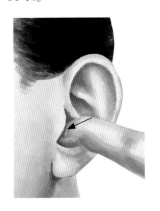

5. 推按肾反射区 20 次。

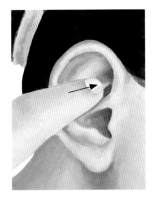

6. 示指点按三焦反射区 6 ~ 8 次。

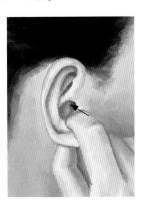

7. 揉脾反射区 1 分钟。

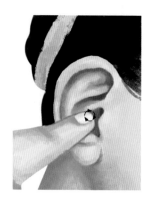

8. 揉按眼反射区 50 次。

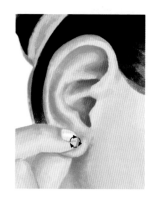

9. 按压交感反射区 30 ~ 50 次。

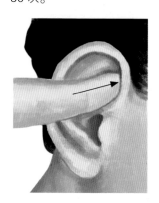

10. 揉压胃反射区 30 秒。

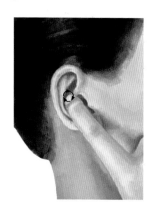

11. 按压腹反射区 30 次。

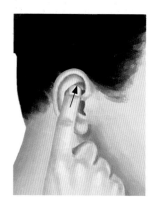

12. 揉压面颊反射区 30 秒。

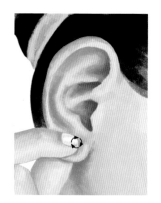

13. 搓摩耳郭，发热为度。

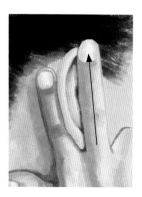

小贴士

　　自制蜂蜜保湿水：将1茶勺蜂蜜、10毫升甘油、100毫升水混合，搅拌均匀即可。每天早晚洁面后，将蜂蜜保湿水倒在化妆棉上，轻轻拍打脸部，直到保湿水被肌肤完全吸收。因为蜂蜜可以维持肌肤水分和油分平衡，而保湿效果超强的甘油可以将水分和营养成分牢牢锁在肌肤里，使水分不易流失。这款保湿水适用于中性或中性偏干肤质，可以使肌肤柔软有弹性，给肌肤24小时的全面呵护。

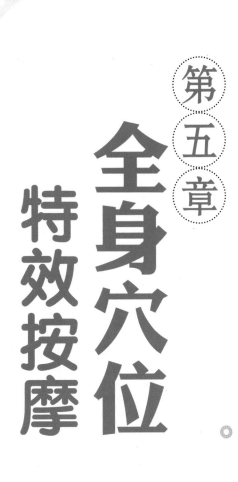

第五章

全身穴位

特效按摩

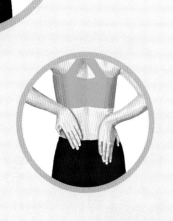

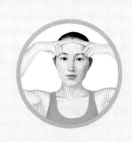

糖尿病

常用穴位

1.胸腹部 ●膻中穴　●神阙穴　●中脘穴　●气海穴　●关元穴

2.上肢部 ●内关穴　●手三里穴

3.下肢部 ●足三里穴　●三阴交穴　●太溪穴

4.背腰部 ●肺俞穴　●胃脘下俞穴　●肝俞穴　●脾俞穴　●胃俞穴　●肾俞穴　●命门穴
●腰眼穴

按摩方法

1. 掌根推后腰部 5～10 次。

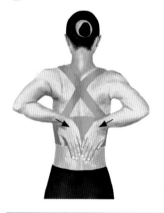

2. 双手握拳用掌指关节拨揉腰椎部脊柱两侧，酸痛部多施手法。

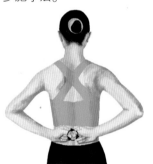

3. 用手掌揉摩上腹部 20～30 次。

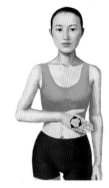

4. 中指按揉膻中穴 50～100 次。

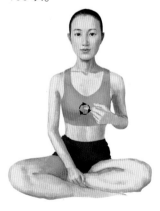

5. 示、中指按揉中脘穴 50～100 次。

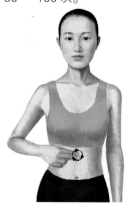

6. 示、中指按揉气海穴 50～100 次。

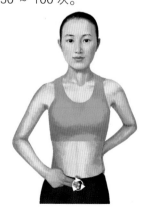

7. 示、中指按揉关元穴 50～100次。

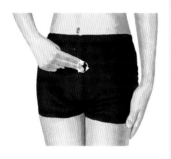

8. 掌摩中脘穴顺逆各30次。

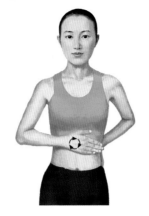

9. 掌摩神阙穴顺逆各30次。

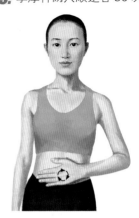

10. 示、中指按揉肺俞穴 2～3分钟。

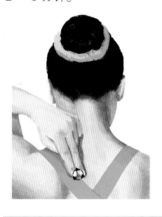

11. 双拇指按揉胃脘下俞穴 2～3分钟。

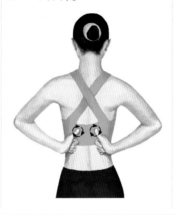

12. 双手按揉肝俞穴2～3 分钟。

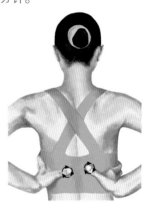

13. 双手按揉脾俞穴2～3 分钟。

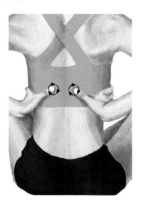

14. 双手按揉胃俞穴2～3 分钟。

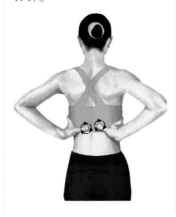

15. 双手按揉肾俞穴2～3 分钟。

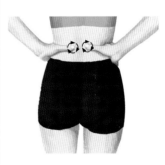

16. 拇指按揉命门穴 2 ~ 3 分钟。

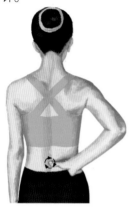

17. 捶击肾区 30 次。

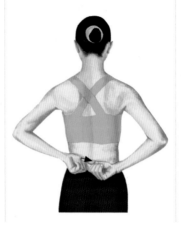

18. 掌根摩擦腰眼 30 次。

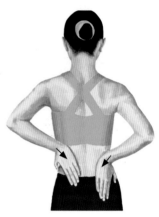

19. 拇指按揉手三里穴 2 ~ 3 分钟。

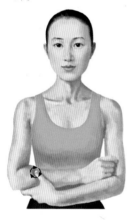

20. 拇指按揉内关穴 2 ~ 3 分钟。

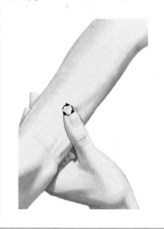

21. 拇指按揉足三里穴 2 ~ 3 分钟。

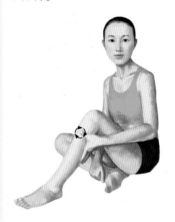

22. 拇指按揉三阴交穴 2 ~ 3 分钟。

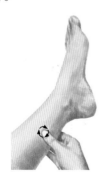

23. 拇指按揉太溪穴 2 ~ 3 分钟。

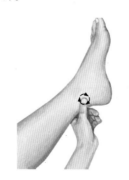

小贴士

鲜苦瓜60克。将苦瓜剖开去子，洗净切丝，加油盐炒，当菜吃，每日2次，可经常食用。这道菜有清热生津的作用，主治口干烦渴、小便频数之糖尿病。

高血压病

常用穴位

1.头面部 ◉神庭穴　◉丝竹空穴　◉太阳穴　◉哑门穴　◉风池穴

2.颈肩部 ◉桥弓穴　◉肩井穴

3.胸腹部 ◉膻中穴　◉中脘穴

4.上肢部 ◉内关穴　◉神门穴　◉曲池穴　◉外关穴　◉合谷穴

5.下肢部 ◉足三里穴　◉三阴交穴　◉涌泉穴

按摩方法

1. 两手示指并拢，自神庭推摩至哑门穴 15 ～ 20 次。

2. 拇指分抹前额 10 ～ 15 次。

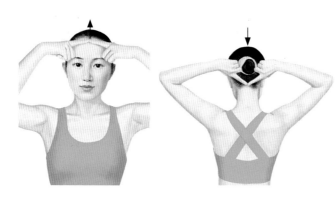
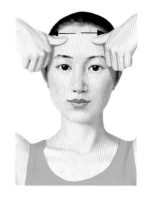

3. 两示指自眉头至眉梢分抹眉毛 6 ～ 9 次。

4. 按揉太阳穴 1 分钟。

5. 按揉风池穴 1 分钟。

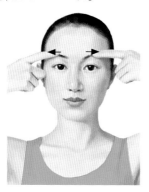
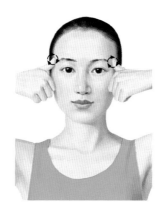
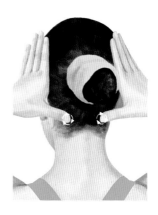

6. 两手五指分开，交替推胸部两侧各 10 ~ 15 次。

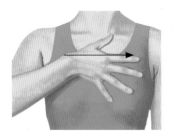 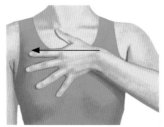

7. 两手握拳放在腰骶部，用拳背沿腰椎骨两侧上推摩和叩击 1 ~ 2 分钟。

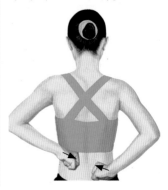

8. 两手握拳放在腰骶部，用拳背沿腰椎骨两侧下推摩和叩击 1 ~ 2 分钟。

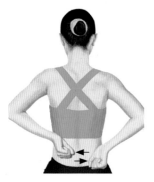

9. 两拇指左右交替推桥弓穴 10 ~ 15 次。

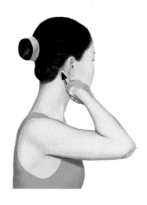 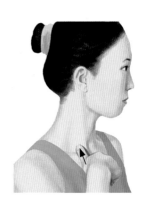

10. 拇指点揉肩井穴 1 ~ 2 分钟。

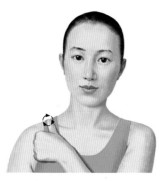

11. 拇指点揉曲池穴 1 ~ 2 分钟。

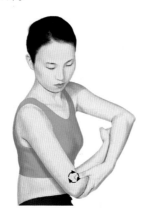

12. 拇指点揉内关穴 3 ~ 5 分钟。

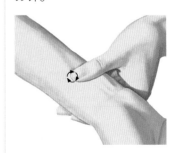

13. 拇指点揉合谷穴 3 ~ 5 分钟。

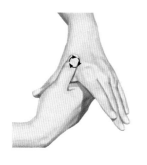

14. 拇指按足三里穴 2 ~ 3 分钟。

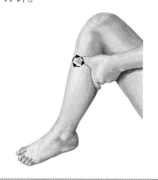

15. 拇指按三阴交穴 2 ~ 3 分钟。

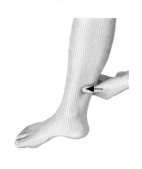

16. 拇指按揉涌泉穴 3 ~ 5 分钟。

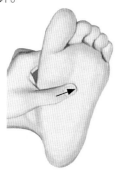

17. 搓掌 20 ~ 30 次。

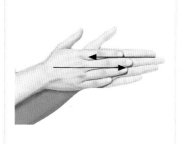

18. 浴面 1 分钟。

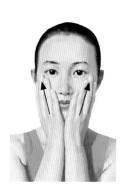

　　慢性高血压可随症加减，如失眠、多梦加神门穴、内关穴、外关穴及头部按摩。胸闷、心悸加揉摩膻中穴等。

小贴士

　　内病外治降血压四法：

　　（1）香蕉皮水泡脚法：初期高血压患者，若发现血压升高时，可取香蕉皮 3 个，煮水泡脚 20 ~ 30 分钟，水凉再加热水，连续 3 天，血压可降至正常。

　　（2）芥末水泡脚法：将芥末面 250 克等量分成两份，每次取一份放在洗脚盆里，加半盆水搅匀煮开；稍放一会儿，免得烫伤脚。用芥末水洗脚，每天早晚 1 次，一般 3 天后见效，再用药物巩固一段时间，效果更好。

　　（3）小苏打水泡脚法：先把水烧开，放入 2 ~ 3 勺小苏打，等水温能放下脚时开始洗，每次 20 ~ 30 分钟即可，长期坚持必有奏效。

　　（4）热姜水泡脚法：血压升高时，可用热姜水浸泡双脚 15 分钟左右。这样可反射性引起外周血管扩张，使血压下降。

高脂血症

常用穴位

1.头面部 ◉太阳穴 ◉百会穴 ◉风池穴 ◉角孙穴 ◉印堂穴 ◉神庭穴 ◉攒竹穴

2.颈肩部 ◉桥弓穴 ◉肩井穴

3.胸腹部 ◉上脘穴 ◉中脘穴 ◉建里穴 ◉膻中穴 ◉关元穴 ◉天枢穴 ◉气海穴

4.腰背部 ◉肺俞穴 ◉心俞穴 ◉膈俞穴 ◉胆俞穴 ◉脾俞穴 ◉气海俞穴

5.上肢部 ◉内关穴 ◉神门穴 ◉外关穴

6.下肢部 ◉血海穴 ◉足三里穴 ◉三阴交穴 ◉涌泉穴

按摩方法

1. 摩腹：掌摩全腹，顺逆时针各 36 次。

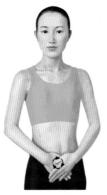

2. 按揉上脘穴 1.5～2 分钟。

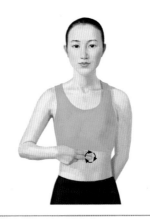

3. 按揉中脘穴 1.5～2 分钟。

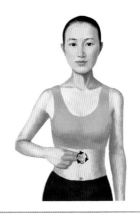

4. 按揉建里穴 1.5～2 分钟。

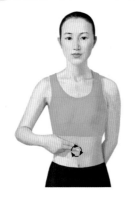

5. 按揉膻中穴 2～5 分钟。

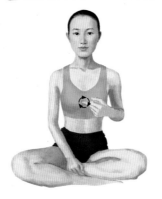

6. 按揉关元穴 1.5～2 分钟。

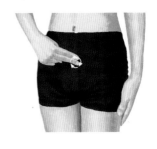

7. 双手分别按揉天枢穴 1.5 ~ 2 分钟。

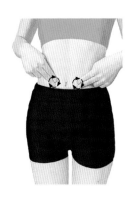

8. 拇指按揉气海穴 2 ~ 5 分钟。

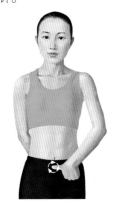

9. 拇指按揉血海穴 2 ~ 5 分钟。

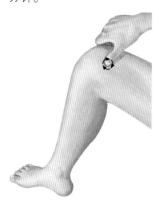

10. 拇指点按足三里穴 1.5 ~ 2 分钟。

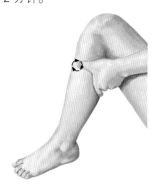

11. 拇指按揉三阴交穴 1.5 ~ 3 分钟。

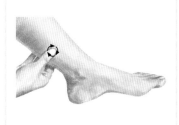

12. 拇指点揉内关穴 3 ~ 5 分钟。

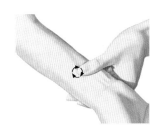

13. 拇指点揉外关穴 3 ~ 5 分钟。

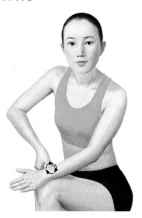

14. 中指点按肺俞穴 1.5 ~ 2 分钟。

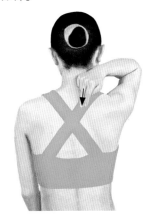

15. 拇指点按心俞穴 2 ~ 3 分钟。

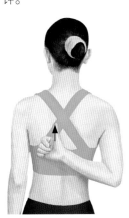

16. 拇指点揉膈俞穴 1.5 ~ 2 分钟。

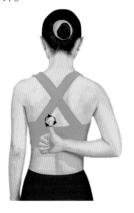

17. 双手拇指点按胆俞穴 1.5 ~ 3 分钟。

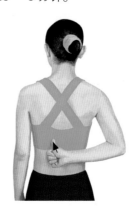

18. 以拇指点按脾俞穴 1 ~ 2 分钟。

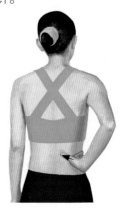

19. 双手拇指点按气海俞穴 2 ~ 3 分钟。

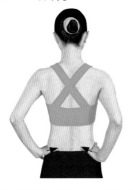

20. 双手掌推法推足太阳膀胱经。

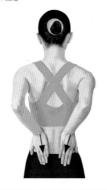

伴有高血压症状者

1. 双手中指按揉太阳穴 1 分钟。

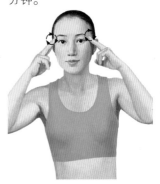

2. 示、中指按揉百会穴 1 分钟。

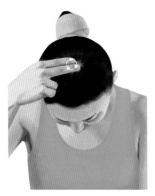

3. 双手拇指按揉风池穴 1 分钟。

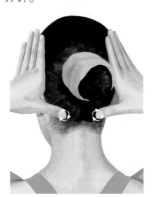

4. 双手拇指交替推双侧桥弓穴 10 ~ 15 次。

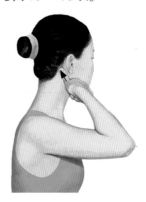

5. 拇指点按涌泉穴 3 ~ 4
分钟。

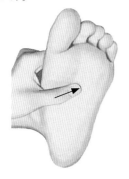

伴有心悸者

1. 拇指点按印堂穴 5 ~ 10 次。

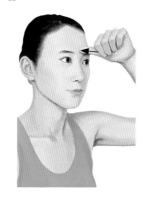

2. 推前额眉弓各 5 ~ 10 次。

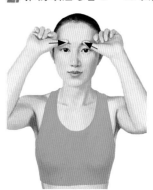

3. 点按神门穴 2 ~ 4 分钟。

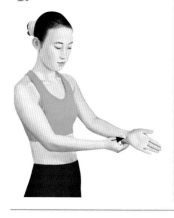

伴有失眠者

1. 一指禅推法：从印堂穴向
上推至神庭穴往返 5 ~ 6 次。

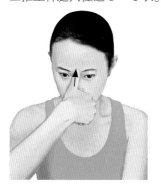

2. 从印堂向两侧眉弓推至
太阳穴 5 ~ 6 次。

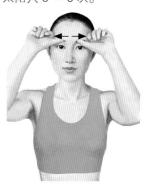

3. 按揉攒竹穴 1 ~ 2 分钟。

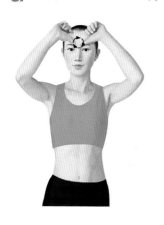

4. 按揉神庭穴 1 ~ 2 分钟。

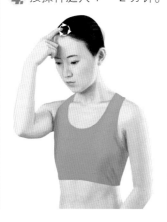

5. 按揉角孙穴 1 ~ 2 分钟。

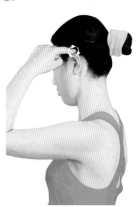

冠心病

常用穴位

1. 头部　◉百会穴　◉四神聪穴　◉风池穴　◉人中穴
2. 胸腹部　◉膻中穴　◉气海穴　◉关元穴
3. 上肢部　◉内关穴　◉神门穴　◉阴郄穴　◉通里穴　◉劳宫穴　◉手三里穴
4. 下肢部　◉足三里穴　◉三阴交穴　◉太溪穴　◉公孙穴　◉阳陵泉穴　◉涌泉穴
5. 背腰部　◉肺俞穴　◉厥阴俞穴　◉心俞穴　◉脾俞穴　◉胃俞穴　◉肾俞穴　◉至阳穴
　　　　　◉神堂穴

按摩方法

1. 示、中两指分抹额头至头部两侧 10 ～ 15 次。

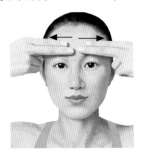

2. 中指按压百会穴 1 ～ 2 分钟。

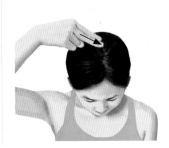

3. 示指按压人中穴 1 ～ 2 分钟。

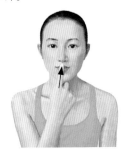

4. 用拇、示、中、环指指甲掐四神聪穴 4 ～ 6 次。

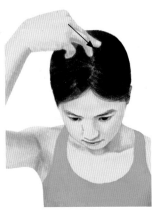

5. 拿揉风池穴 1 ～ 2 分钟。

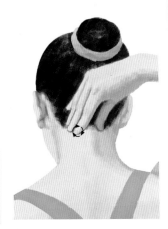

6. 摩耳轮，并用示指摩擦外耳道口稍后方的耳甲腔部，各摩擦 50 次。

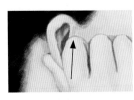

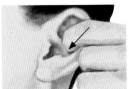

7. 两手交替指掐内关穴 30 ~ 50 次。

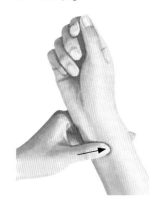

8. 按压劳宫穴 30 ~ 50 次。

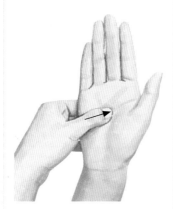

9. 两手交替指掐神门穴 30 ~ 50 次。

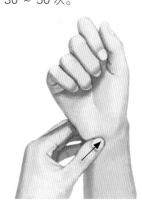

10. 示、中指点压通里穴 1 ~ 2 分钟。

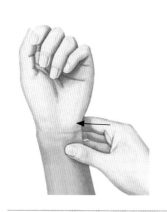

11. 拇指点压阴郄穴 1 ~ 2 分钟。

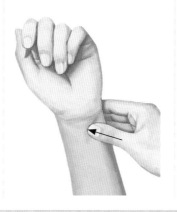

12. 两手交替指掐手三里穴 30 ~ 50 次。

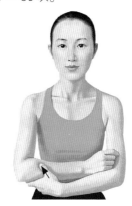

13. 中指点压膻中穴 30 ~ 50 次。

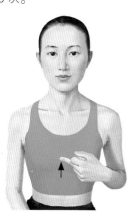

14. 示、中指点压气海穴 30 ~ 50 次。

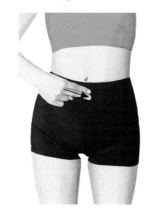

15. 示、中指点压关元穴 30 ~ 50 次。

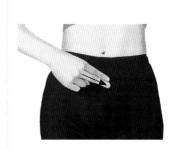

16. 拇指按揉足三里穴 80 ～ 100 次。

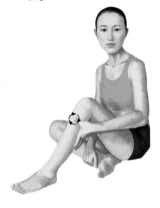

17. 拇指按揉阳陵泉穴 80 ～ 100 次。

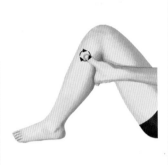

18. 拇指按揉三阴交穴 80 ～ 100 次。

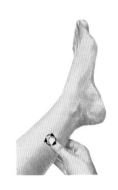

19. 拇指点压太溪穴 1 ～ 2 分钟。

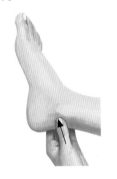

20. 拇指点压公孙穴 1 ～ 2 分钟。

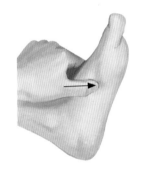

21. 拇指按揉涌泉穴 80 ～ 100 次。

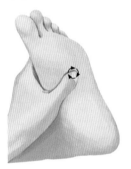

22. 双手示、中指交替点按背部两侧的肺俞穴 1 分钟。

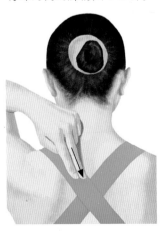

23. 两手示、中指交替点压厥阴俞穴 1 分钟。

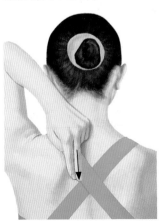

24. 屈曲拇指点按神堂穴 1 分钟。

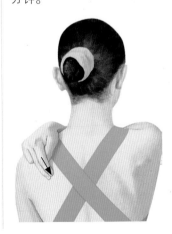

25. 两手示、中指交替点压心俞穴 1 分钟。

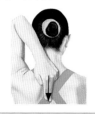

26. 屈指点按至阳穴 1 分钟。

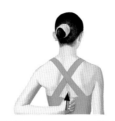

27. 双手拇指点按背部两侧脾俞穴 1 分钟。

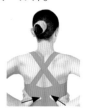

28. 双手拇指点按背部两侧胃俞穴 1 分钟。

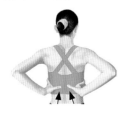

29. 屈双手拇指点按背部两侧肾俞穴 1 分钟。

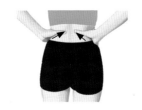

30. 站立位，两臂放松，左右旋转做捶背和拍心的动作，50 ~ 100 次。

颈椎病

常用穴位

1.头颈部 ◉风池穴　◉风府穴　◉太阳穴　◉百会穴

2.肩背部 ◉大椎穴　◉大杼穴　◉肩井穴　◉肩中俞穴

3.胸腹部 ◉膻中穴

4.上肢部 ◉曲池穴　◉手三里穴　◉合谷穴　◉内关穴

5.下肢部 ◉足三里穴

按摩方法

1. 坐位，以一手的示指、中指、环指并拢，按揉颈项部，从风池穴按揉至大椎穴水平面止。反复操作 5 遍，然后换手按揉另一侧。

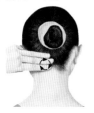

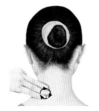

2. 按揉颈后正中线，从风池穴至大椎穴高度。反复操作 5 遍，然后换手按揉另一侧。

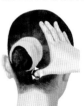

3. 坐位，以一手手掌掌心从一侧项部的风池穴用力摩向对侧风池穴处，反复摩动数次；然后逐渐下移，边移动边左右反复摩动，至大椎穴高度止。

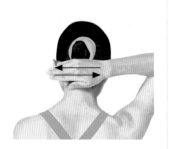

4. 坐位，以一手的拇指、示指和中指相对，分别置于两侧风池穴处，用拿法沿颈部肌肉自上拿提至颈根部止，反复操作3～5遍。

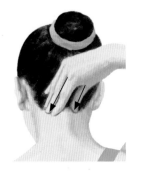

5. 坐位或立位，以左、右示、中、环指分别置于颈椎棘突左右各旁开1.5寸的软组织处，自风池穴高度而下拨动该处的软组织，至颈根部止，反复操作3～5遍。

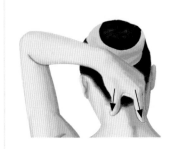

6. 坐位，以一手拇指轻轻点按风府穴30秒。

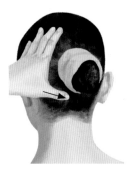

7. 轻轻点按风池穴30秒。

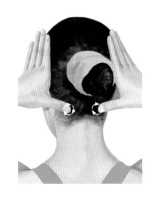

8. 轻轻点按肩井穴30秒。

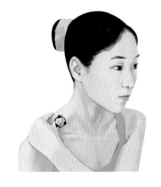

9. 轻轻点按肩中俞穴30秒。

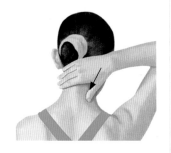

10. 轻轻点按大杼穴30秒。

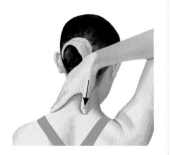

11. 手掌揉搓后脑及下部1分钟。

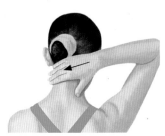

12. 轻轻叩击颈部 1 分钟。

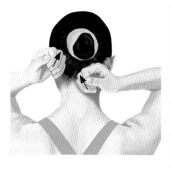

13. 轻轻点按肩部 1 分钟。

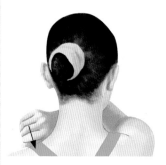

14. 做颈项部的前屈 20 次。

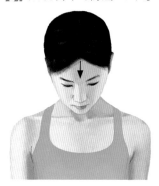

15. 做颈项部后伸动作 20 次。

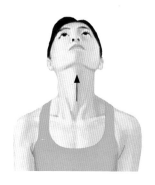

16. 做颈项部的左右侧弯动作 20 次。

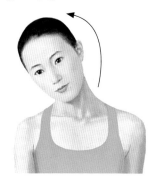

17. 做颈项部的左右旋转动作 20 次。

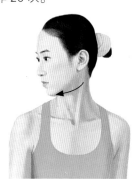

活动时，速度不宜太快，幅度按实际情况逐步增加。

18. 大幅度摇动肩关节，两侧交替进行，正反方向各为 20 次。

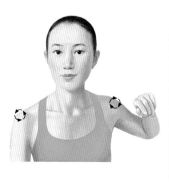

19. 有上肢部麻木、疼痛者，用拿法捏拿上肢部肌肉，自肩部开始至腕部止，反复操作 3 ~ 5 遍。

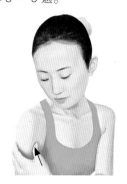

20. 然后按揉曲池穴 30 秒。

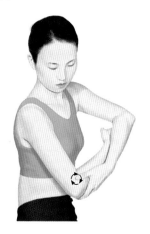

21. 按揉手三里穴 30 秒。

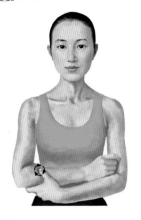

22. 按揉合谷穴 30 秒。

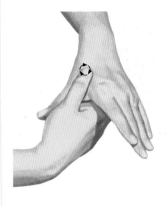

23. 按揉内关穴 30 秒。

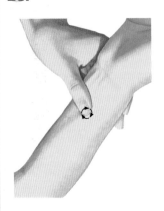

24. 有头晕、头胀者，按揉风池穴 30 秒。

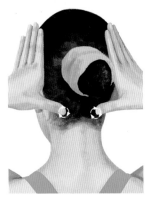

25. 按揉百会穴 30 秒。

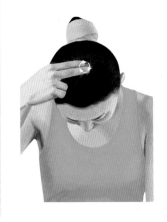

26. 按揉太阳穴 30 秒。

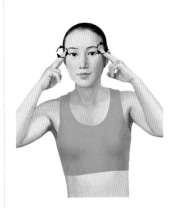

27. 有恶心、呕吐者，按揉内关穴 30 秒。

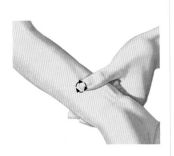

28. 按揉足三里穴 30 秒。

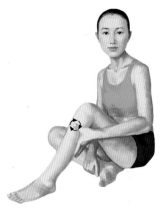

29. 有胸闷不适者，按揉内关穴 30 秒。

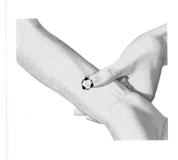

30. 按揉膻中穴 30 秒。

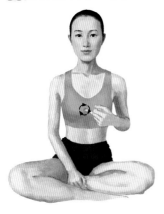

小贴士

办公室白领防治颈椎病两要点：

（1）坐姿正确：尽可能保持自然的端坐位，头部略微前倾，保持头、颈、胸的正常生理曲线；还可升高或降低桌面与椅子的高度比例，以避免头颈部过度后仰或过度前屈；此外，定制一张与桌面呈 10°～30° 的斜面工作板，更有利于坐姿的调整。

（2）颈部运动：对于长期伏案工作者，应每 1～2 小时，有目的地让头颈部向左右转动数次，转动时应轻柔、缓慢，以达到该方向的最大运动范围为准；或行夹肩运动，两肩慢慢紧缩 3～5 秒，然后双肩向上坚持 3～5 秒，重复 6～8 次；也可利用两张办公桌，两手撑于桌面，两足腾空，头往后仰，坚持 5 秒，重复 3～5 次。

腰椎间盘突出症

常用穴位

1.头面部 ◉百会穴　◉人中穴

2.上肢部 ◉后溪穴　◉曲池穴

3.下肢部 ◉太冲穴　◉足三里穴　◉委中穴　◉合阳穴　◉承山穴　◉飞扬穴　◉悬钟穴
◉昆仑穴　◉环跳穴　◉居髎穴　◉承扶穴　◉阳陵泉穴　◉申脉穴　◉风市穴
◉太溪穴

4.腰背部 ◉大椎穴　◉大杼穴　◉风门穴　◉肾俞穴　◉大肠俞穴　◉命门穴　◉腰阳关穴
◉秩边穴　◉志室穴　◉八髎穴　◉腰眼穴　◉腰俞穴　◉夹脊穴

按摩方法

1. 坐位，示、中指按揉百会穴 30 秒。

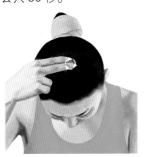

2. 示指点人中穴 30 秒。

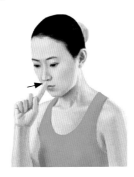

3. 坐位，拇指按压后溪穴 30 秒。

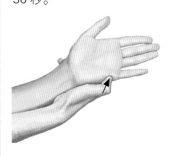

4. 拇指按压曲池穴 30 秒。

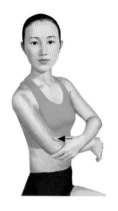

5. 拇指按大椎穴 1 分钟。

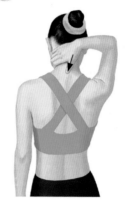

6. 中指按揉大杼穴 1 分钟。

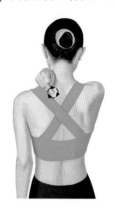

7. 中指按揉风门穴 1 分钟。

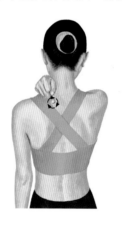

8. 双坐位，拇指点按委中穴 30 秒。

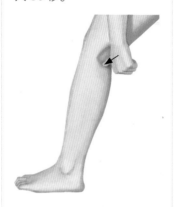

9. 拇指点按合阳穴 30 秒。

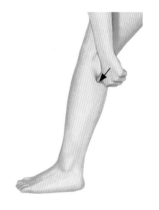

10. 拇指点按飞扬穴 30 秒。

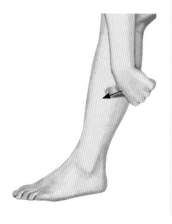

11. 拨阳陵泉穴 8 ~ 10 次。

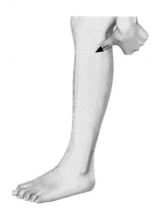

12. 揉承山穴 8 ~ 10 次。

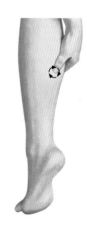

13. 按揉足三里穴 1 分钟。

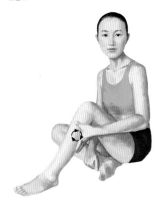

14. 点按悬钟穴 30 秒。

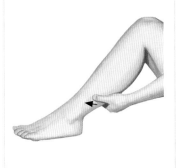

15. 点按昆仑穴 30 秒。

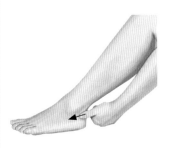

16. 揉太冲穴 30 秒。

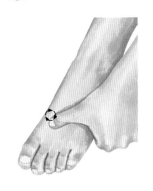

17. 点申脉穴 30 秒。

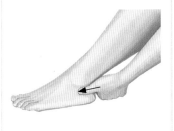

18. 取侧卧位，揉风市穴 1 分钟。

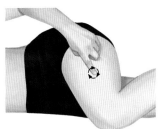

19. 掌揉环跳穴 30 秒。

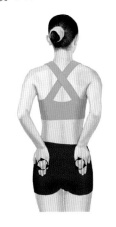

20. 示指按承扶穴 30 秒。

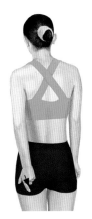

21. 拇指点居髎穴 30 秒。

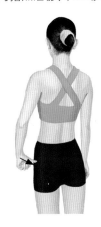

22. 捏拿下肢 2 分钟。

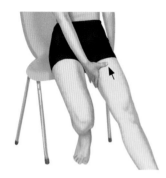

23. 搓揉下肢 2 分钟。

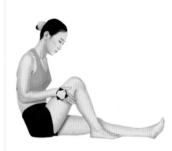

24. 用双拇指按揉肾俞穴 30 秒。

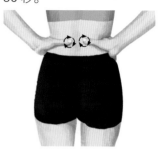

25. 双拇指按揉大肠俞穴 30 秒。

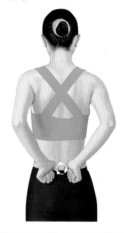

26. 掌擦命门穴 30 秒。

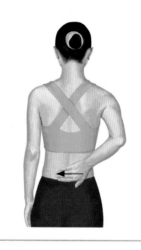

27. 拇指按揉腰阳关穴 30 秒。

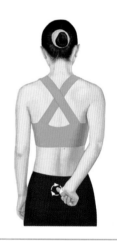

28. 双掌按揉秩边穴 30 秒。

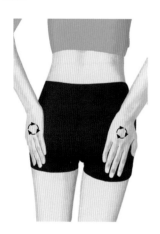

29. 双拇指按揉志室穴 30 秒。

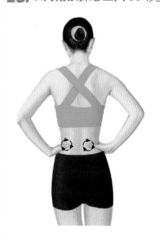

30. 双掌擦腰眼穴 30 秒。

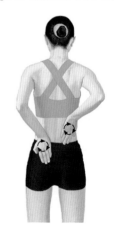

31. 拇指按揉腰俞穴 30 秒。

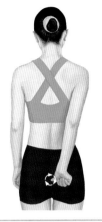

32. 双拳叩击八髎穴 1 分钟。

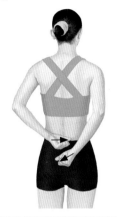

33. 由上向下推腰部夹脊穴 15 ~ 20 次。

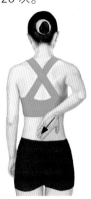

34. 横擦腰骶部，透热为度。

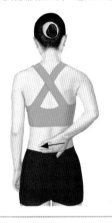

35. 掌拍打腰骶部。

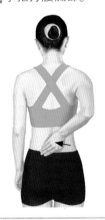

小贴士

腰椎间盘突出症食疗方：

（1）海带 25 克，荔枝核、小茴香各 15 克，加水共煮，每日饮服 1 次。

（2）生韭菜（或根）500 克，捣汁温服，每次 500 毫升，每日 2 次。

（3）淡菜 300 克，焙干研末，与黑芝麻 150 克炒熟，拌匀，早晚各服一匙。

骨质增生

分别按揉委中穴、肾俞穴、腰阳关穴，左右各 10 ~ 20 次，推擦压痛点。

叠掌按腰 3 ~ 5 分钟。

用掌根或鱼际揉增生部位，拿捏 3 ~ 5 分钟。

用拇、示、中指点揉增生部位。

急性腰扭伤

双手掌揉腰。

用拇指或示指指尖点按腰点穴（各腰椎棘突旁开 1.5 寸），左侧扭伤先点按右侧，反之亦然。

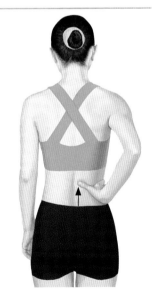

慢性腰肌劳损

双手对搓热之后，以手掌贴于腰眼，上下来回搓擦，以透热为度。
掌根揉痛点 2 分钟。
拇指按揉太溪穴、昆仑穴、悬钟穴 2 分钟。

肩周炎

常用穴位

1.颈项和上肢部　◉风池穴　◉肩井穴　◉风门穴　◉天宗穴　◉肩贞穴
　　　　　　　　　　◉极泉穴　◉曲池穴　◉合谷穴　◉内关穴　◉列缺穴

2.腰骶部　◉脾俞穴　◉肾俞穴　◉命门穴

3.下肢部　◉足三里穴　◉阳陵泉穴　◉太冲穴　◉太溪穴　◉阴陵泉穴　◉血海穴

4.胸腹部　◉缺盆穴　◉云门穴　◉膻中穴　◉关元穴

按摩方法

1. 揉摩肩臂 2 ~ 3 分钟。

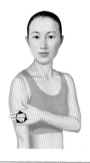

2. 手掌擦颈肩 2 ~ 3 分钟。

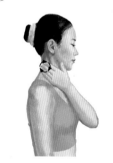

3. 用空拳叩打肩背 1 ~ 2 分钟。

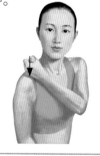

4. 拇指点按内关穴 1 ~ 2 次。

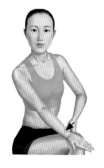

5. 拇指按揉合谷穴 1 ~ 2 分钟。

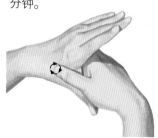

6. 拇指点按曲池穴 1 ~ 2 分钟。

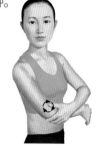

7. 拇指点按极泉穴 1 ～ 2 分钟。

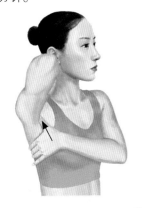

8. 指按肩井穴 1 ～ 2 分钟。

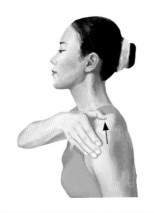

9. 示指点按肩贞穴 1 ～ 2 分钟。

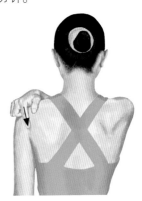

10. 示、中指按揉天宗穴 1 ～ 2 分钟。

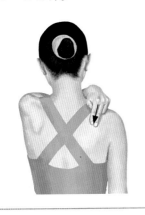

11. 拇指拨揉云门穴 1 ～ 2 分钟。

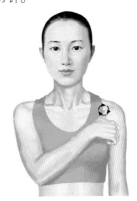

12. 示指点按缺盆穴 1 ～ 2 分钟。

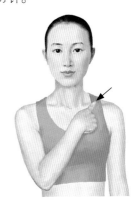

13. 拇指点揉风池穴 1 ～ 2 分钟。

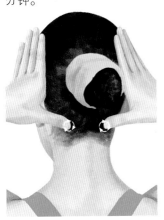

14. 掌根擦命门穴 20 ～ 30 次。

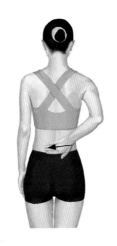

15. 掌擦肾俞穴 20 ～ 30 次。

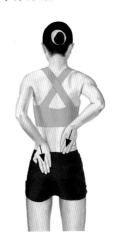

16. 拇指按揉阳陵泉穴 1 ~ 2 分钟。

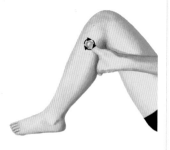

17. 拇指按揉太溪穴 1 ~ 2 分钟。

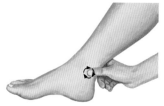

18. 拇指按揉太冲穴 1 ~ 2 分钟。

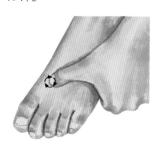

19. 用空拳拍打肩背 1 ~ 2 分钟。

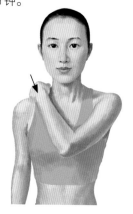

20. 用手掌擦肩臂 2 ~ 3 分钟。

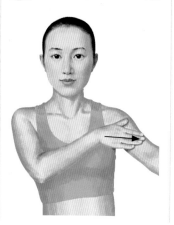

小贴士

川乌粥辅治肩周炎：把川乌头5克捣碎，研为细末。先煮粳米50克，粥快成时加入川乌末，改用小火慢煎，待熟后加入姜汁适量搅匀，稍煮即可。具有祛散寒湿、通利关节、温经止痛之效。适用于肩周炎风湿寒侵袭所致者。

瘀血型

1. 按揉血海穴 1 分钟。

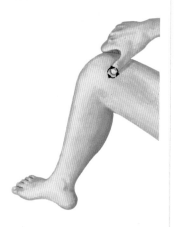

2. 揉摩膻中穴 1 分钟。

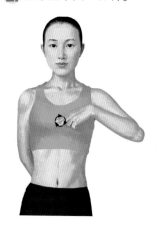

风寒型

1. 揉列缺穴 1 分钟。

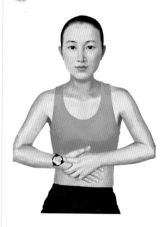

2. 点风门穴 1 分钟。

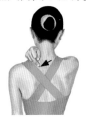

湿热型

1. 按揉脾俞穴 1 分钟。

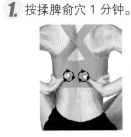

2. 推揉阴陵泉穴 1 分钟。

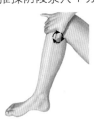

风湿病

常用穴位

1.胸腹部 ●中脘穴　●气海穴　●关元穴

2.腰背部 ●腰阳关穴　●夹脊穴　●肾俞穴　●命门穴

3.四肢部 ●肩髃穴　●肩髎穴　●曲池穴　●内关穴　●手三里穴　●合谷穴　●大陵穴
　　　　　●阳池穴　●外关穴　●居髎穴　●环跳穴　●足三里穴　●昆仑穴　●委中穴
　　　　　●阴陵泉穴　●阳陵泉穴　●承山穴

按摩方法

1. 一指禅推中脘穴、气海穴、关元穴，每穴各 2 ~ 3 分钟。

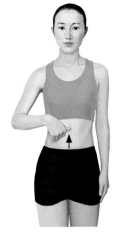

2. 用手掌顺时针按摩腹部，约 5 分钟。

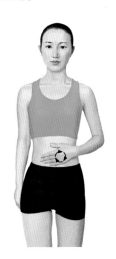

3. 用一侧手施拿法或捏法，捏拿患侧上肢，从肩部经肘部、腕部一直捏拿至手掌部，上下往返 3 ~ 5 遍。

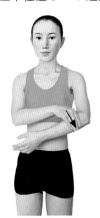

4. 用一侧手施滚法，沿患侧上肢，从肩部经肘部、腕部一直滚至手掌部的掌指关节和指间关节，上下往返3～5遍，重点滚关节部位。

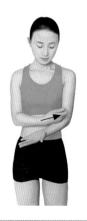

5. 主动或被动地活动患侧上肢各关节。包括肩关节、肘关节、腕关节及手部的掌指关节和指间关节。如旋转、屈伸等。

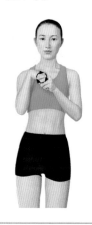

6. 上肢症状明显者，用一侧手的拇指指端按揉患侧上肢部关节附近的穴位，如肩髃穴、肩髎穴、曲池穴、手三里穴、外关穴、阳池穴、大陵穴、内关穴、合谷穴等，每穴1分钟。

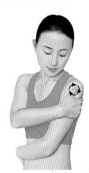

7. 用一侧手的拇指弹拨或按揉患侧上肢各关节部位附近的肌肉和韧带。

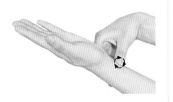

8. 用一侧手的拇指、示指捻患侧手部的每一个掌指关节和指间关节，同时示、中指屈曲，对各关节进行拔伸和摇法。

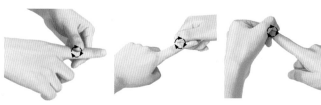

9. 一手握空拳叩击患侧上肢肌肉。

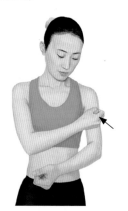

10. 用擦法擦患侧上肢各关节部位，以透热为度，或在病变关节处进行热敷。

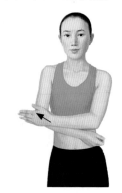

11. 用一侧手施滚法，沿患侧下肢，从腹股沟向大腿前侧及内侧、外侧，小腿外侧进行治疗，上下往返3～5遍，重点滚关节部位。

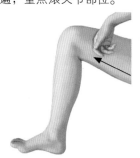

12. 用一侧手施拿法或捏法，捏拿患侧下肢，从腹股沟向大腿内侧、外侧，小腿外侧进行治疗，上下往返 3 ~ 5 遍。

13. 下肢症状明显者，用拇指指端按揉患侧下肢关节附近的穴位，如足三里穴、阳陵泉穴、阴陵泉穴、委中穴、承山穴、昆仑穴等，每穴各 1 分钟。

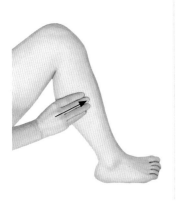
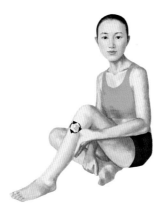
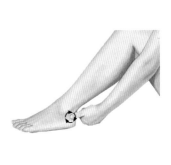

14. 主动或被动地活动患侧下肢各关节，包括髋关节、膝关节、踝关节等，如内旋、外旋、屈伸等。

15. 用一侧手的拇指弹拨或按揉患侧下肢各关节部位的肌肉和韧带。

16. 双手握空拳，叩击患侧下肢肌肉。

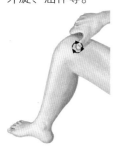
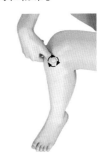
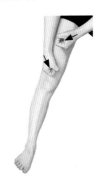

17. 用一侧手的拇指、示指捻患侧足部的每一个趾关节和趾间关节，同时示、中指屈曲，对各关节进行拔伸和摇法。

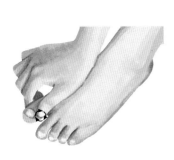
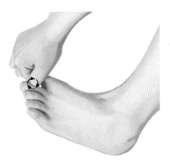
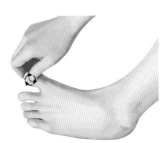

18. 用擦法擦患侧下肢各关节部位，以透热为度。或在病变关节处进行热敷。

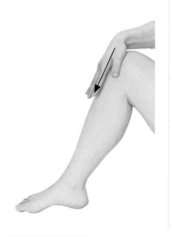

19. 俯卧位或坐位，以拇指指端弹拨腰部肌肉。

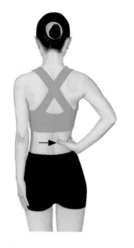

20. 俯卧位，以拇指指端点按腰骶部穴位，如肾俞穴、命门穴、腰阳关穴、居髎穴、环跳穴、夹脊穴等，每穴各1分钟。

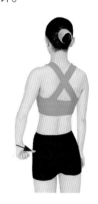

21. 坐位或俯卧位，用一手手掌横擦腰骶部。

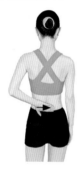

22. 主动做腰部的旋转和俯仰运动5～10次。

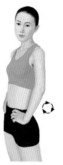

23. 双手臂向后做扩胸运动10～20次，以锻炼脊柱各关节部位。

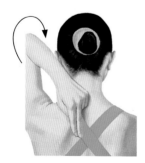

小贴士

酒炖鲤鱼治风湿：杜仲15克，当归、龟板各12克，蜜黄芪10克，枸杞子、五加皮各6克，上药与米酒1瓶，置酒缸中浸泡7天备用。另买鲤鱼1尾（约重1.5千克），养于清水中，约1小时换水1次，经6～7次换水，使其肚中粪污排泄净尽，再趁其活着时入蒸罐（不可去鳞或剖腹），加入泡好的米酒，密封放锅中隔水炖烂。把炖好的鲤鱼盛碗中，用筷子轻轻刮去鱼鳞，吃肉喝汤。此方不但可去风湿，而且对平日精力衰退、腰酸骨痛及病后失调，都非常有效。

更年期综合征

常用穴位

1.**头面部** ◉百会穴　◉四神聪穴　◉太阳穴　◉印堂穴　◉安眠穴　◉风池穴

2.**胸腹部** ◉膻中穴　◉中脘穴　◉神阙穴　◉气海穴　◉关元穴　◉天枢穴

3.**腰背部** ◉大椎穴　◉肩中俞穴　◉肾俞穴

4.**上肢部** ◉曲池穴　◉手三里穴　◉合谷穴　◉神门穴　◉劳宫穴

5.**下肢部** ◉血海穴　◉三阴交穴　◉太溪穴　◉复溜穴　◉涌泉穴
　　　　　　◉足三里穴　◉太冲穴　◉行间穴　◉绝骨穴

按摩方法

1. 拇指按百会穴 1 分钟。

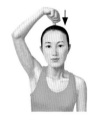

2. 四指掐四神聪穴 1 分钟。

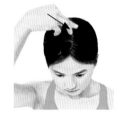

3. 双示指按揉太阳穴 1 分钟。

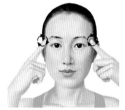

4. 双拇指按揉风池穴 1 分钟。

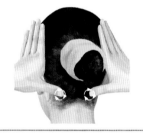

5. 示、中指摩膻中穴 2 分钟。

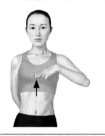

6. 手掌摩神阙穴 2 分钟。

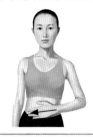

7. 大鱼际揉气海穴 1 分钟。

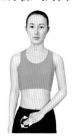

8. 大鱼际揉中脘穴 1 分钟。

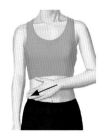

9. 拇指按大椎穴 1 分钟。

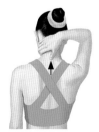

10. 示、中指按肩中俞穴 1 分钟。

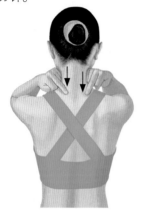

11. 双掌擦肾俞穴，以透热为度。

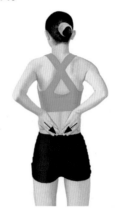

12. 拇指点按曲池穴 15 ~ 20 次。

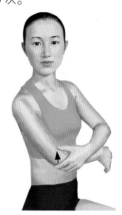

13. 拇指点按手三里穴 15 ~ 20 次。

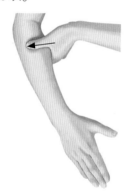

14. 拇指点按合谷穴 15 ~ 20 次。

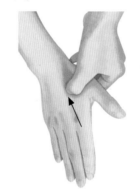

15. 拇指按揉劳宫穴 1 分钟。

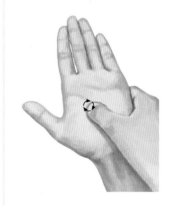

16. 拇指端按揉神门穴 1 分钟。

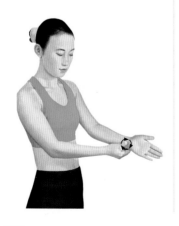

17. 拇指按压足三里穴 1 分钟。

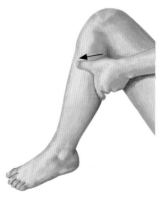

18. 以拇指按压三阴交穴 1 分钟。

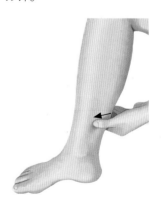

19. 小鱼际擦涌泉穴，以透热为度。

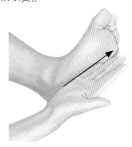

小贴士

　　在更年期的保健食谱中，茶、酒和咖啡都在需要限制的食物之列。特别是常喝白酒或酗酒会影响神经系统、循环系统、消化系统和呼吸系统，可加重更年期综合征的不适症状。茶和咖啡都含有咖啡因，能兴奋大脑皮质，虽能振奋精神，但都影响睡眠。因此，饮茶和咖啡切忌过浓、过量。此外，为减轻更年期症状，还应避免吃过咸的食物和辛辣刺激性食物。

伴见失眠

1. 双拇指揉安眠穴1分钟。

2. 拇指推太溪穴15～20次。

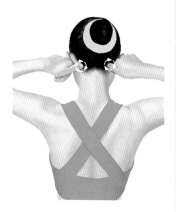

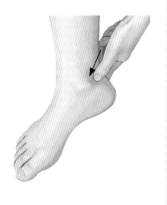

伴见骨质疏松明显者

1. 中指点按大杼穴15～20次。

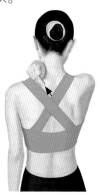

2. 拇指点按绝骨穴15～20次。

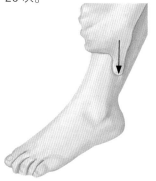

伴见烦躁易怒者

1. 拇指揉行间穴1分钟。

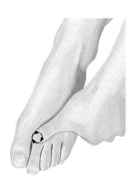

2. 拇指揉太冲穴1分钟。

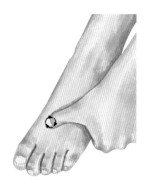

3. 双拇指点按肝俞穴 15 ~ 20 次。

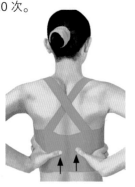

伴见潮热汗出者

拇指推复溜穴 15 ~ 20 次。

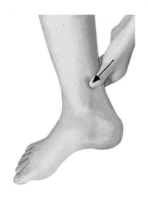

伴见眩晕

拇指揉血海穴 1 分钟。

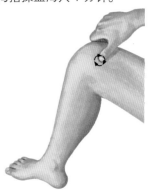

伴见脾胃不适者

拇指揉足三里穴 1 分钟。

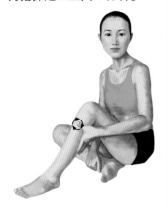

伴见头痛、头胀者

拇指按印堂穴 1 分钟。

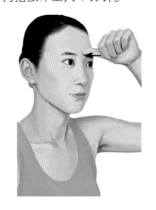

伴见食欲低下者

1. 四指摩天枢穴 2 分钟。

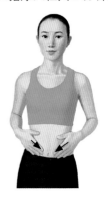

2. 大鱼际揉关元穴 2 分钟。

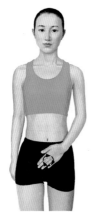

小贴士

更年期综合征食疗三方：

（1）甘麦大枣汤：小麦 30 克，红枣 10 克，甘草 10 克，水煎代茶饮。适用于心烦不寐、哭笑无常、胆怯易惊、心悸多梦等症状。

（2）桑葚膏：桑葚子 500 克，加水煮烂，另加冰糖 200 克，加热浓缩成膏，每日服 2 次，开水冲服。适用于头昏目眩、失眠耳鸣、视物昏花、须发早白、健忘多梦等症状。

（3）清蒸杞甲鱼：甲鱼 1 只，去内脏，枸杞子 40 克放入甲鱼腹中，加葱、姜、白糖、料酒等清蒸后服食。适用于腰膝酸软等症状。

肥胖症

常用穴位

1.头面部　◉瞳子髎穴　◉迎香穴　◉承浆穴　◉地仓穴　◉攒竹穴　◉四白穴　◉百会穴
　　　　　◉颊车穴　◉下关穴　◉率谷穴　◉太阳穴　◉翳风穴

2.颈肩部　◉风府穴　◉肩井穴　◉大椎穴　◉风池穴

3.胸腹部　◉中脘穴　◉气海穴　◉关元穴　◉天枢穴　◉神阙穴　◉上脘穴　◉中极穴
　　　　　◉五枢穴　◉维道穴

4.腰背部　◉天宗穴　◉秉风穴　◉曲垣穴　◉肝俞穴　◉胃俞穴　◉三焦俞穴　◉肾俞穴
　　　　　◉气海俞穴　◉大肠俞穴

5.臀部　　◉环跳穴　◉秩边穴

6.上肢部　◉肩髃穴　◉臂臑穴　◉曲池穴　◉外关穴　◉合谷穴

7.下肢部　◉丰隆穴　◉足三里穴　◉血海穴　◉承扶穴　◉殷门穴　◉委中穴　◉昆仑穴
　　　　　◉阴陵泉穴　◉三阴交穴　◉太溪穴　◉承山穴

按摩方法

1. 面部

（1）拇指点按攒竹穴30秒。

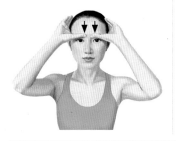

（2）示指点按瞳子髎穴30秒。

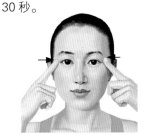

（3）示指点按承泣穴30秒。

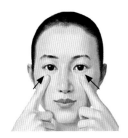

（4）示指点按四白穴30秒。

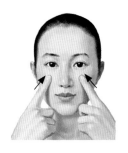

（5）示指点揉迎香穴30秒。

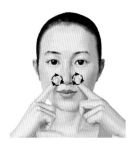

（6）示、中指按揉颊车穴30秒。

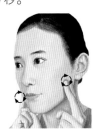

（7）示指点按地仓穴30秒。

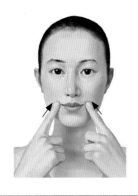

（8）示、中指按揉下关穴30秒。

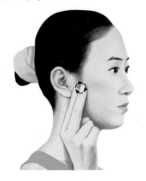

（9）示指点按承浆穴30秒。

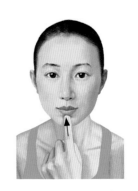

（10）双手四指按压在前额部，由中间向两侧太阳穴推抹10～15次。

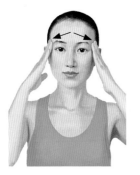

（11）两指由鼻两侧起推抹至太阳穴10～15次。

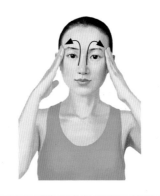

（12）双手三指由迎香穴推抹至耳前。

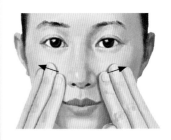

（13）双手四指由承浆穴起经地仓穴、颊车穴推抹至下关穴10～15次。

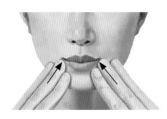

2. 颈肩部

（1）以一手拇指与示、中、环指对置于风池穴；用四指拿法，拿定项部肌肉，沿项肌自上而下提拿至肩井，两手交替操作10～15次。

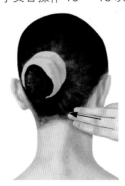

（2）用两手拇指按于风府穴处，用拇指直推法或指揉法，从内向外经风池穴推揉至耳后翳风穴，反复操作10～15次。

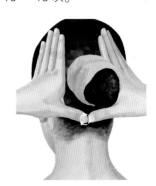

（3）用一手示、中、环指按揉同侧的风池穴、翳风穴及对侧肩井穴等，各2～3分钟，然后换另一只手，操作同前。

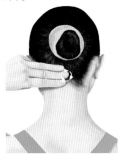

（4）以一手手掌，置于百会穴，自上而下沿头颈部正中线，用掌推法，经风府穴至大椎穴，反复操作10～15次。

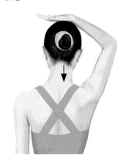

（5）以一手虎口轻按于颈根部，余四指与拇指贴于两侧锁骨上，用推抹法两手交替自上而下，以局部透热为度。

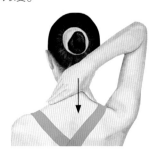

3. 胸腹部

（1）示、中指点按上脘穴30秒。

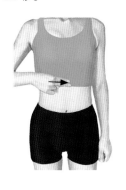

（2）示、中指按揉中脘穴30秒。

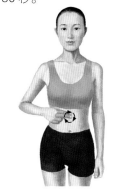

（3）示、中指按揉神阙穴30秒。

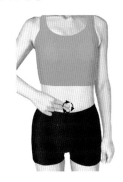

（4）示、中指按揉天枢穴30秒。

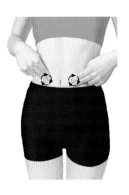

（5）示、中指点揉气海穴30秒。

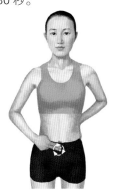

（6）示、中指点揉关元穴30秒。

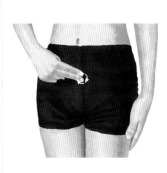

（7）示、中指按揉五枢穴30秒。

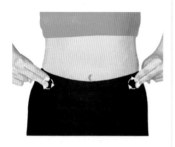

（8）示、中指按揉维道穴30秒。

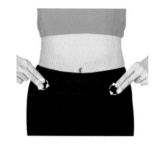

（9）用掌拿法分别拿起中脘穴、天枢穴、气海穴脂肪肌肉组织，做抖动、拿法，提拿时力量深沉，面积宜大，可加捻按动作，放下时手法轻缓，反复操作10～15次。

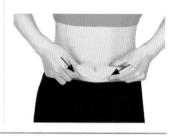

（10）用双手掌或掌根置脐上，用掌摩法顺时针按揉3～4分钟。

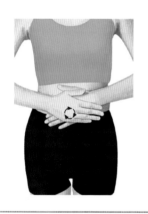

（11）两手掌搓热，分别置于对侧剑突下季肋部，由内上向外下方沿肋下缘，用掌根或全掌直推法，分推15～20次。

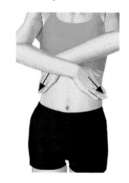

（12）双手提拿胁肋部肌肉，一拿一放，用五指拿法，并在拿起时可加力捻揉，并逐渐由上向下反复操作15～20次。

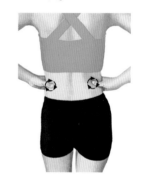

4. 腰背部

（1）三指点天宗穴1分钟，力量由轻到重。

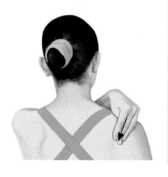

（2）三指点秉风穴1分钟，力量由轻到重。

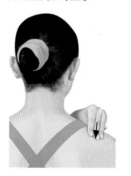

（3）掌指关节或拇指点按肝俞穴1分钟，力量由轻到重。

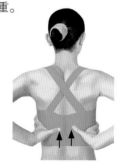

（4）掌指关节或拇指点按胃俞穴1分钟，力量由轻到重。

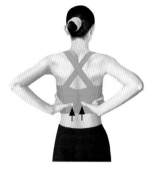

（5）掌指关节或拇指点按肾俞穴1分钟，力量由轻到重。

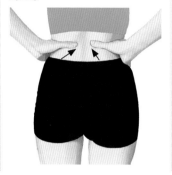

（6）拇指点按大肠俞穴1分钟，力量由轻到重。

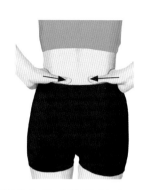

（7）一手置于对侧肩胛冈上方，用掌擦法经由肩井穴擦向胸前，反复操作20～30次，换另一只手，操作同前。

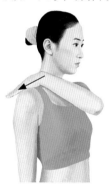

（8）以双手掌根按于背部脊柱两侧相当于肝俞穴水平处，用掌根直推法由上至下推至腰骶，反复操作20～30次。

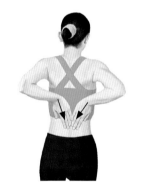

（9）以手握空拳置于同侧髂嵴上方，横叩至对侧，两手交替操作20～30次。

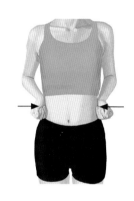

（10）两手掌搓热，置于两侧腰上方，由外上至内下擦摩腰肌20～30次。

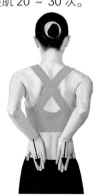

5. 臀部

（1）以掌揉法或掌根揉法按揉两侧秩边穴、环跳穴，顺时针或逆时针按揉20～30次。

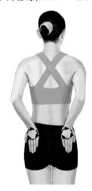

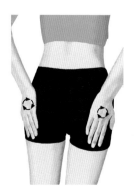

（2）用五指拿法捏拿起两侧臀肌，用力可稍重，捏起时可行捻按，再慢慢放下，一提一按，反复操作20~30次。

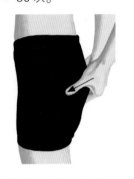

（3）以手掌置于腰骶，用掌擦法来回推擦臀部脂肪，以透热为度。

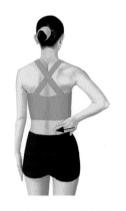

（4）以掌根置于髂前上棘处，用掌根直推法由上向下沿臀部向大腿外后侧做弹拨、推擦10~15次，由轻到重，使局部有酸胀感。

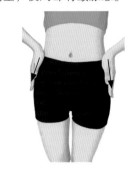

（5）以手掌置于腰骶部，用掌擦法做左右横行擦动，以透热为度。

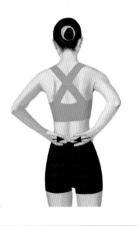

6. 上肢部

（1）以四指或五指拿法，提拿住三角肌，并逐渐向下提拿至曲池穴，在提拿的过程中可做捻压动作，反复操作10~15次。

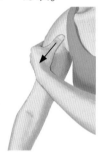

（2）拇指按揉肩髃穴。

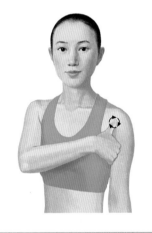

（3）示、中指按揉臂臑穴1~2分钟。

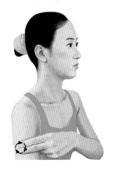

（4）拇指点按外关穴1~2分钟。

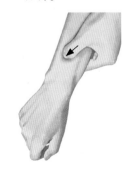

（5）以掌置于肩上方内侧，用拇指直推法或掌擦法，由上而下从上肢掌侧至腕部，反复操作10~15次。

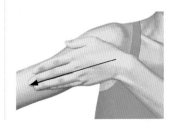

（6）用一手拇指按于对侧上肢掌侧上端，稍用力弹拨，并渐渐下移至前臂，反复操作 10 次。

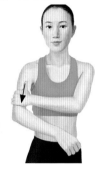

（7）捏拿合谷穴 1 ～ 2 分钟。

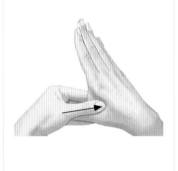

7. 下肢部

（1）按揉承山穴 30 秒。

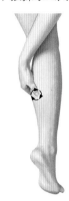

（2）拇指按揉丰隆穴 30 秒。

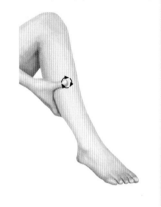

（3）拇指按揉血海穴 30 秒。

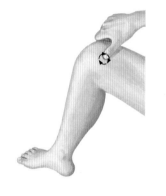

（4）拇指按揉太溪穴 30 秒。

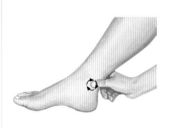

（5）以五指拿法，从上而下，拿大腿内侧肌肉至膝部，反复操作 10 ～ 15 次。

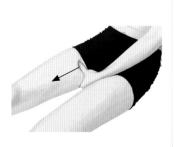

（6）用全掌推法或掌擦法，从臀部向下沿膀胱经推至委中穴，反复操作 10 ～ 15 次。

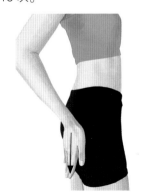

（7）用全掌或掌根直推法，从委中穴，经承山穴推至跟腱，反复操作 10 ～ 15 次。

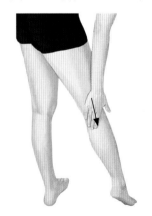

（8）用双手掌根或拳用力自上而下击打大腿内侧、外侧肌群，反复操作 10 ～ 15 次。

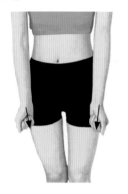

8. 全身减肥按摩方法

（1）脾胃虚型揉气海穴、关元穴、足三里穴各 3 分钟。此仅以揉足三里为例。

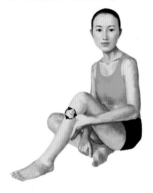

（2）按揉阴陵泉穴、百会穴各 2 分钟。此仅以按揉阴陵泉穴为例。

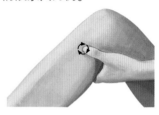

（3）真元不足型按揉三阴交穴、太溪穴各 2 分钟。此仅以按揉三阴交穴为例。

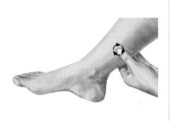

（4）揉关元穴、中极穴各 2 分钟。仅以按揉中极穴为例。

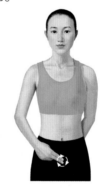

（5）取平卧位，快速以腹式呼吸，且边呼气时，慢慢抬起双足与躯干呈 40° ～ 90° 角，吸气时慢慢放下双脚，反复操作 10 次。

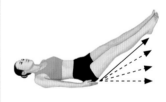

小贴士

轻松减肥三法：

（1）生萝卜：常吃生萝卜不但能达到减肥的目的，还可以防止心绞痛等疾病，而且这种方法不必减食挨饿，每餐只要少吃一些即可。

（2）山楂茶：优质山楂洗净，切片，晾干待用，每天泡茶时放 15 ～ 20 片，用开水冲泡，每晚不再饮茶时可把山楂吃了，坚持每天如此，效果最佳。

（3）盐水沐浴：用温水冲湿全身，再用粗盐涂满全身，然后加以按摩，使皮肤发热，至出现红色为止。一般按摩 5 ～ 8 分钟，再浸入 38℃温水中泡 20 分钟。

咳喘病

常用穴位

1.头面部　◉百会穴　◉太阳穴　◉风池穴　◉肩井穴

2.胸腹部　◉中庭穴　◉膻中穴　◉璇玑穴　◉天突穴　◉中府穴　◉云门穴

3.背腰部　◉肺俞穴　◉肾俞穴

4.四肢部　◉尺泽穴　◉列缺穴　◉鱼际穴　◉足三里穴　◉丰隆穴　◉太溪穴

按摩方法

1. 以一手拇指推一侧胸锁乳突肌（桥弓），自上而下20～30次，然后再推胸锁乳突肌另一侧20～30次。

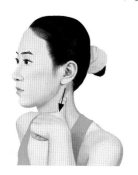

2. 双手五指张开，以五指螺纹面自侧头部前上方向后下方用抹法操作10～15次。

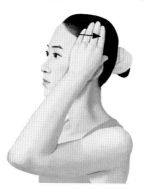

3. 从头顶部至后头枕部用五指拿法，自后头枕部至项部转为三指拿法，重复3～4遍。

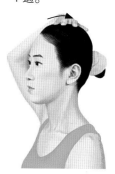

4. 反手拿风池穴，并以手指点按风池穴1～3分钟。

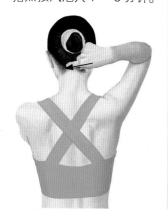

5. 反手拿肩井穴，并以手指点按肩井穴1～3分钟。

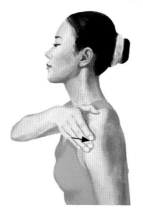

6. 坐位，以双手拇指、示指或中指螺纹面着力于太阳穴处，做上下、前后、环转等揉动1～3分钟。

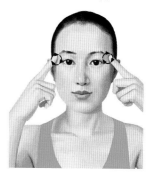

7. 坐位，以一手拇指螺纹面着力于头顶百会穴处，持续用力点压 1 ~ 3 分钟。

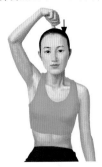

8. 以一手拇指、示指或中指指端按揉中府穴、云门穴各 3 分钟。

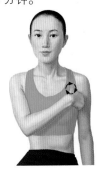

9. 坐位，以示指或中指指端置于天突穴处，先按揉 2 ~ 3 分钟，然后再持续勾点天突穴 1 分钟。

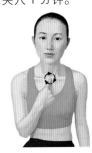

10. 坐位或仰卧位，揉两侧胸大肌，反复操作 3 ~ 5 分钟。

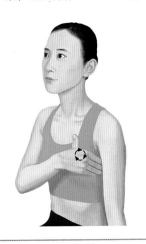

11. 坐位或仰卧位，以双手掌面着力于两侧胸肋部，从胸骨正中开始自上而下按顺序分推至两侧腋中线，反复操作 5 ~ 7 遍。本法多适用于男性患者。

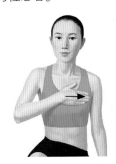

12. 坐位或仰卧位，以示指或中指螺纹面分别置于胸骨柄两侧，其余手指抱定胸部两侧，沿肋间隙由内向外分推至腋中线止，由上而下，分推各肋间隙至第 5 肋间隙止，反复操作 5 ~ 7 遍。

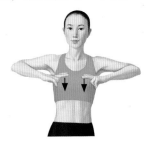

13. 坐位或仰卧位，以手掌小鱼际或大鱼际、全掌横擦胸部，自上而下，以透热为度。

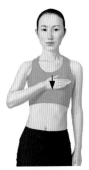

14. 坐位或仰卧位，以示指、中指、环指和小指握空拳，指节并置于胸骨璇玑穴处，逐步向下点压，至中庭穴止，反复操作 2 ~ 3 分钟。

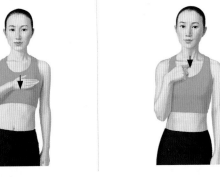

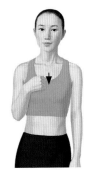

15. 坐位，以一手掌心置于胸前璇玑穴处，自上而下沿胸部正中线摩动，至中庭穴处，反复操作3～5分钟。

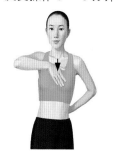

16. 坐位或站立位，以一手置于对侧腋下，提拿腋下肌肉，自上而下，反复操作2～5分钟，再操作另一侧。

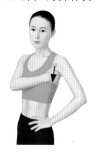

17. 仰卧位，以双手拇指持续点压两侧章门穴1～2分钟，点后揉之。

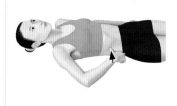

18. 仰卧位，以两手的示指、中指、环指和小指掌侧分别置于两侧胁肋处，由内向外下方摩动，反复摩动5～7分钟。

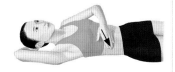

19. 坐位，两手握空拳，分别以拳面处着力叩打对侧肩背部，反复操作3～5分钟。

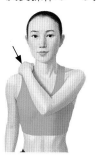

20. 急性咳嗽时，患者取坐位，以双手示、中指指端分别置于背部脊柱两侧的肺俞穴处，同时着力点按，持续点压1～3分钟。

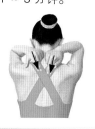

21. 慢性咳嗽时，患者取坐位，以双手拇指指端分别置于腰部脊柱两侧的肾俞穴处，同时着力点按，持续点压1～3分钟。

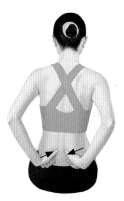

22. 哮喘急性发作时，患者取坐位，以一手拇指指端按揉上肢部尺泽穴、列缺穴、鱼际穴和下肢部足三里穴、丰隆穴、太溪穴等，持续点按1～3分钟。

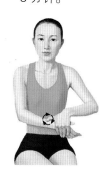

23. 哮喘慢性发作时，患者取坐位或俯卧位，按揉上肢部尺泽穴和鱼际穴，并将双掌相互搓热，以手掌掌心置于腰部脊柱两侧的肾俞穴处，以肾俞穴为中心，纵向擦腰部，以透热为度。

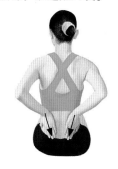

鼻炎

常用穴位

1.头面部 ◉神庭穴　◉上星穴　◉百会穴　◉曲差穴　◉攒竹穴　◉睛明穴

◉承泣穴　◉四白穴　◉迎香穴　◉口禾髎穴　◉素髎穴　◉风池穴

◉水沟穴　◉地仓穴　◉太阳穴　◉山根穴　◉印堂穴

2.颈项部 ◉大椎穴　◉大杼穴

3.腰背部 ◉肺俞穴　◉脾俞穴　◉肾俞穴

4.上肢部 ◉尺泽穴　◉列缺穴　◉鱼际穴　◉少商穴　◉合谷穴

5.下肢部 ◉足三里穴　◉阴陵泉穴

按摩方法

1. 搓掌温鼻。

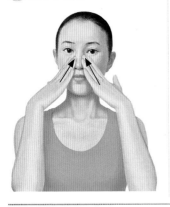

2. 两指由鼻两侧起推抹至太阳穴 20 次。

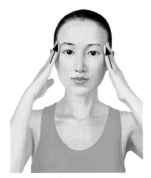

3. 示指按揉迎香穴 1 分钟。

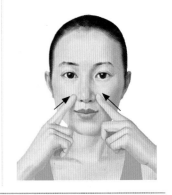

4. 示指按揉曲差穴 1 分钟。

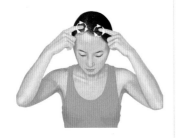

5. 用一手拇、示指螺纹面沿鼻上的山根穴向下至迎香穴往返施推抹法 10 ~ 15 次。

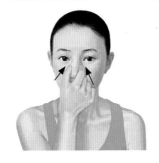

6. 拇指点按风池穴 1 分钟。

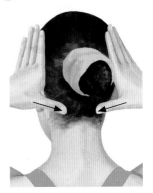

7. 拇指点按大椎穴 1 分钟。

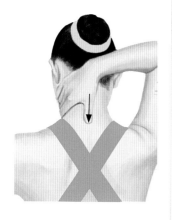

8. 五指捏拿颈项 1 分钟。

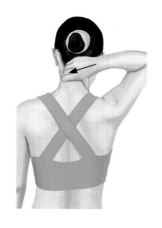

9. 示、中指按揉肺俞穴 1 分钟。

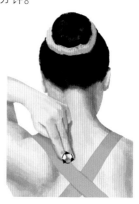

10. 双手掌擦背腰部，以透热为度。

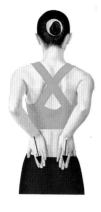

11. 一指禅推合谷穴 1 分钟。

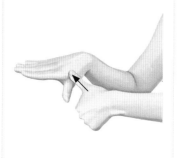

12. 一指禅推列缺穴 1 分钟。

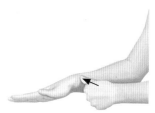

13. 掌擦大鱼际，透热为度。

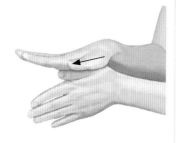

小贴士

辅治鼻炎外用两方：

（1）辛夷花末吹鼻：将辛夷花研末，瓶贮备用。用时取药适量吹鼻。每日 3 ~ 5 次。3 日为 1 个疗程。主治急性鼻炎。

（2）桃树叶塞鼻：桃树嫩叶 1 ~ 2 片揉成棉球状，塞入患鼻 10 ~ 20 分钟，待鼻内分泌大量清涕不能忍受时，弃掉药塞，每日 4 次，可连用 1 周。主治萎缩性鼻炎。

急性鼻炎

1. 示指按揉上星穴 1 分钟。

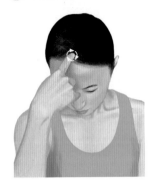

2. 示指按揉印堂穴 1 分钟。

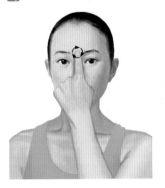

3. 中指点揉大杼穴 1 ~ 2 分钟。

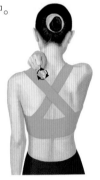

4. 大鱼际横擦前胸上部，以透热为度。

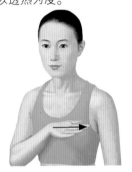

慢性单纯性鼻炎、慢性肥厚性鼻炎

1. 拇指沿印堂穴到神庭穴连线上来回推 50 次左右，力量均匀适中。

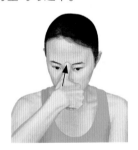

2. 示、中指按压百会穴 1 ~ 2 分钟。

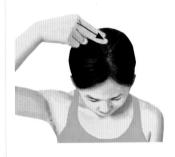

3. 示、中指按压承光穴 1 ~ 2 分钟。

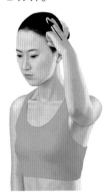

4. 用两拇指螺纹面紧贴在两边攒竹穴，做抹法，至太阳穴，反复操作 5 ~ 7 次。

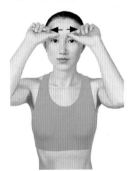

5. 拇指揉少商穴 1 分钟。

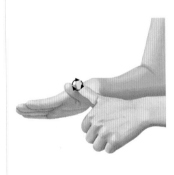

6. 实证：拇指按揉尺泽穴 1 分钟。

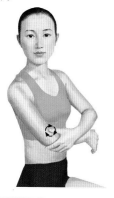

7. 虚证：拇指点按脾俞穴 1 分钟。

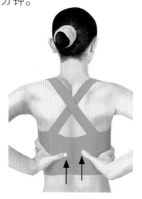

8. 拇指点肾俞穴 1 分钟。

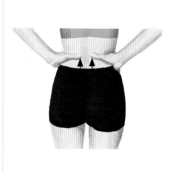

9. 示、中指叠按足三里穴 1 分钟。

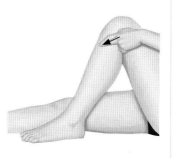

10. 示、中指叠按阴陵泉穴 1 分钟。

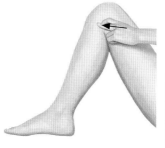

萎缩性鼻炎

1. 屈拇指按揉法，按揉口禾髎穴，以有酸胀痛感为度。

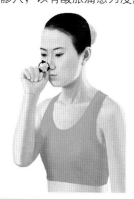

2. 示指按揉水沟穴，以有酸胀痛感为度。

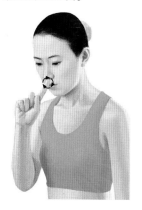

3. 用示指推擦鼻梁骨两侧，上至睛明穴，下到迎香穴，以热胀红润为度。

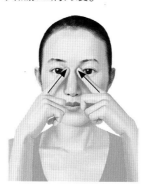

4. 用示指推擦鼻梁骨两侧，上至承泣穴，下到地仓穴，以热胀红润为度。

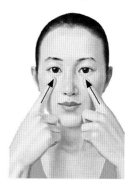

5. 拇指、示指抚两侧，捏拿鼻翼。捏拿30次，有涕为宜。

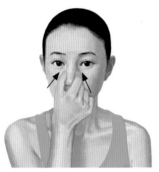

6. 用示、中两指弹山根穴，以微红为度。

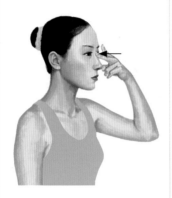

过敏性鼻炎

1. 揉攒竹穴1分钟。

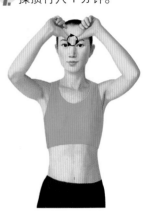

2. 示指揉太阳穴1分钟。

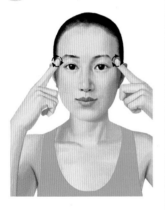

3. 示指分推前额50次。

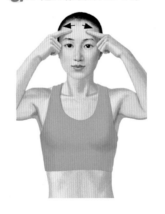

4. 双掌上推面颊。

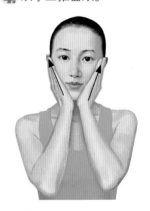

5. 按揉鱼际穴1分钟。

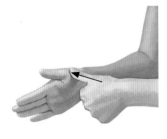

6. 掌擦手太阴肺经（肘以下部分，上肢桡侧），以透热为度。

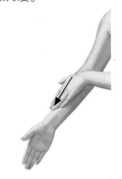

小贴士

辅治鼻炎食疗两方：

（1）姜枣红糖茶：生姜、大枣各10克，红糖60克。前两味煮沸加红糖，当茶饮。主治急性鼻炎，鼻塞，流清涕。

（2）芥菜粥：芥菜头适量洗净，切成小片，同大米50克煮粥。晨起作早餐食。主治急、慢性鼻炎。

咽喉炎

常用穴位

1.头面部 ◉太阳穴 ◉风池穴 ◉印堂穴 ◉神庭穴 ◉哑门穴 ◉风府穴 ◉肩井穴

2.颈部 ◉扁桃体穴 ◉人迎穴 ◉水突穴 ◉翳风穴

3.胸腹部 ◉天突穴 ◉关元穴 ◉章门穴 ◉膻中穴 ◉中脘穴

4.背腰部 ◉大椎穴 ◉肺俞穴 ◉颈夹脊穴 ◉志室穴

5.四肢部 ◉曲池穴 ◉手三里穴 ◉合谷穴 ◉外关穴 ◉内关穴 ◉尺泽穴 ◉太渊穴
◉三阴交穴 ◉太溪穴 ◉足三里穴 ◉照海穴 ◉昆仑穴 ◉太冲穴 ◉涌泉穴

按摩方法

1. 叩齿法：上下牙齿轻叩36 次，其力从小到大，以轻轻做响为度。

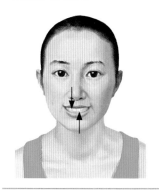

2. 搅海法：用舌在口腔内上下牙齿内外运转，左右各18 次，产生津液暂不下咽，闭口，将津液在口内鼓漱36 次，然后分 3 小口咽下。

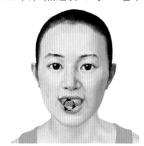

3. 患者取坐位，用双手拇指或示、中指螺纹面按揉双侧太阳穴，约 2 分钟。

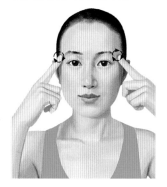

4. 患者取坐位，用一手大拇指螺纹面自印堂穴推抹至神庭穴止，反复操作约 2 分钟。

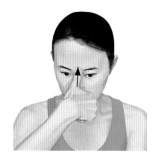

5. 患者取坐位，用双手大拇指螺纹面反手拿双侧风池穴，约 2 分钟。

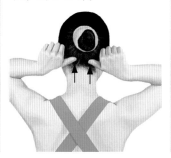

6. 患者取坐位，用一手大拇指螺纹面反手按揉风府穴，约 2 分钟。

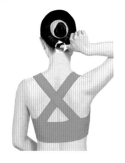

7. 患者取坐位，用双手拇指反手按揉耳下翳风穴，约2分钟。

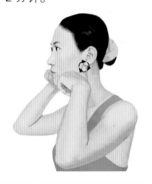

8. 患者取坐位，用一手大拇指螺纹面轻轻按揉两侧扁桃体穴，约2分钟。

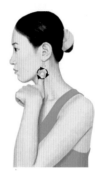

9. 患者取坐位，用一手大拇指螺纹面以点法点哑门穴，约2分钟。

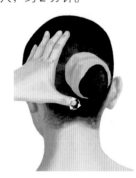

10. 患者取坐位，用一手示指螺纹面勾点天突穴，约1分钟。

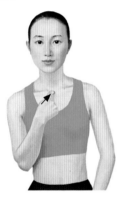

11. 患者取坐位，用一手拇、示指轻轻拿揉喉结周围，约2分钟。

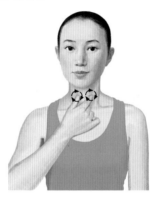

12. 患者取坐位，用一手拇、示指轻轻按揉两侧人迎穴，约1分钟。

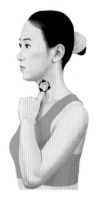

13. 患者取坐位，用一手拇、示指轻轻按揉两侧水突穴，约1分钟。

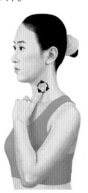

14. 患者取坐位，反手捏拿双侧肩井穴5～10次，并以空拳叩击双侧肩部。

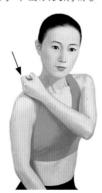

15. 患者取坐位，双手示指反手按揉颈夹脊穴30～40次。

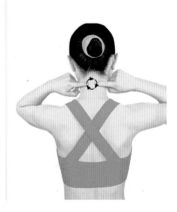

16. 患者取坐位，用大拇指反复点擦大椎穴，约1分钟。

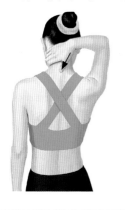

17. 用示、中指按揉背部肺俞穴，约1分钟。

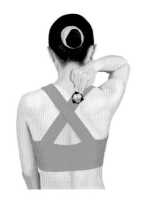

18. 用一手拇指指端按揉双侧曲池穴，约1分钟。

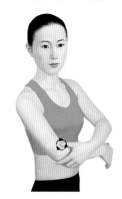

19. 用一手拇指指端按揉双侧合谷穴，约1分钟。

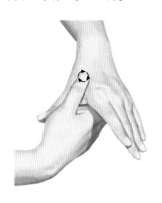

20. 用一手拇指指端按揉双侧手三里穴，约1分钟。

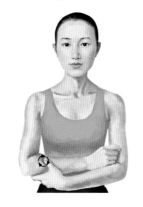

21. 用一手拇指推一侧上肢肺经循行路线，约2分钟。

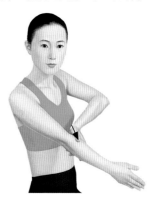

22. 用一手拇指指端按揉双侧三阴交穴，约1分钟。

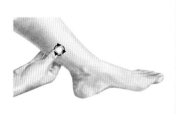

23. 用一手拇指指端按揉双侧照海穴，约1分钟。

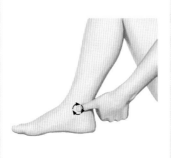

24. 慢性咽喉炎患者，用一手拇指指端按揉双侧足三里穴，约1分钟。

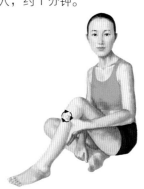

25. 慢性咽喉炎患者，用一手拇指指端按揉双侧足心的涌泉穴，约1分钟，并以手掌小鱼际擦足心。

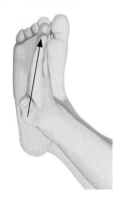

26. 咽喉炎急性发作患者，用一手拇指和示指蘸少许香油或水，捏住喉结周围皮肤，将其提拉，反复多次，至局部皮肤呈紫红色。

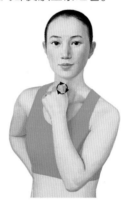

27. 咽喉肿痛伴有颧红、唇赤、头晕、耳鸣、虚烦不眠、腰膝酸软、手足心热等症状者，加揉擦志室穴30秒。

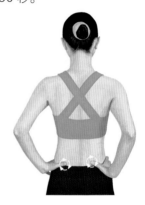

28. 揉关元穴30秒。

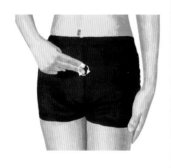

29. 拿内关穴30秒。

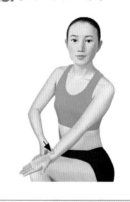

30. 拿外关穴30秒。

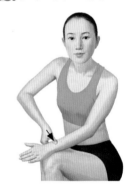

31. 拿按太溪穴30秒。

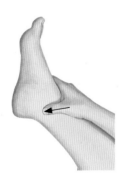

32. 拿按昆仑穴30秒。

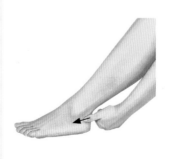

33. 掐太冲穴30秒。

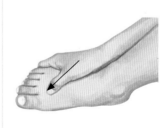

34. 咽喉肿痛伴有胸闷、两胁胀痛、声音嘶哑、喉部微痛、声带边缘增厚等症状者。

揉膻中穴 30 秒。

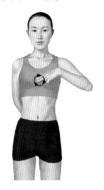

摩中脘穴 30 秒。

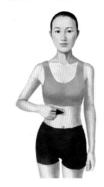

擦章门穴 30 秒。

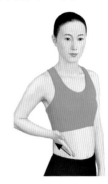

按合谷穴 30 秒。

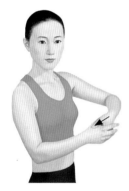

按揉尺泽穴 30 秒。

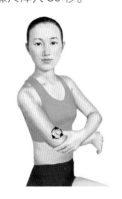

拿内关穴 30 秒。

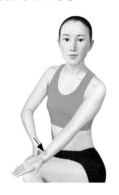

拿外关穴 30 秒。

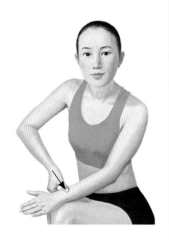

35. 咽喉肿痛伴有咽干口燥、喉痒、咳嗽、痰稠、精神疲惫、讲话费力者。

按揉尺泽穴 30 秒。

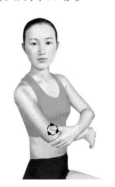

掐揉太渊穴 30 秒。

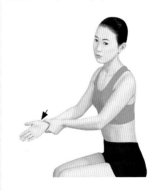

胃肠炎

常用穴位

1.头颈部 ◉攒竹穴　◉天突穴　◉翳风穴

2.胸腹部 ◉膻中穴　◉上脘穴　◉中脘穴　◉建里穴　◉气海穴　◉天枢穴　◉关元穴
◉神阙穴　◉章门穴

3.腰背部 ◉脾俞穴　◉胃俞穴

4.上肢部 ◉内关穴　◉合谷穴　◉支沟穴

5.下肢部 ◉梁丘穴　◉伏兔穴　◉足三里穴　◉照海穴

按摩方法

　　胃肠炎临床分类很细，有胃炎肠炎之分、有急性慢性之分，因同属于消化系统，治疗时归为两大类，即急性胃肠炎和慢性胃肠炎，同时调理胃肠。除统一按摩套路外，根据伴随症状进行加减。

慢性胃肠炎的治疗

1. 深呼吸3次使腹肌放松，双手掌重叠上腹部或下腹部（因病位不同而定），顺时针及逆时针方向各按摩30次，以透热为度，常可听到肠鸣音及排气，有时疼痛可随之缓解。

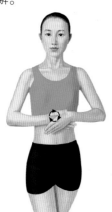

2. 拇指点揉足三里穴，至酸麻胀感并向脚趾放射为止，2~3分钟。

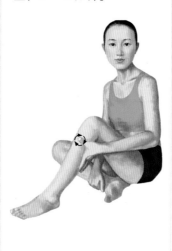

3. 示、中指按揉中脘穴2~3分钟。

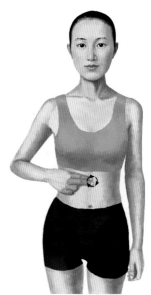

慢性胃肠炎的辨证加减

以胃脘痛为主症的慢性胃肠炎

1. 拇、示指点掐合谷穴2～3分钟，至酸麻胀感。

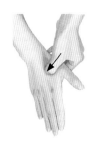

2. 示、中指点揉建里穴1分钟。

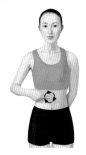

3. 双拇指点压脾俞穴10～15次。

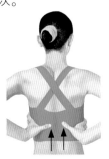

以吐酸为主的慢性胃肠炎

1. 小鱼际擦伏兔穴，以温热为度。

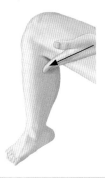

2. 双拇指点揉胃俞穴10～15次。

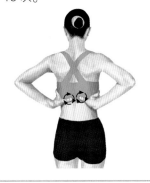

以呕吐为主的慢性胃肠炎

拇指点按内关穴2～3分钟。

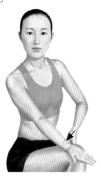

以食滞为主的慢性胃肠炎

1. 双掌叠按置于神阙穴，按揉2～3分钟。

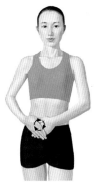

2. 掌根推两侧天枢穴，逐渐向下推至腹部。

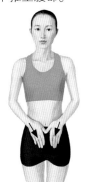

以嗳气、腹胀为主的慢性胃肠炎

1. 拇指揉按气海穴2～3分钟。

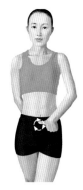

2. 双拇指按揉章门穴 2～3
分钟。

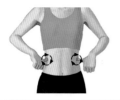

以呃逆为主的慢性胃肠炎

1. 示指按压天突穴 1 分钟。

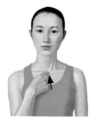

2. 示指按压翳风穴 1 分钟。

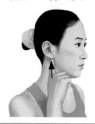

3. 自胸骨柄上缘开始指摩
至膻中穴，得热为度。

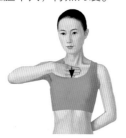

以腹泻为主的慢性胃肠炎

1. 掌摩关元穴，以透热为度。

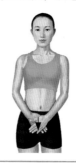

2. 示、中指按压天枢穴 1
分钟。

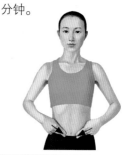

以便秘为主的慢性胃肠炎

1. 拇指点按支沟穴 1 分钟。

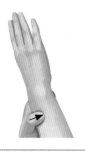

2. 拇指点按照海穴 1 分钟。

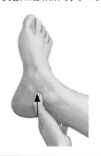

3. 双拇指按压大横穴 2～3
分钟。

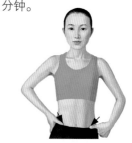

急性胃肠炎的治疗

以止痛为主，待疼痛缓解后，再按慢性胃肠炎方法治疗。

1. 拇指点揉梁丘穴 1 分钟。

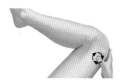

2. 推小腿外侧胃经 2～3
分钟。

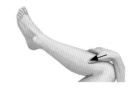

小贴士

莲子粥辅治慢性胃炎：莲
子50克用开水泡胀，削皮去
心，倒入锅内，加水，煮半小
时。再将糯米50克洗净倒入
锅内，加水煮10分钟后倒入
莲子肉及汤，加糖，改用小
火炖半小时即可。

便秘

常用穴位

◉中脘穴　◉天枢穴　◉脾俞穴　◉肾俞穴　◉大肠俞穴　◉支沟穴　◉三里穴　◉曲池穴
◉八髎穴　◉长强穴　◉下巨虚穴　◉膻中穴　◉中府穴　◉云门穴　◉期门穴　◉章门穴
◉胃俞穴　◉命门穴　◉涌泉穴　◉足三里穴

按摩方法

1. 基本手法

（1）用指摩法施于中脘穴、天枢穴，每穴约 2 分钟。

（2）用掌摩法顺时针方向摩整个腹部 6 分钟左右。

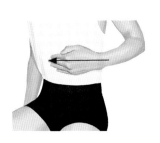
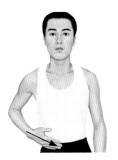
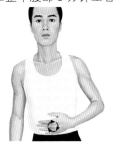

（3）用三指按揉法按揉脾俞穴、肾俞穴、大肠俞穴等各 1 分钟左右。

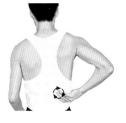
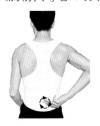
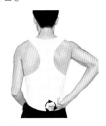

（4）用掌平推法横推腰部 2 分钟左右。

（5）用掌搓法搓骶部八髎穴，以透热为度。

（6）用中指按法按长强穴 2 分钟左右。

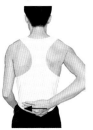
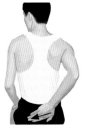
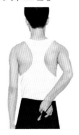

2. 根据病情加减

（1）胃肠燥热证。

①用拇指按揉法按揉足三里穴、支沟穴、曲池穴各1分钟左右。

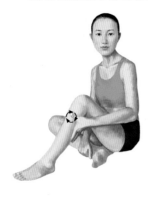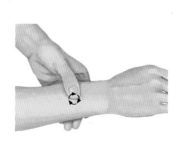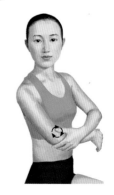

②用拇指平推法从足三里穴，开始向下推到下巨虚穴，反复操作2分钟左右。

（2）气机郁滞证。

①用指摩法摩膻中穴1分钟左右。

②用三指按揉法按揉中府穴、云门穴、期门穴、章门穴各1分钟左右。

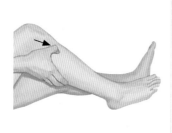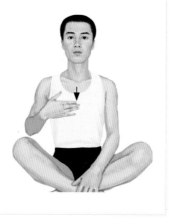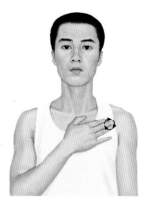

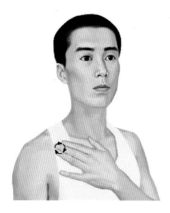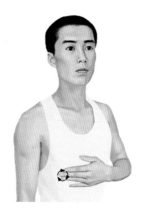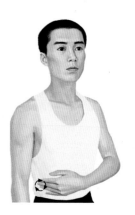

（3）气血亏损证。

①用掌擦法横擦脾俞穴、胃俞穴处，以透热为度。

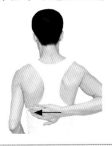

②用拇指按揉足三里穴2分钟左右。

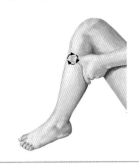

小贴士

治疗习惯性便秘一方：草决明100克，微火炒一下，注意别炒煳。每日取5克，放入杯内用开水冲泡，加适量白糖，泡开后饮用，喝完可再续冲2～3杯，连服7～10天即可见效。

（4）阴寒凝结证。

①用掌擦法擦腰部肾俞穴及骶部八髎穴处，均以透热为度。

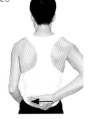

②用掌擦法擦腰部命门穴及骶部八髎穴处，均以透热为度。

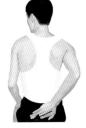

③用小鱼际擦法擦足底涌泉穴，以透热为度。

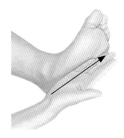

腹泻

常用穴位

◉中脘穴　◉气海穴　◉关元穴　◉脾俞穴　◉胃俞穴　◉大肠俞穴　◉长强穴　◉足三里穴
◉肾俞穴　◉命门穴　◉章门穴　◉期门穴　◉太冲穴　◉行间穴

按摩方法

1. 基本手法

（1）用指摩法摩中脘穴、气海穴、关元穴各2分钟左右。

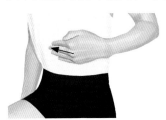
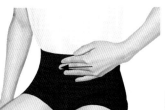
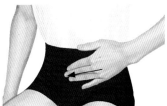

（2）用掌摩法逆时针方向摩腹 5 分钟左右。

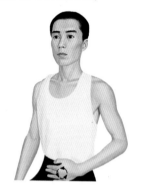

（3）用三指按揉法按揉脾俞穴、胃俞穴、大肠俞穴各 2 分钟左右。

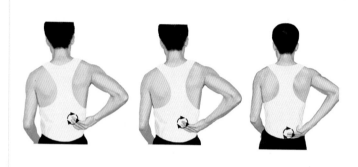

（4）用中指按长强穴 1 分钟左右。

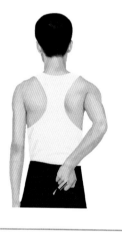

2. 根据病情加减

（1）脾胃虚弱证。

①用掌按揉法按揉中脘穴、气海穴各 2 分钟左右。

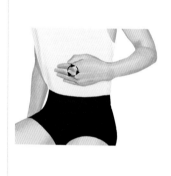

②用拇指弹拨法弹拨足三里穴 2 分钟左右。

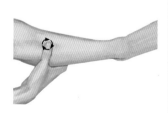

③用掌按法按大腿内侧肌肉 2 分钟左右。

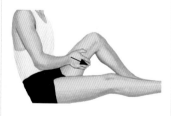

（2）脾肾阳虚证。

①用掌按揉法按揉关元穴 5 分钟左右。

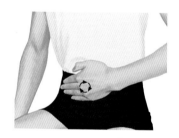

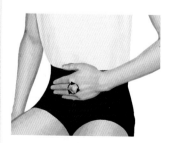

②用掌擦法横擦腰部肾俞穴、命门穴各 1 分钟左右。

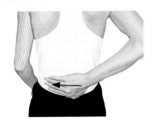

（3）肝气乘脾证。

①用拇指指端点法点按章门穴、期门穴各 1 分钟左右。

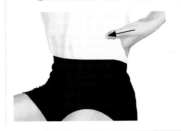

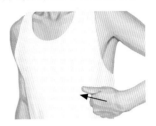

②用拇指指端点法点按太冲穴、行间穴各 1 分钟左右。

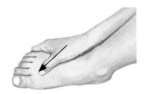

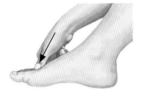

③用掌搓法搓两胁部，以两胁微热为度。

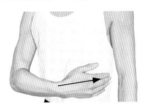

胃痛

常用穴位

◉中脘穴　◉气海穴　◉天枢穴　◉足三里穴　◉章门穴　◉脾俞穴　◉胃俞穴　◉三焦俞穴
◉内关穴　◉合谷穴　◉大肠俞穴　◉八髎穴　◉膻中穴　◉期门穴　◉关元穴　◉肾俞穴
◉命门穴　◉梁丘穴

按摩方法

1. 基本手法

（1）用掌摩法在胃部治疗，使热渗透于胃部，时间约 5 分钟。

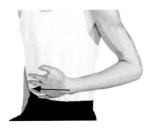

（2）用三指按揉法按揉中脘穴、气海穴各 2 分钟左右。

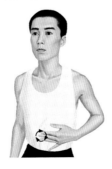

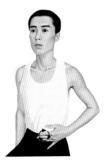

（3）用三指按揉法按揉
天枢穴 2 分钟左右。

（4）用拇指按揉法按揉足三里穴、章门穴各 2 分钟左右。

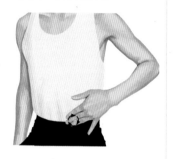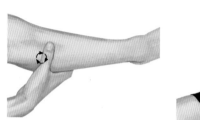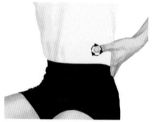

（5）用三指按揉法按揉脾俞、胃俞、三焦俞等各约 1 分钟。

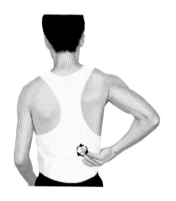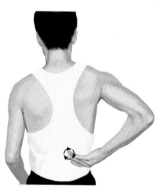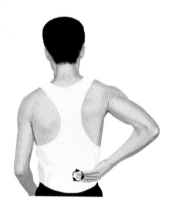

（6）用拇指按揉法或掐法在内关穴、合谷穴做较强的刺
激，每穴 1 分钟左右。

（7）用搓法搓两胁各 1
分钟左右。

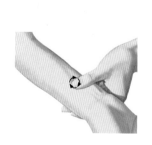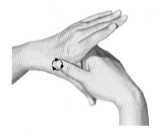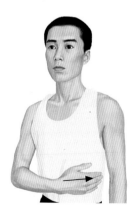

2. 根据病情加减

（1）寒邪犯胃证。

①用拇指端点法在脾俞穴、胃俞穴处治疗，每穴约1分钟。

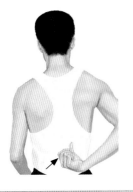

②用掌摩法横摩上腹部3分钟左右。

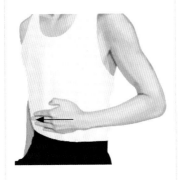

（2）饮食积滞证。

①用三指按揉法按揉大肠俞穴3分钟左右。

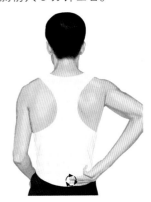

②用三指按揉法按揉八髎穴3分钟左右。

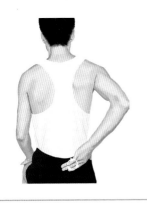

③用掌平推法横推上腹部3分钟左右。

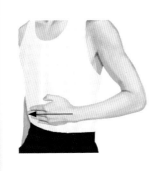

（3）肝气犯胃证。

①用指摩法在膻中穴治疗3分钟左右。

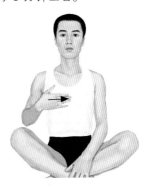

②用拇指端点法在两侧章门穴、期门穴处治疗各1分钟左右。

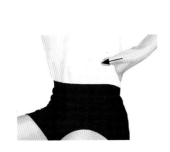

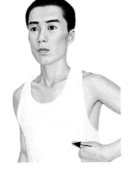

（4）脾胃虚寒证。

①用掌按揉法按揉中脘穴2分钟左右。

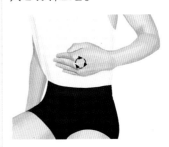

②用掌按揉法按揉关元穴 2 分钟左右。

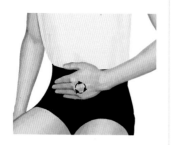

③用掌擦法横擦腰部肾俞穴、命门穴，以透热为度。

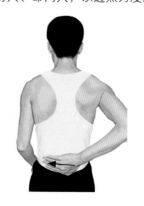

（5）疼痛剧烈者。

①先在背部脾俞穴附近压痛点用较重的拇指端点法或三指弹拨法治疗 2 分钟左右。

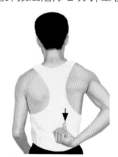

②先在背部胃俞穴附近压痛点用较重的拇指端点法或三指弹拨法治疗 2 分钟左右。

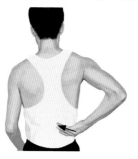

③用单指叩点法或五指叩点法叩点梁丘穴、足三里穴各 1 分钟左右。

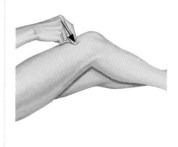

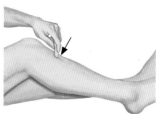

小贴士

胃痛食疗四方：

（1）柚子蒸鸡：寒冷时腹痛、胃痛，可取柚子 1 个（留在树上，用纸包好，经霜后采下）切碎，童子鸡 1 只（去内脏），放于锅中，加入黄酒、红糖适量，蒸至烂熟，1～2 日吃完。柚子属于柑橘类，它与陈皮有相同的功能，能排除淤积在器官中的滞留物，特别适用于有消化不良症状的胃寒证患者。

（2）煎羊心：羊心 1 个洗净开一个小洞，放进 20 粒白胡椒，用香油煎来吃，最好是以平底锅小火，不停地翻煎，煎到里外皆熟为止。就寝前，将白胡椒、羊心一同吃，连续吃几个，就可见效。

（3）烤黄雌鸡：脾胃虚弱而有下痢的患者，可取黄雌鸡 1 只，掏净内脏，以盐、酱、醋、茴香、小辣椒等拌匀，刷于鸡上，用炭火炙烤，空腹食用。

（4）蒸猪肚：猪肚 1 个洗净，老姜切成硬币厚的姜片 5 片，放入猪肚中，入蒸锅中蒸烂，连汤吃下，可分 2 次食用。

颈背痛

常用穴位

◉风池穴　◉风府穴　◉大椎穴　◉肩井穴

按摩方法

1. 用拇指按揉法按揉颈椎棘突两侧肌肉3分钟左右，揉颈部正中线2分钟左右。

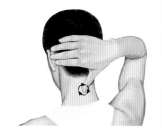

2. 用三指按揉法在颈项部及上背部治疗6分钟左右。

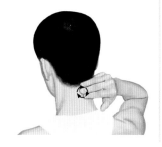

3. 用拿法拿颈椎棘突两侧的肌肉，自上向下移动，从风池穴到大椎穴，反复操作5分钟左右。

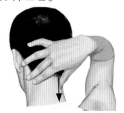

4. 用三指按揉法按揉风府穴、风池穴、肩井穴，每穴约2分钟。

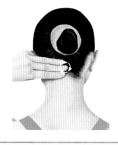
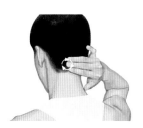
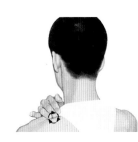

5. 用三指弹拨法弹拨颈椎棘突两侧的肌肉，按照自上而下的移动，反复操作5分钟左右。

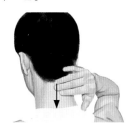

6. 用掌擦法擦颈项部和上背部，均以透热为度。

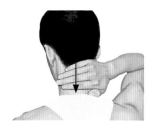

小贴士

"旱地划船"缓解颈背痛：直立，由髋处上体前倾，弯腰挺胸，抬头向前看，双手前举（如抓住双桨）。双手从前往后做运动（如拉船桨动作）。每次做50回合，每天晚上做1次。

腰痛

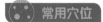

常用穴位

◎三焦俞穴　◎肾俞穴　◎大肠俞穴　◎气海俞穴　◎关元俞穴　◎膀胱俞穴　◎志室穴

按摩方法

1. 用掌摩法横摩整个腰部5分钟左右。

2. 用三指按揉法按揉腰椎两侧的三焦俞穴、肾俞穴、气海俞穴、大肠俞穴、关元俞穴、膀胱俞穴、志室穴，每穴2分钟左右。

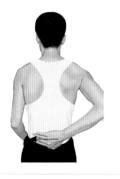
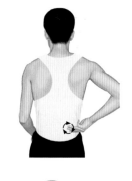
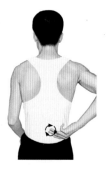

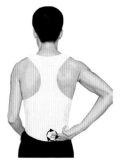
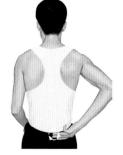
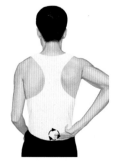

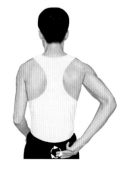
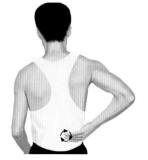

3. 用掌按揉法按揉腰部疼痛部位 5 分钟左右。

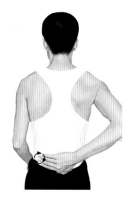

4. 用掌擦法横擦腰部，以透热为度。

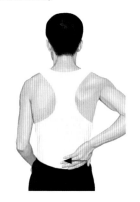

5. 用拇指按法按腰痛穴 2 分钟左右。

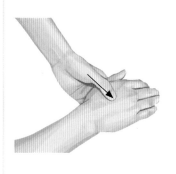

6. 用三指按揉法按揉委中穴 2 分钟左右。

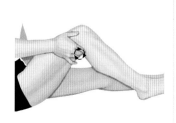

7. 用虚掌拍法轻拍腰骶部疼痛部位 30 秒左右。

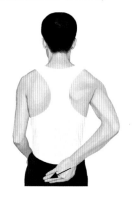

8. 用捶法轻捶腰骶部 30 秒左右。

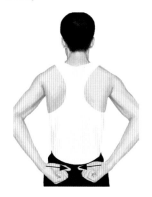

小贴士

巧治腰痛三法：

（1）倒行：找一平坦地，双手叉腰，腰背挺直，两眼直视正前方，向后退着走，速度可适当加快。若在练倒行时，再加做几下腰部运动，效果更好。

（2）麦麸加醋热敷法：在 1500 克麦麸之中加入 500 克陈醋，一起拌匀，炒热，趁热装入布袋中，扎紧袋口后立即热敷患处，凉后再炒热再敷，每 3 小时敷 1 次，1 次敷 30 分钟，效果明显。

（3）姜水热敷法：先在热姜水里加少许盐和醋，然后用毛巾浸泡再拧干，敷在患处，反复数次。此法能使肌肉放松，舒筋活血，缓解疼痛。

耳鸣、耳聋

常用穴位

1. **头面部** ◉百会穴　◉太阳穴　◉下关穴　◉上关穴　◉听会穴
　　　　　◉耳门穴　◉听宫穴　◉翳风穴　◉风池穴

2. **背腰部** ◉大椎穴　◉肩井穴　◉命门穴　◉肾俞穴

3. **胸腹部** ◉气海穴　◉中脘穴

4. **上肢部** ◉合谷穴　◉中渚穴

5. **下肢部** ◉足三里穴　◉丰隆穴　◉太冲穴　◉丘墟穴　◉三阴交穴　◉太溪穴

按摩方法

1. 擦耳周部1～2分钟。

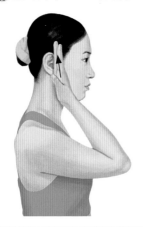

2. 鸣天鼓：以两手掌心按紧两耳孔，两手其余四指指尖向后并对称横放在枕部两侧，中指重叠，用一手中指螺纹面叩击另一手中指指甲部8～10次，两手交替进行，可闻及鼓音。

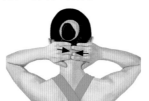

3. 耳膜按摩术：用双手示指尖指压耳屏，或用掌心按住耳道口，一按一放，反复40次。

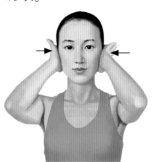

4. 按耳前三穴：拇、示、中指螺纹面按揉耳前听会穴、耳门穴、听宫穴各0.5～1分钟。

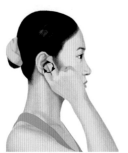

5. 示、中指按压下关穴、上关穴各0.5～1分钟。

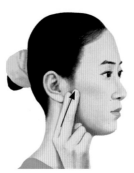

6. 示、中指按揉百会穴0.5～1分钟。

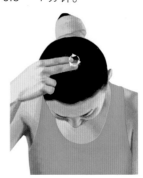

7. 按压翳风穴 0.5 ~ 1 分钟。

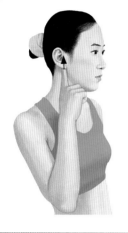

8. 点揉风池穴 0.5 ~ 1 分钟。

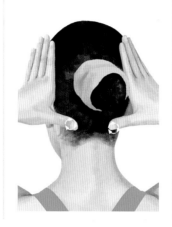

9. 拿颈项 1 ~ 2 分钟。

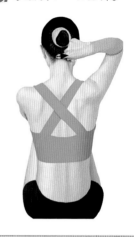

10. 按大椎穴 1 ~ 2 分钟。

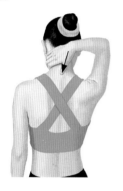

11. 按压中渚穴 0.5 ~ 1 分钟。

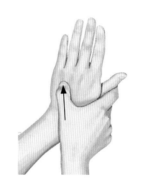

12. 以螺纹面自前额至枕后抹头侧部，反复 10 次。

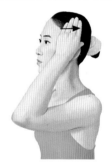

风热侵袭型

1. 揉太阳穴 0.5 ~ 1 分钟。

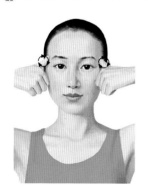

2. 按肩井穴 0.5 ~ 1 分钟。

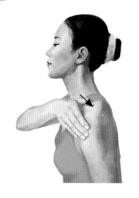

3. 按揉合谷穴 0.5 ~ 1 分钟。

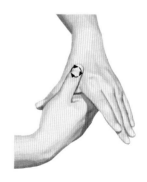

肝火上扰型

1. 点太冲穴 0.5 ~ 1 分钟。

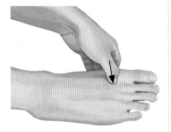

2. 按压丘墟穴 0.5 ~ 1 分钟。

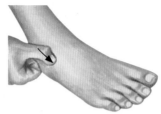

痰火郁结型

1. 拇指按揉足三里穴 0.5 ~ 1 分钟。

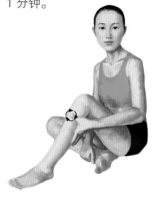

2. 按揉丰隆穴 0.5 ~ 1 分钟。

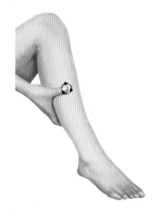

肾精亏损型

1. 擦命门穴、肾俞穴 20 ~ 30 次。

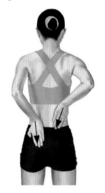

2. 按揉气海穴 0.5 ~ 1 分钟。

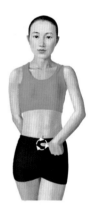

3. 拇指揉按三阴交穴 0.5 ~ 1 分钟。

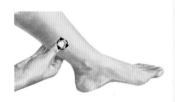

4. 按揉太溪穴 0.5 ~ 1 分钟。

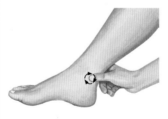

脾胃虚弱型

揉摩腹部 2 ~ 3 分钟。

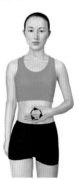

失眠

1.头部　◉百会穴　◉囟会穴　◉太阳穴　◉瞳子髎穴　◉风池穴　◉安眠穴

2.胸腹部　◉膻中穴　◉期门穴　◉日月穴　◉中脘穴　◉建里穴　◉中极穴

3.腰背部　◉脾俞穴　◉胃俞穴　◉肾俞穴　◉大肠俞穴

4.上肢部　◉内关穴　◉神门穴　◉劳宫穴　◉阴郄穴　◉曲泽穴　◉大陵穴

5.下肢部　◉三阴交穴　◉太溪穴　◉阴陵泉穴　◉足三里穴　◉阳陵泉穴　◉绝骨穴
　　　　　　◉太冲穴　◉行间穴　◉涌泉穴

按摩方法

1. 用两手示、中指螺纹面由内向外抹前额 30 次。

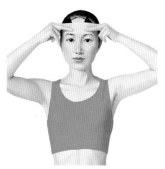

2. 双眼微闭，用两手中指或环指的螺纹面，分别附着在眼睑的内侧，然后自内向外分抹 20 ~ 30 次。

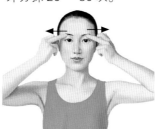

3. 用两手拇指内侧面揉两侧太阳穴 30 秒。

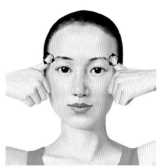

4. 用两手四指内侧面自颞部两侧由前向后推揉 30 秒。

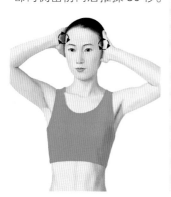

5. 用手掌根部拍打囟会穴 10 ~ 15 次。

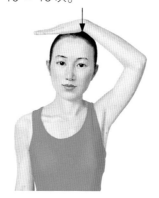

6. 用两手拇指指端按揉两侧风池穴 30 秒。

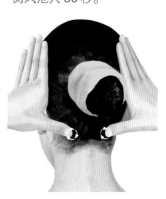

7. 拇指指端按压印堂穴 20 次。

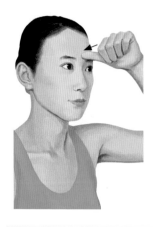

8. 用手掌大鱼际顺时针按揉中脘穴 2 分钟。

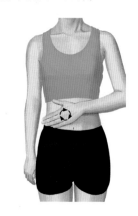

9. 以拇指螺纹面按压神门穴 10 次。

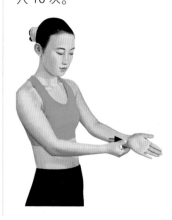

10. 拇指按压中脘穴 20 次。

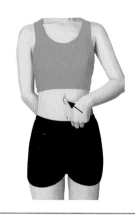

11. 拇指按压内关穴 20 次。

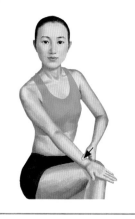

12. 拇指按揉足三里穴 30 秒。

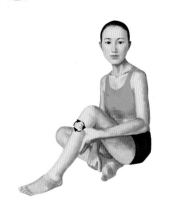

13. 拇指按揉三阴交 30 秒。

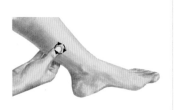

14. 拇指向下推阴陵泉穴 30 次。

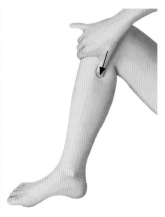

15. 推移至三阴交穴 30 次。

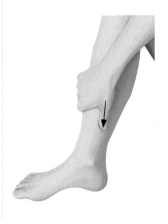

16. 用拇指向下推阳陵泉穴 30 次。

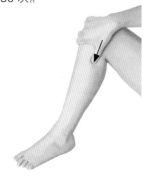

17. 推移至绝骨穴 30 次。

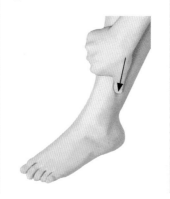

18. 将双手掌相对搓热。

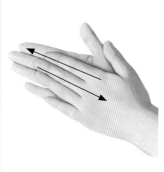

19. 用双掌贴在腰的两侧。

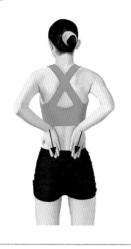

20. 自肾俞穴至大肠俞穴做上下往返推擦，至局部有温热感为度。

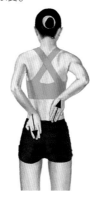

21. 用一手掌面置于上腹部的建里穴，然后做顺时针的环形揉动 30 次。

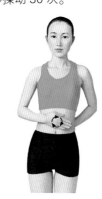

22. 换用另一手掌面置于下腹部的中极穴，然后做顺时针的环形揉动 30 次。

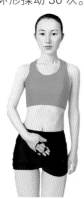

23. 用双手掌对按双侧的侧头部 2 分钟。

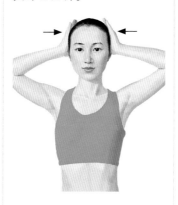

24. 若心肾不交，屈示指点按大陵穴 1 分钟。

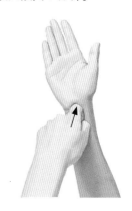

25. 双手拇指点按肾俞穴 1 分钟。

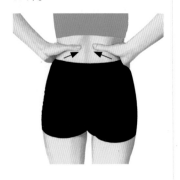

26. 拇指点按太溪穴 1 分钟。

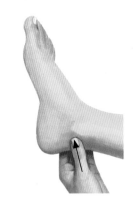

27. 若心脾两虚，拇指按压阴郄穴 20 次。

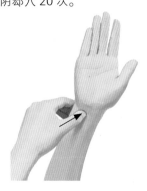

28. 拇指按压三阴交穴 20 次。

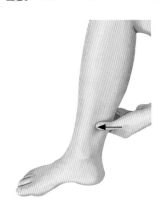

29. 拇指按压脾俞穴 20 次。

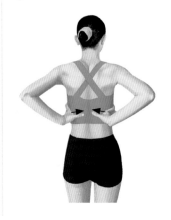

30. 拇指按压胃俞穴 20 次。

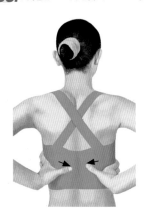

31. 若肝胆湿热，拇指点按太冲穴 1 分钟。

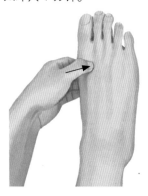

32. 拇指点按行间穴 1 分钟。

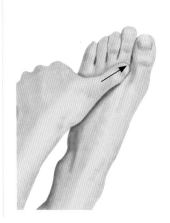

33. 掌摩日月穴 1 分钟。

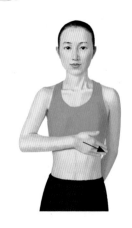

34. 掌摩期门穴 1 分钟。

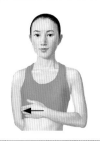

35. 若心火亢盛，小鱼际擦劳宫穴，以透热为度。

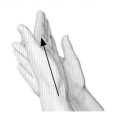

36. 小鱼际擦涌泉穴，以透热为度。

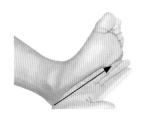

37. 拇指揉曲泽穴 1 分钟。

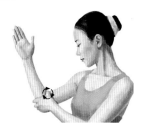

小贴士

失眠食疗两方：

（1）百合拌蜂蜜：取生百合 6 ~ 9 克、蜂蜜 1 ~ 2 匙，拌和蒸熟，临睡前适量食用，对睡眠不宁、惊悸易醒的失眠患者有所助益。但要注意，服用此方，睡前不可吃得太饱。

（2）核桃仁粥：每次取核桃仁 50 克，碾碎；另取大米若干，洗净加水适量，用小火煮成核桃仁粥。

近视

常用穴位

1.头面部 ◉睛明穴 ◉攒竹穴 ◉四白穴 ◉鱼腰穴 ◉印堂穴 ◉阳白穴 ◉丝竹空穴 ◉太阳穴 ◉风池穴

2.腰背部 ◉大椎穴 ◉肝俞穴 ◉肾俞穴

3.下肢部 ◉光明穴

4.上肢部 ◉养老穴

按摩方法

1. 以右手拇指从右侧太阳穴处开始以推法经阳白穴、印堂穴、左侧阳白穴，缓慢推至左侧太阳穴止，反复操作 5 次。

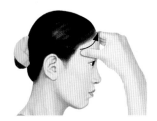
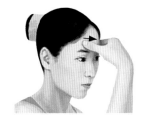
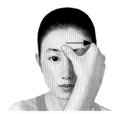

2. 以左手拇指从左侧太阳穴处开始以推法经阳白穴、印堂穴、右侧阳白穴，缓慢推至右侧太阳穴止，反复操作 5 次。

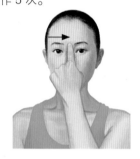

3. 以右手或左手的拇指和示指指甲掐两侧的睛明穴 30 次，以酸胀为度。

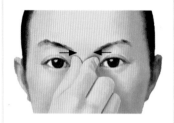

4. 以两手的拇指指端对置于两侧攒竹穴，稍用力向下点按 30 次，以酸胀为度。

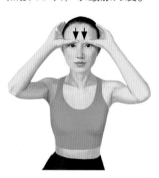

5. 以两手的拇指指端对置于两侧鱼腰穴，稍用力向下点按 30 次，以酸胀为度。

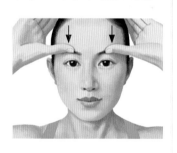

6. 以两手的示指或中指螺纹面置于两侧四白穴、丝竹空穴，稍用力按揉 30 次，以酸胀为度。

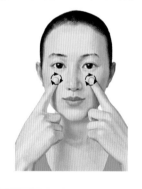

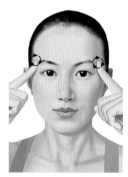

7. 以两手示指、中指螺纹面对置于两侧攒竹穴，由内向外沿眉弓经鱼腰至眉梢处，反复抹动 5 ~ 10 次。两手拇指可分置于两侧面颊部以助力。

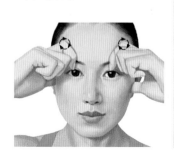

8. 轻闭双眼，以两手示指、中指螺纹面分别置于两眼上下泡，由内向外沿眼眶上下缘抹动 10 次。

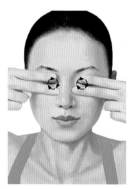

9. 轻闭双眼，以两手掌心互相搓热后，趁热分别置于两眼球上，慢慢向下压，待眼球有微胀感时将手抬起，反复操作 5 次。

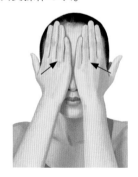

10. 以两手中指螺纹面分别置于两侧风池穴，按揉 30 次。

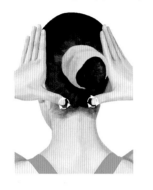

11. 沿颈椎按揉两侧肌肉，自上向下至大椎穴高度，反复 5 ~ 10 次。

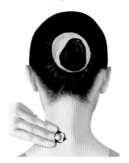

12. 拇指指端按揉上肢部养老穴 30 次。

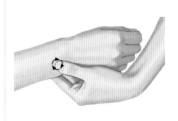

13. 拇指指端按揉下肢部光明穴 30 次。

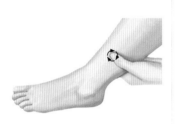

14. 拇指指端按揉背部肝俞穴 30 次。

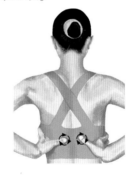

15. 以拇指指端按揉背部肾俞穴 30 次。

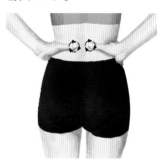

16. 手握空拳，轻轻叩击前头部 10 次。

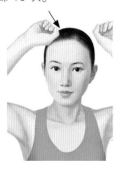

17. 手握空拳，轻轻叩击侧头部 10 次。

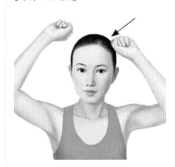

18. 用示指螺纹面弹打眼眶周围区域 10 次。

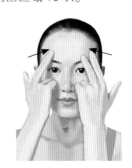

小贴士

近视与长期近距离阅读有关。近距离阅读，使眼部睫状肌经常处于痉挛状态，只有看远时，睫状肌才会自然放松。在放风筝时，人们随着风筝的升高而逐渐看远，因此能有效预防近视眼的发生。

遗精

常用穴位

◎志室穴　◎足三里穴　◎脾俞穴　◎胃俞穴　◎阴陵泉穴　◎三焦俞穴　◎膀胱俞穴
◎涌泉穴　◎内关穴　◎神门穴　◎曲池穴　◎三阴交穴　◎太溪穴　◎合谷穴　◎八髎穴
◎肾俞穴　◎命门穴　◎气海穴　◎关元穴、中极穴　◎神阙穴

按摩方法

1. 基本手法

（1）用掌按揉法在神阙穴处治疗5分钟左右。

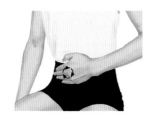

（2）用掌摩法摩小腹部5分钟左右。

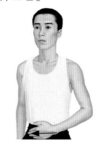

（3）用三指按揉法按揉气海穴2分钟左右。

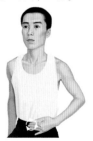

（4）用三指按揉法按揉关元穴、中极穴，每穴各2分钟左右。

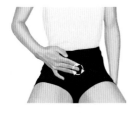
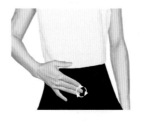

（5）用三指按揉法按揉肾俞穴2分钟左右。

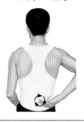

（6）用三指按揉法按揉命门穴2分钟左右。

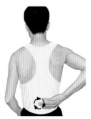

（7）用掌擦法擦肾俞穴、命门穴、八髎穴，均以透热为度。

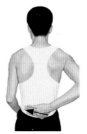
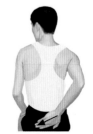

（8）用拇指按揉法按揉三阴交穴、太溪穴、合谷穴各 2 分钟左右。

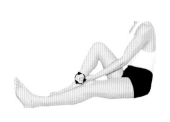 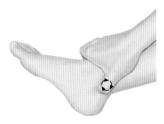 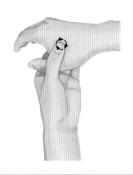

（9）用拿法拿大腿内侧肌肉 3 分钟左右。

2. 根据病情加减

（1）阴虚火旺证。

①用拇指按揉法按揉内关穴、神门穴、曲池穴，每穴各 1 分钟左右。

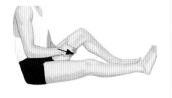 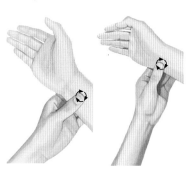 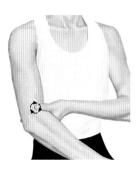

②用小鱼际擦法擦涌泉穴，以透热为度。

（2）湿热下注证。

①用三指按揉法按揉三焦俞穴、膀胱俞穴各 2 分钟左右。

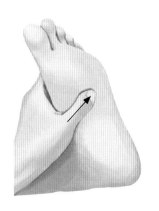 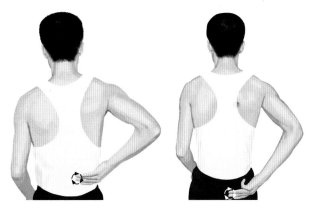

②用拇指按揉法按揉曲池穴、阴陵泉穴各 1 分钟左右。

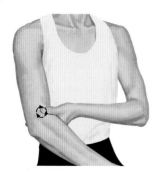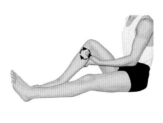

（3）心脾两虚证。

①用三指按揉法按揉脾俞穴 2 分钟左右。

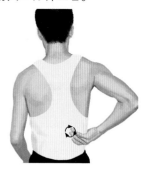

②用三指按揉法按揉胃俞穴 2 分钟左右。

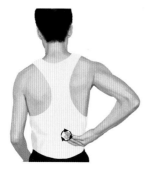

③用拇指按揉法按揉内关穴、足三里穴各 1 分钟左右。

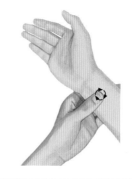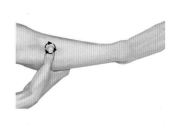

（4）肾虚不固证。

①用三指按揉法按揉肾俞穴、志室穴各 2 分钟左右。

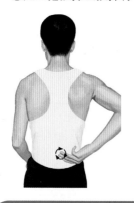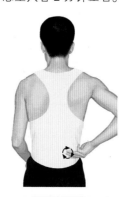

②用小鱼际擦法擦涌泉穴，以透热为度。

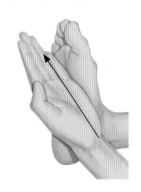

小贴士

蝎子末治遗精：全蝎2只（中药店有售）焙黄研末，用黄酒送服，汗出而愈，主治遗精白浊。蝎子是我国传统的名贵药材，具有抗癌、解毒、止痛等功能，对于男子遗精也有不错疗效。

阳痿

常用穴位

◉神阙穴 ◉气海穴 ◉关元穴 ◉中极穴 ◉脾俞穴 ◉肾俞穴 ◉腰阳关穴 ◉三阴交穴
◉命门穴 ◉内关穴 ◉足三里穴 ◉血海穴 ◉膀胱俞穴 ◉天枢穴 ◉大肠俞穴 ◉丰隆穴
◉阴陵泉穴 ◉八髎穴 ◉太阳穴 ◉神门穴 ◉胆囊穴

按摩方法

1. 基本手法

（1）用掌按揉法按揉神
阙穴5分钟左右。

（2）用中指按法按气海穴、关元穴各2分钟左右。

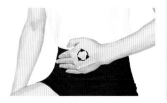

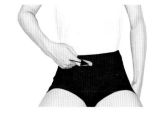

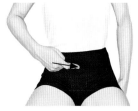

（3）用中指按法按中极
穴2分钟左右。

（4）用掌摩法摩小腹部
5分钟左右。

（5）用掌震颤法震颤小
腹部1分钟左右。

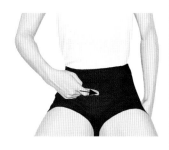

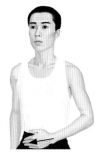

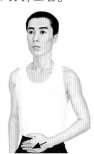

（6）用三指按揉法按揉脾俞穴、肾俞穴、命门穴、腰阳关穴各2分钟左右。

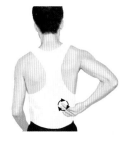

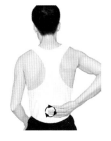

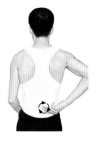

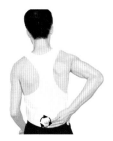

（7）用拇指按法按三阴交穴2分钟左右。

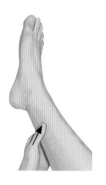

（8）用拿法拿大腿内侧肌肉5分钟左右。

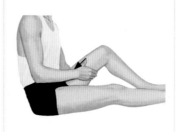

2. 根据病情加减

（1）命门火衰证。

①用指摩法摩肾俞穴2分钟左右。

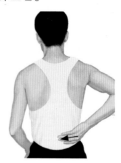

②用指摩法摩命门穴2分钟左右。

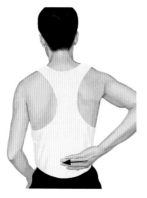

③用掌擦法擦肾俞穴、命门穴、八髎穴，均以透热为度。

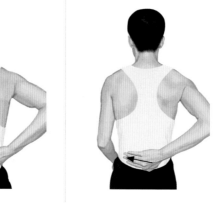

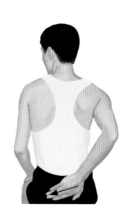

（2）心脾两虚证。

①用拇指按法或掐法在内关穴处治疗1分钟左右。

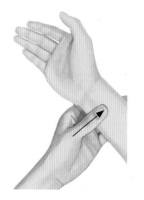

②用单指叩点法或五指叩点法在血海穴、足三里穴处各治疗1分钟左右。

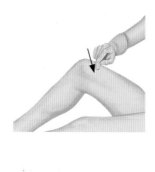

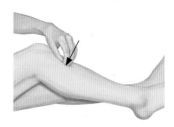

（3）湿热下注证。

①用三指按揉法按揉天枢穴、大肠俞穴、膀胱俞穴各2分钟左右。

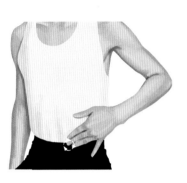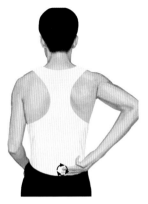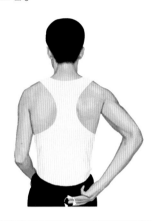

②用单指或五指叩点足三里穴、丰隆穴各1分钟左右。

③用拇指按法按阴陵泉穴1分钟左右。

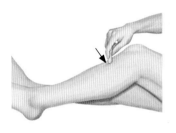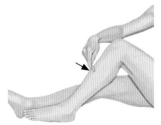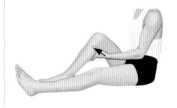

（4）恐惧伤肾证。

①用中指分抹法或三指分抹法分抹前额部1分钟左右。

②用五指拿头法拿头部2分钟左右。

③用拇指按揉法按揉太阳穴1分钟左右。

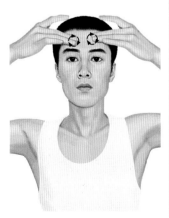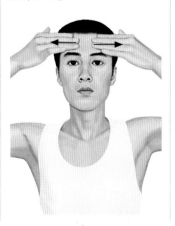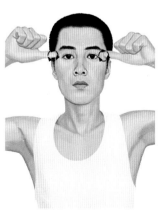

④用拇指按揉法按揉神门穴、胆囊穴各 1 分钟左右。

⑤用拿法拿上肢内侧肌肉 2 分钟左右。

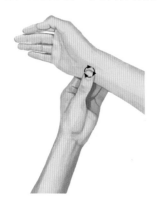
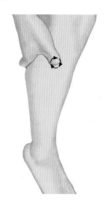
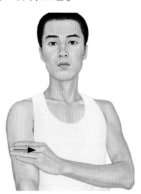

早泄

常用穴位

◉气海穴　◉关元穴　◉中极穴　◉脾俞穴　◉肾俞穴　◉命门穴　◉腰阳关穴　◉八髎穴
◉内关穴　◉曲池穴　◉神门穴　◉涌泉穴　◉足三里穴

按摩方法

1. 基本手法

（1）用掌摩法摩小腹部 5 分钟左右。

（2）用三指按揉法按揉气海穴、关元穴各 2 分钟左右。

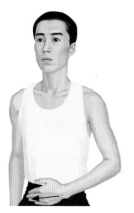
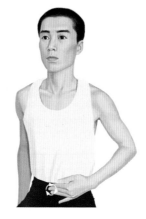
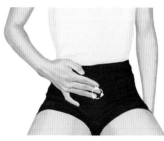

（3）用三指按揉法按揉中极穴2分钟左右。

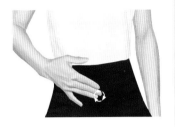

（4）用掌按揉法按揉气海穴3分钟左右。

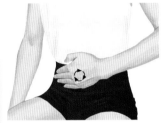

（5）用三指按揉法按揉脾俞穴、肾俞穴、命门穴、腰阳关穴，每穴各1分钟左右。

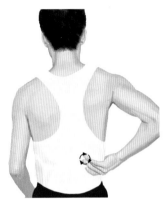

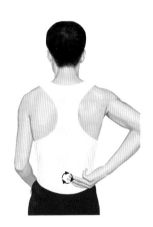

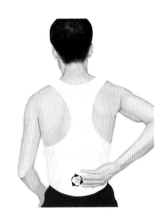

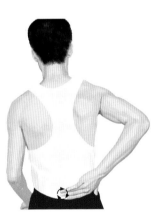

（6）用掌擦法横擦肾俞穴、命门穴，以透热为度。

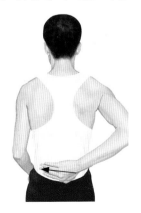

（7）用虚掌拍法轻拍八髎穴1分钟左右。

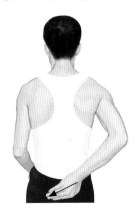

（8）用拇指按揉法按揉内关穴2分钟左右。

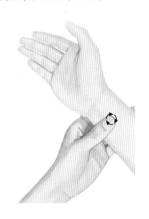

2. 根据病情加减

（1）阴虚火旺证。

①用拇指按揉法按揉曲池穴、神门穴，每穴各 2 分钟左右。

②用小鱼际擦法擦涌泉穴，以透热为度。

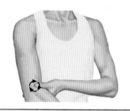
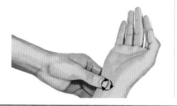
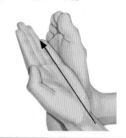

（2）阴阳两虚证。

①用拇指弹拨法弹拨足三里穴 2 分钟左右。

②用掌按揉法按揉肾俞穴 2 分钟左右。

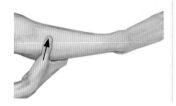
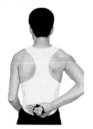

小贴士

牛睾丸治早泄：牛睾丸2个，鸡蛋2只，白糖、盐、豉油、胡椒粉各适量。将牛睾丸捣烂，鸡蛋去壳，共拌均匀，锅内放少许食油烧热煎煮，可佐餐食。

前列腺疾病

常用穴位

1. 腹部 ◉中脘穴　◉气海穴　◉中极穴　◉气冲穴　◉水道穴　◉天枢穴　◉志室穴

2. 腰骶部 ◉大椎穴　◉三焦俞穴　◉肾俞穴　◉脾俞穴　◉大肠俞穴　◉膀胱俞穴　◉命门穴　◉八髎穴

3. 上肢部 ◉曲池穴　◉合谷穴　◉列缺穴

4. 下肢部 ◉阴陵泉穴　◉三阴交穴　◉太溪穴　◉太冲穴　◉涌泉穴

按摩方法

1. 手掌揉摩小腹部 3 分钟。

2. 示、中指按揉气海穴 50 ~ 60 次。

3. 按揉天枢穴 50 ~ 60 次。

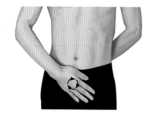
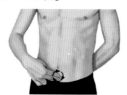
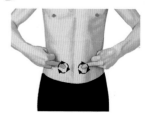

4. 大鱼际按揉中极穴 50 ～ 60 次。

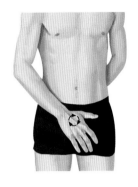

5. 示、中指按揉气冲穴 50 ～ 60 次。

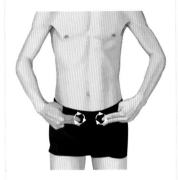

6. 大鱼际按揉水道穴 50 ～ 60 次。

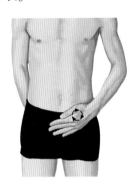

7. 双手握拳，用掌指关节揉拨腰椎部背柱两侧，上下 20 次，酸痛部多施手法。

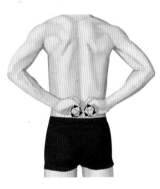

8. 双手示、中指按揉三焦俞穴 2 ～ 3 分钟。

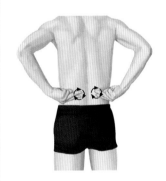

9. 双手拇指按揉肾俞穴 2 ～ 3 分钟。

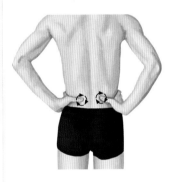

10. 双手掌按揉膀胱俞穴 2 ～ 3 分钟。

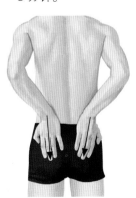

11. 拇指按揉命门穴 2 ～ 3 分钟。

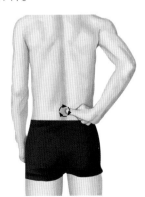

12. 掌根擦八髎穴 30 次。

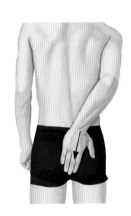

13. 拇指按揉阴陵泉穴 2 ~ 3 分钟。

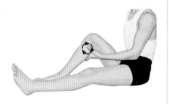

14. 拇指按揉三阴交穴 2 ~ 3 分钟。

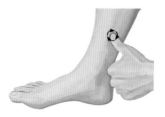

15. 拇指按揉太溪穴 2 ~ 3 分钟。

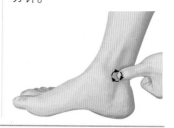

16. 拇指按揉太冲穴 2 ~ 3 分钟。

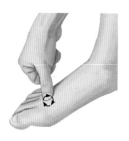

17. 小鱼际擦涌泉穴 2 ~ 3 分钟。

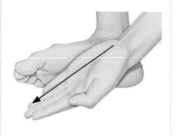

18. 急性前列腺炎，拇指按合谷穴 30 次。

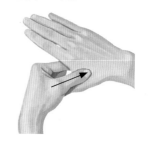

19. 拇指揉曲池穴 2 分钟。

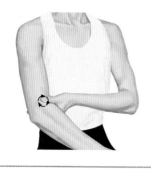

20. 拇指点按大椎穴 30 次。

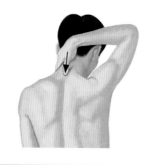

21. 慢性前列腺炎，拇指按阴陵泉穴 30 次。

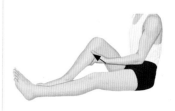

22. 大鱼际揉中脘穴 2 分钟。

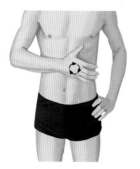

23. 拇指点中极穴 20 次。

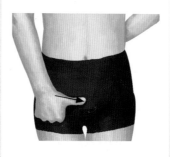

24. 双拇指揉脾俞穴 1 分钟。

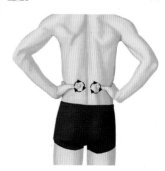

25. 以双手拇指揉大肠俞穴 1 分钟。

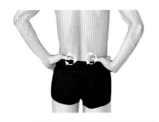

26. 双掌擦志室穴，以透热为度。

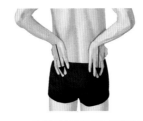

27. 前列腺增生，示指推列缺穴 30 次。

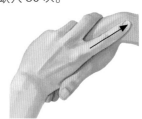

28. 双手示、中指按揉水道穴 1 分钟。

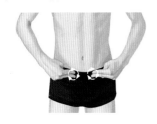

小贴士

前列腺食疗两方：

（1）白兰花猪肉汤：将猪瘦肉 200 克洗净，切小块，与鲜白兰花 30 克加水煲汤，加少许盐调味。饮汤食肉，每日 1 次。本方补肾滋阴，适用于男子前列腺炎及女子白带过多等病。

（2）萝卜浸蜜：白萝卜 1500 克，洗净，去皮切片，用蜂蜜 500 克浸泡 10 分钟，焙干，再浸再焙，不要焙焦，连焙 3 次。每次嚼服数片，盐水送服，每日 4～5 次。适用气滞血瘀型慢性前列腺炎。

经前期综合征

常用穴位

◉太阳穴　◉劳宫穴　◉肝俞穴　◉脾俞穴　◉胃俞穴　◉足三里穴　◉血海穴　◉太冲穴
◉三阴交穴　◉章门穴　◉天突穴　◉阴陵泉穴

按摩方法

首先要判断出你的经前期综合征属于哪种类型，然后根据类型选择适当的按摩方法治疗。

1. 基本手法

（1）用中指分抹法或三指分抹法分抹前额、眼眶，约 5 分钟。

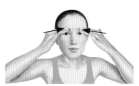

（2）用中指按揉法按揉太阳穴 1 分钟左右。

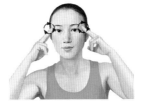

（3）用扫散法在侧头部交替治疗各 30 秒。

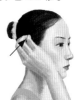

（4）用拿法拿头部6～8遍，此法又叫五指拿头。

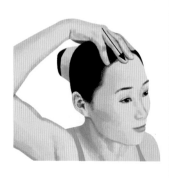

（5）以掌摩法横摩两胁部，以局部微热为度。

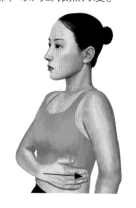

（6）用拇指按揉法按揉劳宫穴2分钟左右。

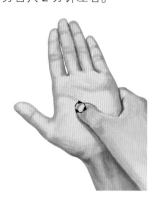

2. 根据病情加减

（1）心血不足证。

①用拇指按揉法按揉肝俞穴、脾俞穴、胃俞穴等，每穴各2分钟左右。

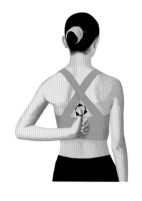

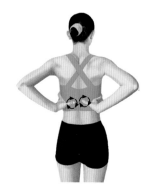

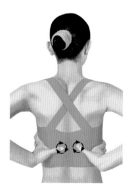

②用拇指弹拨法弹拨足三里穴1分钟左右。

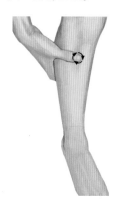

（2）肝郁火旺证。

①用五指叩点法或单指叩点法叩点血海穴1分钟左右。

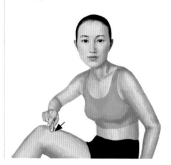

②用拇指端点法点按太冲穴1分钟左右，用力大小以穴位局部微有酸胀感为度。

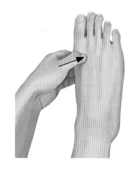

③用拇指按揉法按揉三阴交穴 2 分钟左右。

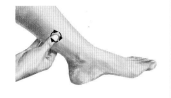

④用三指按揉法按揉章门穴 2 分钟左右。

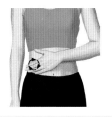

（3）痰气郁结证。

①用勾点法勾点天突穴 1 分钟左右。

②用拇指按揉法按揉阴陵泉穴、三阴交穴各 2 分钟左右。

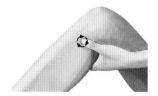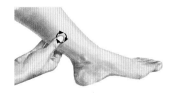

小贴士

玫瑰金橘饮：玫瑰花瓣6克与切碎的金橘饼同放入杯中，冲入开水，代茶频饮。一般可冲泡3～5次。

痛经

常用穴位

1.头面部 ◉承浆穴

2.胸腹部 ◉期门穴　◉膻中穴　◉中脘穴　◉肓俞穴　◉关元穴　◉子宫穴
　　　　　◉日月穴　◉章门穴　◉京门穴

3.腰背部 ◉膈俞穴　◉肝俞穴　◉脾俞穴　◉胃俞穴　◉三焦俞穴
　　　　　◉肾俞穴　◉命门穴　◉气海俞穴　◉八髎穴

4.下肢部 ◉足三里穴　◉三阴交穴　◉筑宾穴　◉然谷穴　◉涌泉穴

按摩方法

1. 取站立位，用双手掌根直擦两侧腰骶部 2～3 分钟。

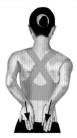

2. 掌搓法搓背部三焦俞穴，以微热为度。

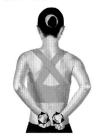

3. 拇指按揉肾俞穴，以酸胀为度。

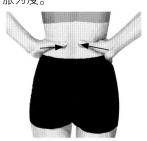

4. 屈拇指按揉气海俞穴，以酸胀为度。

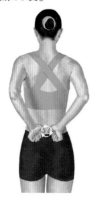

5. 掌根按揉八髎穴，以酸胀为度。

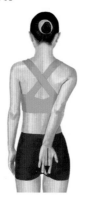

6. 双手多指捏拿腰骶部两侧，以酸胀舒适为佳。

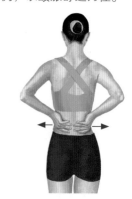

7. 双掌叠放小腹部做顺时针按揉3～5分钟，手法移动要缓慢。

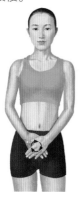

8. 双拇指在下腹部任脉循行路线施行交替按压法5～10次。

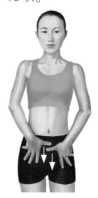

9. 示、中指点按揉膻中穴1分钟。

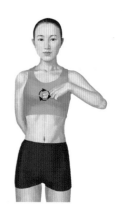

10. 示、中指按揉关元穴1分钟。

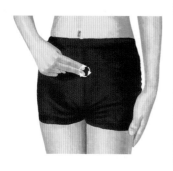

11. 示指按揉肓俞穴1分钟。

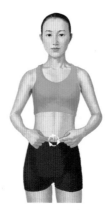

12. 双手示指点子宫穴，并按揉1分钟。

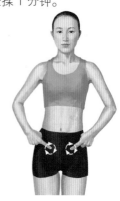

13. 自上而下多指提拿小腹部肌肉5～7次。

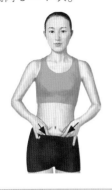

14. 一手掌根直推对侧下肢足三阴经5～7次。

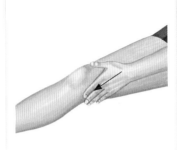

15. 取坐位，拇指按压三阴交穴1分钟，以酸胀为度。

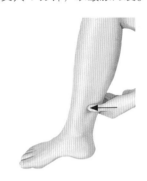

16. 取坐位，双手拇指按压然谷穴1分钟，以酸胀为度。

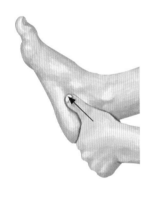

17. 小鱼际擦涌泉穴，以有热感向小腿部放散为宜。

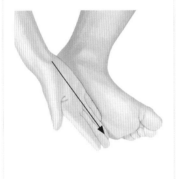

气滞血瘀型

1. 以双手拇指端置于两胁部期门穴处，持续点压1分钟，然后轻揉之。

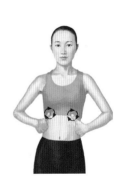

2. 以双手拇指端置于两胁部日月穴处，持续点压1分钟，然后轻揉之。

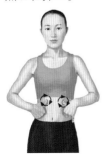

3. 以拇指按揉足三里穴2分钟。

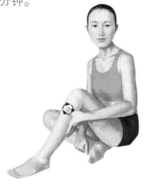

寒湿凝滞型

1. 掌擦命门穴，透热为度。

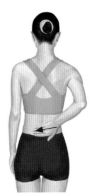

气血虚弱型

2. 双手叩击八髎穴 20 次。

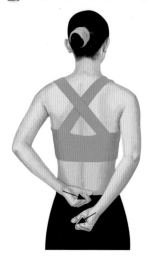

1. 拇指点揉背部膈俞穴 1 分钟。

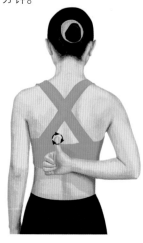

2. 拇指点揉背部脾俞穴 1 分钟。

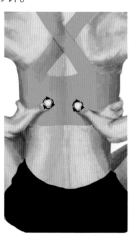

3. 双手拇指点揉背部胃俞穴 1 分钟。

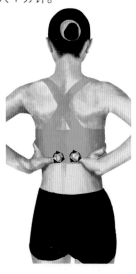

肝肾亏损型

1. 双手拇指点按肝俞穴 1 分钟。

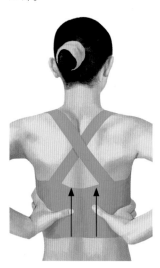

2. 用擦法擦热两胁，然后以掌根直推法，从期门穴开始，经过章门穴推至京门穴 10 ~ 20 次。

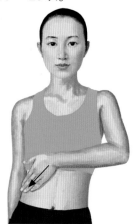

小贴士

鲜韭菜30克，月季花3~5朵，红糖10克，黄酒10毫升。将韭菜和月季花洗净压汁，加入红糖，兑入黄酒冲服。服后俯卧半小时。本方理气活血止痛，适用于气滞血瘀型痛经。

月经不调

常用穴位

◉气海穴　◉关元穴　◉中极穴　◉肝俞穴　◉脾俞穴　◉肾俞穴　◉太冲穴　◉三阴交穴
◉太溪穴　◉大肠俞穴　◉解溪穴　◉隐白穴　◉大敦穴　◉命门穴　◉中脘穴　◉足三里穴
◉血海穴　◉章门穴　◉期门穴　◉涌泉穴

按摩方法

1. 基本手法

（1）用按揉法按揉气海穴、关元穴、中极穴等穴，每穴各2分钟左右。

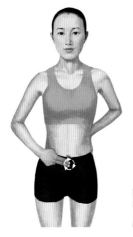
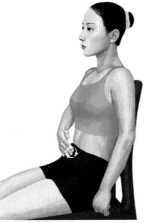
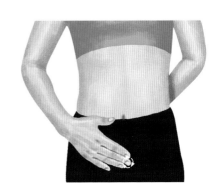

（2）用手掌掌面摩小腹部5分钟左右。

（3）用拇指按揉法按揉肝俞穴、脾俞穴、肾俞穴等穴，每穴各2分钟左右。

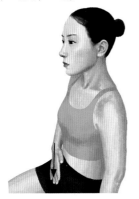
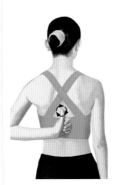
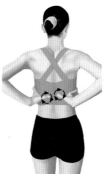
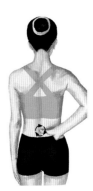

（4）用拇指按揉太冲穴1分钟左右。

（5）用拇指按揉法按揉三阴交、太溪等穴，每穴各约1分钟，以局部酸胀为度。

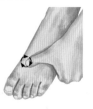

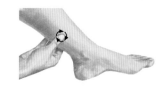

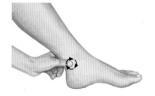

2. 根据病情加减

（1）血热证。

①用按揉法按揉大肠俞穴2分钟左右。

②用五指叩点法或单指叩点法叩点血海穴1分钟左右。

③用拇指按揉法按揉解溪穴约1分钟，以酸胀为度。

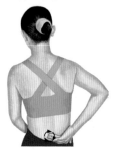

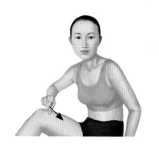

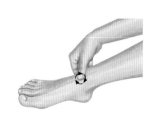

④用掐法掐隐白穴、大敦穴各10~15下。

（2）血寒证。

①用手掌按揉脐部3分钟左右。

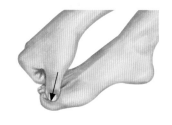

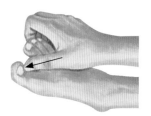

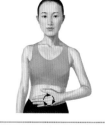

②用掌擦法横擦肾俞穴、命门穴，以透热为度。

（3）气血虚证。

①用手掌或手指按揉中脘穴、气海穴各3分钟左右。

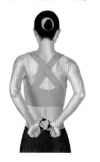

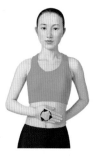

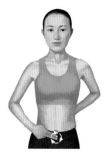

②用拇指弹拨法弹拨足三里穴约1分钟，以酸胀为度。

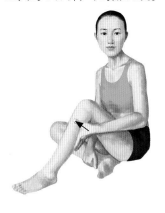

③用掌搓法搓背部脾胃处，以微热为度。

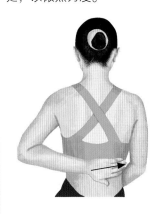

（4）肝郁证

①用掌按揉法按揉章门穴、期门穴，每穴约1分钟，以酸胀为度。

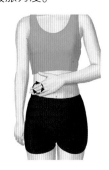

②用掌按揉法按揉期门穴约1分钟，以酸胀为度。

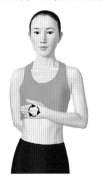

（5）肾虚证。

①用掌按揉法按揉关元穴3分钟左右。

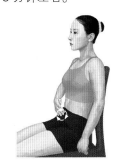

②用拇指按揉法按揉涌泉穴约1分钟，以酸胀为度。

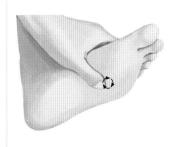

③沿足底纵轴用掌擦法，以温热为度。

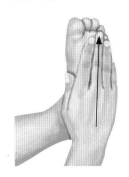

④用拇指按揉法指揉肾俞穴、命门穴，以温热为度。

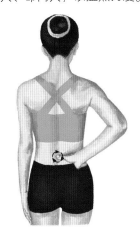

小贴士

治月经不调方：生黄芪、鲜茅根各12克，淮山药10克，甘草6克，蜂蜜20克。将黄芪、鲜茅根煎十余沸，去渣成汁。甘草、山药研末，与前药汁同煎，并用筷子搅动，勿令药末沉锅底。调入蜂蜜，煮沸黄芪膏即成。分3次服下。本方有健脾益肾、补气养血之功效，可治脾、肾功能失调引起的月经不调、痛经等病。

闭经

常用穴位

◉关元穴　◉肝俞穴　◉脾俞穴　◉肾俞穴　◉志室穴　◉气海穴　◉足三里穴　◉三阴交穴
◉中府穴　◉云门穴　◉命门穴　◉行间穴　◉太冲穴　◉章门穴　◉期门穴　◉然谷穴
◉血海穴　◉公孙穴　◉隐白穴　◉八髎穴

按摩方法

首先要判断出你的闭经属于哪种类型，然后根据类型选择适当的自我按摩方法治疗。

1. 基本手法

（1）用掌摩法在小腹部治疗，在此摩法方向为逆时针，治疗 5 分钟左右。

（2）用指按揉法按揉气海穴、关元穴、肝俞穴、脾俞穴、肾俞穴、志室穴等穴，各 2 分钟左右。

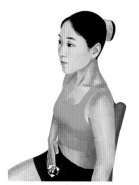
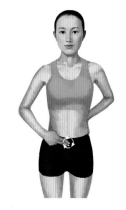
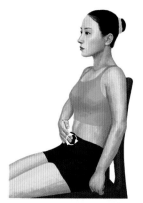

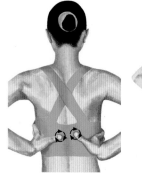
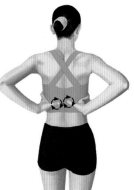
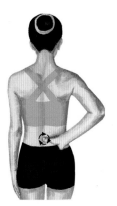
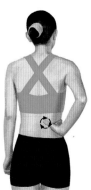

（3）用五指叩点法点叩血海穴1分钟左右。

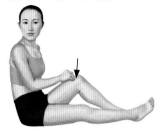

（4）用拇指弹拨法弹拨足三里穴1分钟左右。

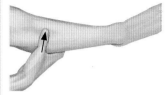

（5）拇指按揉三阴交穴2分钟左右。

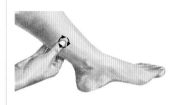

（6）用掌揉法在腰部脊柱两旁揉3分钟左右。

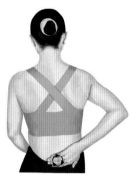

2. 根据病情加减

（1）肝肾不足证、气血虚弱证。

①用按揉法按揉前胸的中府穴、云门穴各2分钟左右。

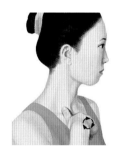

②用指按揉法横擦腰部的肾俞穴、命门穴，以透热为度。

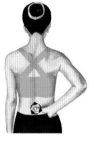

③用掌搓法斜搓小腹两侧，以局部微热为度。

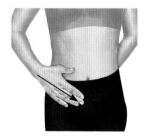

（2）肝气郁结证。

①拇指按揉法按揉行间穴2分钟左右，用力大小以穴位处感觉酸胀为度。

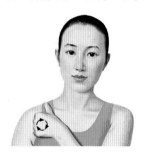

②用拇指按揉太冲穴1分钟左右。

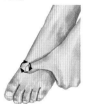

③用掌按揉法按揉章门穴、期门穴处各2分钟左右。

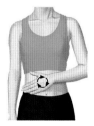

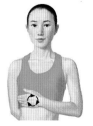

④用掌搓法斜搓两胁，以局部微热为度。

（3）寒凝血瘀证。

①用拇指端点法点按然谷穴、公孙穴等穴，各2分钟左右。

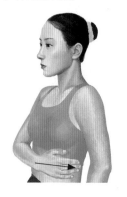

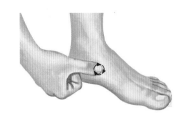

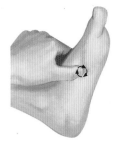

②用拇指端点法点按隐白穴2分钟左右。

③用拿法拿大腿内侧肌肉3分钟左右。

④用掌搓法搓八髎穴，以局部微热为度。

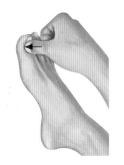

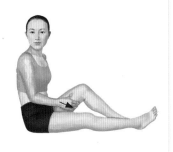

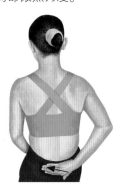

（4）痰湿阻滞证。

①用掌搓法搓八髎穴，以微有酸胀感为度。

②用掌搓法横搓腰骶部，以局部微热为度。

③用虚掌拍法轻拍腰骶部1分钟左右。

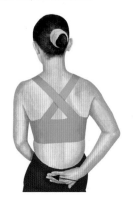

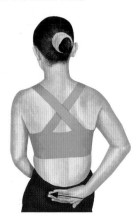

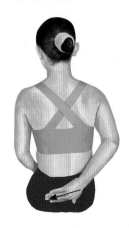

不孕症

常用穴位

◉气海穴　◉关元穴　◉中极穴　◉子宫穴　◉子户穴　◉三阴交穴　◉复溜穴　◉血海穴
◉肾俞穴　◉命门穴　◉八髎穴　◉太溪穴　◉照海穴　◉蠡沟穴　◉太冲穴　◉脾俞穴
◉足三里穴　◉丰隆穴

按摩方法

　　首先要判断你的不孕症属于哪种类型，然后根据类型选择适当的自我按摩方法治疗。

1. 基本手法

（1）用掌按揉法按揉小腹部5分钟左右。

（2）用三指按揉法按揉气海穴、关元穴、中极穴、子宫穴等穴，各2分钟左右。

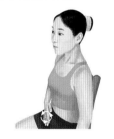
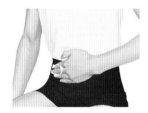
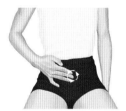
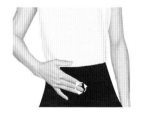
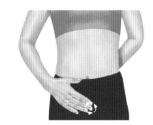
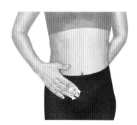

（3）用拇指按揉法按揉三阴交穴、复溜穴等穴各2分钟左右。

（4）用五指叩点法叩点血海穴1分钟左右

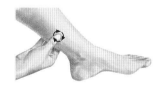
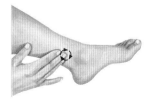
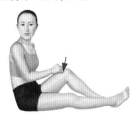

（5）用掌擦法横擦肾俞穴、命门穴，以透热为度。

（6）用掌搓法搓八髎穴，以透热为度。

2. 根据病情加减

（1）肾虚不孕症。

①用三指按揉法按揉命门穴1分钟左右。

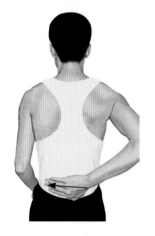

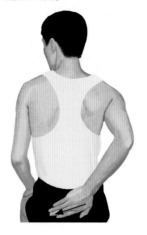

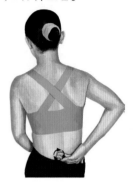

②用一手的拇指按揉太溪穴、照海穴等穴各2分钟左右。

（2）肝郁不孕症。

①用拇指点法点按蠡沟穴2分钟左右。

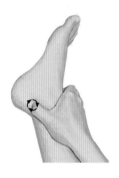

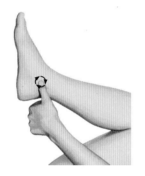

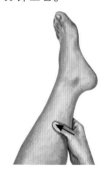

②单指叩点法叩点太冲穴1分钟左右，用力大小以穴位局部微有酸胀感为度。

③用掌摩法摩腹部5分钟左右。

（3）痰湿不孕症。

①用三指按揉法按揉脾俞穴2分钟左右。

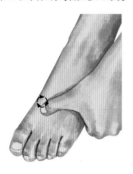

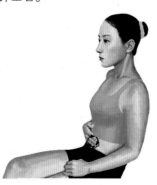

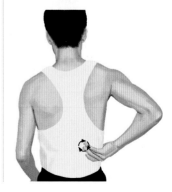

②用拇指弹拨法弹拨足三里穴、丰隆穴等穴各 2 分钟左右。

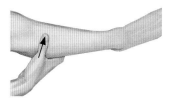 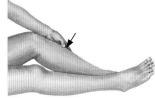

产后小便异常

产后小便异常是指女性产后发生小便不利、尿频、小便失禁等症。主要表现为新产后小便点滴而下，甚至闭塞不通伴小腹胀急疼痛，或产后小便次数增多，或尿液失禁自行流出。

产后小便异常主要病因病机为肺肾气虚，膀胱气化不利，或因膀胱失约，或因胞脉破损所致。

常用穴位

◉气海穴　◉关元穴　◉中极穴　◉肾俞穴　◉命门穴　◉膀胱俞穴　◉阴陵泉穴　◉行间穴
◉三阴交穴　◉阳池穴　◉孔最穴　◉水泉穴　◉中脘穴　◉足三里穴

按摩方法

首先要判断出产妇的产后小便异常属于哪种类型，然后根据类型选择适当的按摩方法治疗。由于产妇产后体质较弱，一般多由家人帮助按摩。

1. 基本手法

（1）用拇指端点法点按气海穴、关元穴、中极穴等穴各 2 分钟左右。

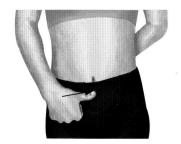 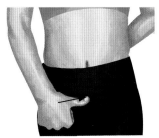 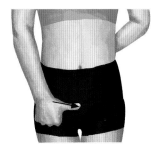

（2）用掌摩法摩小腹部5分钟左右。

（3）用掌震颤法震颤小腹部1分钟左右。

（4）用掌搓法搓小腹部1分钟左右，以局部温热为度。

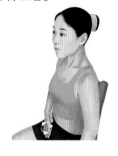 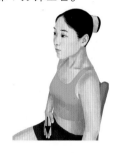 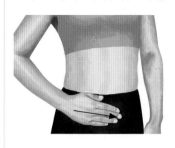

（5）用指按揉法按揉肾俞穴、命门穴、膀胱俞穴等穴各2分钟左右。

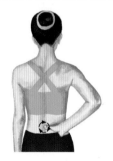 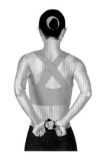 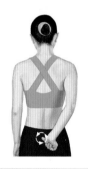

（6）用拇指端点法点按阴陵泉穴、行间穴等穴各1分钟左右，以局部微有酸胀感为度。

（7）用拇指按揉法按揉三阴交穴1分钟左右。

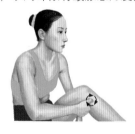 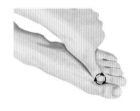 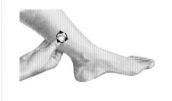

（8）用掌按法按压下肢内侧6~8遍，从上到下依次进行。

2. 根据病情加减

（1）肺肾气虚证。

①用拇指按揉法按揉阳池穴、孔最穴、水泉穴等穴各1分钟左右。

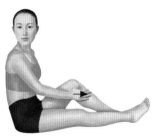 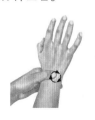 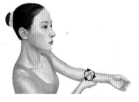 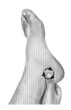

②用掌分推法分推腰部 1 分钟左右。

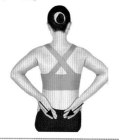

③用掌平推法从上到下推下腹部 1 分钟左右。

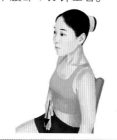

（2）产伤证。

①用掌摩法横摩腹部 3 分钟左右。

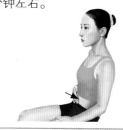

②用掌搓法搓中脘穴 2 分钟左右。

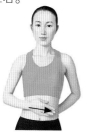

③用拿法拿下肢内侧 3 分钟左右，从上到下依次进行。

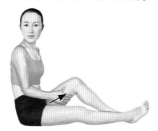

④用拇指端点法点按足三里穴 1 分钟左右，用力大小以被按摩处微有酸胀感为度。

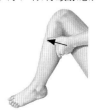

慢性盆腔炎

常用穴位

◉神阙穴　◉章门穴　◉期门穴　◉中脘穴　◉气海穴　◉肝俞穴　◉脾俞穴　◉大肠俞穴
◉带脉穴　◉水道穴　◉关元俞穴　◉箕门穴　◉命门穴　◉肾俞穴　◉八髎穴　◉三阴交穴
◉丘墟穴　◉太冲穴　◉血海穴　◉百会穴　◉合谷穴　◉足三里穴　◉阴陵泉穴　◉归来穴

按摩方法

1. 基本手法

（1）用掌摩法摩小腹部 3 分钟左右。

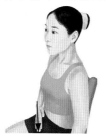

（2）用掌揉法揉神阙穴 3 分钟左右。

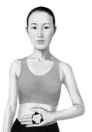

（3）用掌搓法或指按揉法按揉带脉穴、期门穴、中脘穴、气海穴、关元穴、水道穴、肝俞穴、脾俞穴、大肠俞穴、关元俞穴、章门穴等穴，每穴各 1 分钟左右。

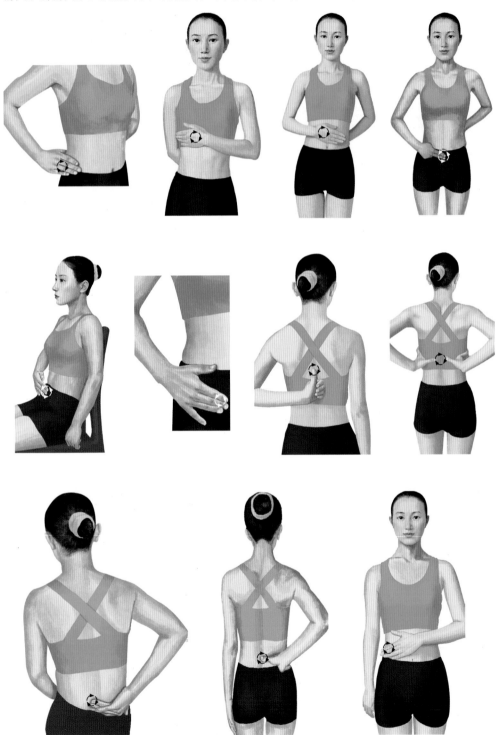

（4）用五指叩点法叩点箕门穴1分钟左右。

（5）用掌擦法横擦肾俞穴、命门穴，以透热为度。

（6）用掌搓法搓八髎穴，以透热为度。

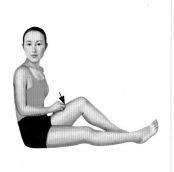

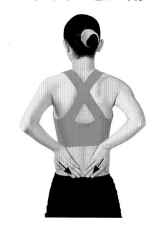

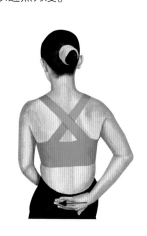

2. 根据病情加减

（1）肝郁湿热证。

①用拇指端点法点按太冲穴、丘墟穴、三阴交穴，每穴1分钟。

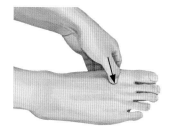

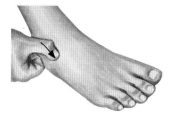

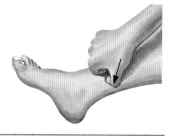

②用五指叩点法叩点血海穴1分钟左右。

③用虚掌拍法轻拍骶髂部30秒左右。

（2）血虚寒湿证。
①用示指、中指按法按百会穴1分钟左右。

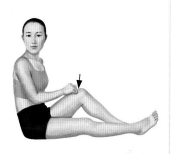

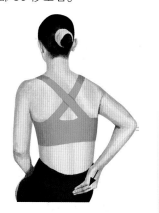

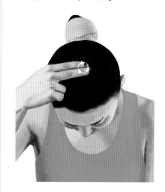

②用拇指端点法点按三阴交穴、合谷穴各 1 分钟左右。

③用五指叩点法叩点血海穴 1 分钟左右。

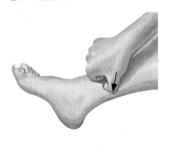
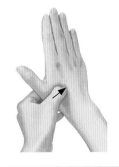
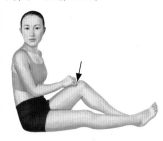

④用拇指弹拨法弹拨足三里穴 1 分钟左右，用力大小以被按摩处微有酸胀感为度。

⑤用三指按揉法按揉归来穴 2 分钟左右。

（3）气滞血瘀证。

①用拇指端点法点按阴陵泉穴、三阴交穴、丘墟穴、太冲穴等穴各 1 分钟左右。

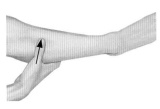
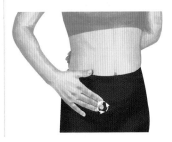
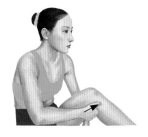

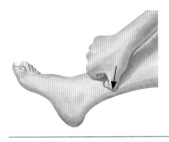
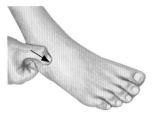

②用三指按揉法按揉归来穴 2 分钟左右。

③用捶法叩击腰骶部 30 秒左右。

（4）瘕包块证。

①用五指叩点法叩点血海穴 1 分钟左右。

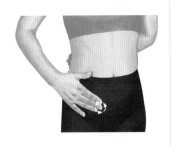
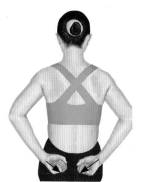
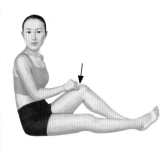

②用拇指弹拨法弹拨足三里穴 1 分钟左右，用力大小以被按摩处微有酸胀感为度。

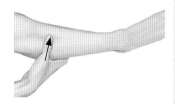

③用拇指端点法点按三阴交穴 1 分钟左右。

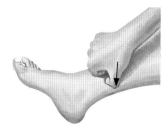

小贴士

当归芍药散：当归 9 克，芍药 18 克，茯苓 12 克，白术 12 克，泽泻 12 克，川芎 9 克。将六味药研末为散，每次服 6 克，温酒送下，每日 3 次。主治肝郁脾虚型慢性盆腔炎。

性冷淡

常用穴位

◉膻中穴　◉气海穴　◉关元穴　◉中极穴　◉肾俞穴　◉命门穴

按摩方法

1. 用掌摩法摩小腹部 5 分钟左右。

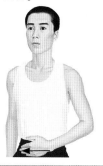

2. 用指摩法摩膻中穴、气海穴、关元穴、中极穴各 2 分钟左右。

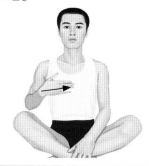
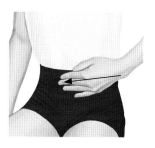

3. 用指摩法摩关元穴、中极穴各 2 分钟左右。

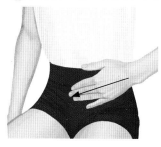
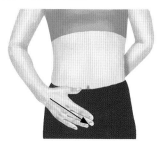

4. 用掌平推法平推肾俞穴、命门穴 2 分钟左右。

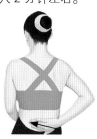

美目

常用穴位

◉百会穴　◉神庭穴　◉上星穴　◉攒竹穴　◉睛明穴　◉承泣穴　◉太阳穴　◉迎香穴

◉水沟穴　◉地仓穴　◉山根穴　◉印堂穴　◉四白穴　◉阳白穴　◉承浆穴

◉颊车穴　◉鱼腰穴

按摩方法

1. 搓掌浴面 6 次。

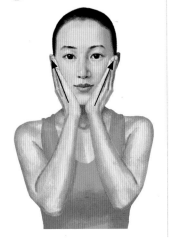

2. 点按百会穴 6～8 次。

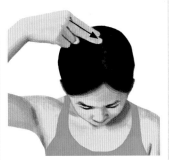

3. 点按印堂穴 1 分钟。

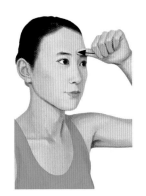

4. 揉四白穴、太阳穴、迎香穴各 1 分钟。

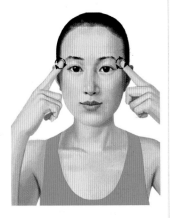

5. 按压上星穴、阳白穴、攒竹穴各 6～8 次。

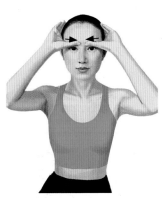

6. 掐鱼腰穴 6～8 次。

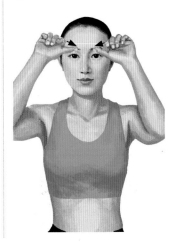

7. 分抹双眉 6 ~ 9 次。

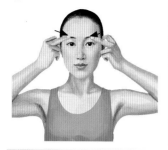

8. 点按睛明穴 8 ~ 10 次。

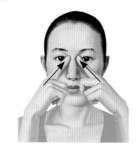

9. 弹打山根穴 30 秒

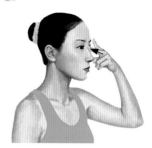

10. 推抹口唇，分别经过人中穴、地仓穴、承浆穴等穴 6 ~ 8 次。

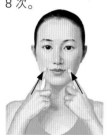

11. 推揉颊车穴 1 分钟。

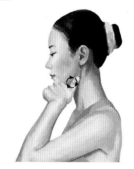

12. 推抹面颊 30 次。

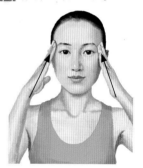

丰胸

常用穴位

◉膻中穴　◉中脘穴　◉关元穴　◉神阙穴

按摩方法

1. 揉摩膻中穴 1 分钟。

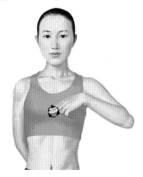

2. 揉摩胸胁 1 分钟。

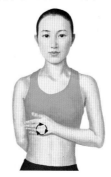

3. 点按中脘穴 10 ~ 15 次。

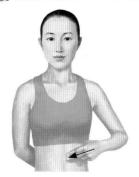

4. 揉神阙穴 1 分钟。

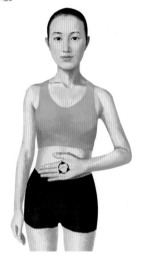

5. 按揉关元穴 2 分钟。

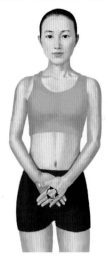

6. 揉摩全腹 1 分钟。

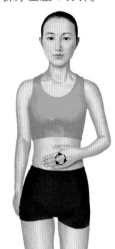

瘦腰

常用穴位

◉肝俞穴　◉脾俞穴　◉胃俞穴　◉肾俞穴　◉命门穴　◉八髎穴

按摩方法

1. 点按肝俞穴、脾俞穴、胃俞穴、肾俞穴各 4 ~ 5 次。

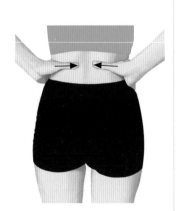

2. 掌拍打腰骶 2 分钟。

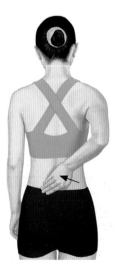

3. 搓摩腰骶肾俞穴、命门穴、八髎穴各 1 分钟。

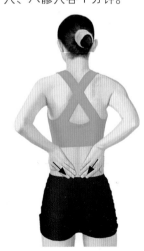

细臂

常用穴位

◉合谷穴　◉内关穴　◉劳宫穴

按摩方法

1. 捏揉肘部 1 分钟。

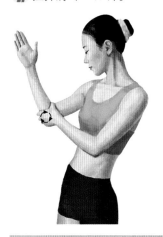

2. 按压内关穴 1 分钟。

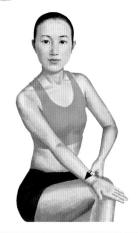

3. 按压合谷穴 1 分钟。

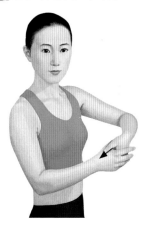

4. 揉劳宫穴 1 分钟。

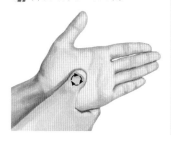

5. 牵拉手指 8 ~ 10 次。

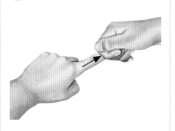

6. 搓摩双手 1 分钟。

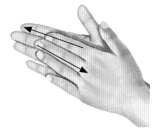

小贴士

有细臂效果的两组运动：

第一组：右膝屈曲放在凳上，右手做支持，上半身向前倾。左手握着哑铃，成 90° 角。慢慢将哑铃向后推至伸直手臂，上身微微向后倾，保持挺直。

第二组：双手交叠，手心向上，伸直绕过头，用力伸展，保持 10 秒。双手保持交叠，用力向前伸，保持 10 秒，每天做 5 次。

美腿

常用穴位

◉足三里穴　◉太冲穴　◉血海穴　◉三阴交穴　◉涌泉穴　◉环跳穴　◉居髎穴　◉风市穴

按摩方法

1. 按居髎穴、环跳穴各 1 分钟。

2. 点按风市穴 8 ~ 10 次。

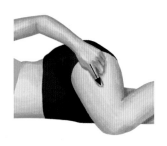

3. 按揉血海穴 1 分钟。

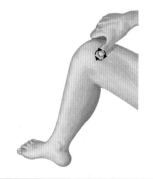

4. 按揉三阴交穴 1 分钟。

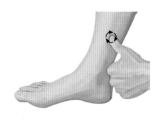

5. 按揉足三里穴 1 分钟。

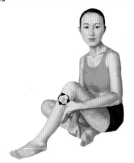

6. 捏拿下肢 3 分钟。

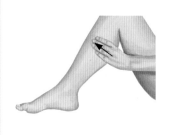

7. 按揉太冲穴 1 分钟。

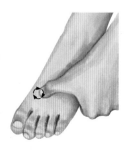

8. 小鱼际擦涌泉穴，以透热为度。

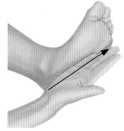

9. 搓摩足部 1 分钟。

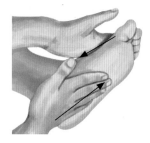

附录　常见穴位对症按摩索引

头、面、颈部穴位

穴位名称	针对病证	准确取穴	按摩手法
百会	眩晕、失眠、高血压、低血压、痛风、更年期综合征、中风、耳痛耳鸣	将双手的拇指插入耳洞，其余4指垂直向上，双手的中指在头顶会合处即是。	用手掌摩或用拇指下压百会10分钟，频率可急可缓，力度以局部有酸胀感为度。
本神	头痛、眩晕、癫痫、小儿惊风、颈项强痛、胸胁痛	正坐，从外眼角直上入发际半横指，按压有酸痛感处即是。	中指螺纹面按压，每天早晚各1次，每次左右穴各1～3分钟。
承光	头痛、目眩、鼻塞、热病、面部神经麻痹、角膜白斑、鼻息肉	前发际正中直上3横指，再旁开两横指处即是。	示指螺纹面按压，力度适中，左右两穴各1～3分钟。
承浆	牙龈肿痛、口部皱纹	正坐，颏唇沟的正中按压有凹陷处即是。	以示指螺纹面按揉承浆3～5分钟，力度均匀、渗透，以局部有酸胀感为度。
承灵	脑风头痛、眩晕、目痛、鼻出血、鼻窒、多涕、喘息不利	先找到百会穴，向前1横指作一水平线，再与瞳孔作一垂直线，两条线交点处即是。	中指螺纹面按压，左右穴各1～3分钟。
承泣	黑眼圈、眼袋、视力模糊、迎风流泪、目赤肿痛、眼睛干燥	目直视前方，瞳孔正下，眼球与眼眶边缘之间。	示指螺纹面点揉或按揉穴位，左右穴位各3～5分钟。
大迎	口角㖞斜、牙痛、发热恶寒、面部水肿、颊颌肿、睑闭不合、颈痛	正坐，闭口鼓气，下颌角前下方有一凹陷，下端按之有搏动感处即是。	示指螺纹面按揉，每次1～3分钟，边按边做环状运动。
大椎	发热、高脂血症、痤疮	正坐，把手放在颈后，低头时位于最高隆起处骨头下方的即是。	以拇指螺纹面按压大椎，再轻轻按揉，持续3～5分钟，力度均匀，以局部有酸胀感为度。
当阳	失眠、健忘、癫痫、头痛、眩晕	直视前方，沿瞳孔垂直向上，自发际直上1横指处即是。	拇指螺纹面按压，每次左右各1～3分钟。
地仓	口部皱纹	轻闭口，举两手，用示指指甲垂直下压唇角外侧两旁即是。	用示指指甲垂直下压两侧地仓3～5分钟，力度均匀、渗透，以局部有酸胀感为度。
定喘	支气管哮喘	低头，颈背交界椎骨高突处椎体下缘，旁开半横指处即是。	单手后举，以示指点按定喘3～5分钟，力度均匀、渗透，可反复按摩。
兑端	昏迷、晕厥、癫痫、口噤、牙龈痛、鼻塞、口疮臭秽	面部人中沟下端的皮肤与上唇的交界处即是。	示指螺纹面按压，左右穴各1～3分钟。
耳和髎	头重、头痛、目眩、耳鸣、颌颊肿、口角㖞斜	在头侧部，鬓发后缘作垂直线，耳郭根部作水平线，二者交点处即是。	中指螺纹面按压，力度适中，两穴各1～3分钟。
耳尖	急性结膜炎、睑腺炎、沙眼、头痛、咽喉炎、高热	将耳郭折向前方，耳郭上方尖端处即是。	中指螺纹面轻轻按摩耳尖，每次3～5分钟。

穴位名称	针对病证	准确取穴	按摩手法
耳门	耳鸣耳痛、面部浮肿	示指位于耳屏上方、下颌骨髁突后缘，有一凹陷处即是。	以示指或中指螺纹面按揉耳门3～5分钟，力度均匀、渗透，以局部有酸胀感为度。
风池	偏头痛、感冒、发热、高血压、颈椎病、中风、全身乏力、记忆力减退	正坐，后头骨下两条大筋外缘凹陷中，与耳垂齐平处即是。	用拇指螺纹面向上推按风池3～5分钟，力度要均匀、渗透，以局部有酸胀感为佳。
风府	头痛、眩晕、鼻塞、失音、咽喉肿痛、中风不语、半身不遂	沿脊柱向上、入后发际上一横指处即是。	两大拇指指尖相互叠加向下，用螺纹面按揉1～3分钟。
扶突	咳嗽、哮喘、咽喉肿痛、多痰、甲状腺肿大	头微侧，从廉泉穴向外横4指，手指置于平喉结的胸锁乳突肌肌腹中点，按压有酸胀感处即是。	示指与中指并拢，以螺纹面按压穴位，每次1～3分钟。
浮白	白发、头痛、颈项强痛、耳鸣、耳聋、牙痛	先找到天冲穴和完骨穴，二者弧形连线的上1/3处即是。	中指螺纹面按压，每天早晚各1次，左右穴各1～3分钟。
海泉	口舌生疮、呕吐、腹泻、高热神昏、咽喉炎、糖尿病	正坐，张口，舌卷向后方，下系带中点即是。	海泉在口中，不便按摩，可用三棱针点刺出血。
额厌	偏头痛	在鬓部，头维与悬颅连线的中点处即是。	用示指或中指螺纹面轻轻按揉额厌2～3分钟，力度要柔和、均匀，以局部有酸胀感为度。
后顶	头痛、偏头痛、眩晕、头颈强直	先找到脑户穴，直上4横指处即是。	中指螺纹面按压，左右穴各1～3分钟。
颊车	牙痛、面部皱纹	轻咬牙，中间3指伸直放于下巴颊部，中指螺纹面在咬肌隆起处即是。	以示指或中指螺纹面同时按压两侧颊车3～5分钟，力度柔和、均匀，以局部有酸胀感为度。
角孙	口腔溃疡	在头部，将耳郭折叠向前，找到耳尖，耳尖直上入发际处即是。	用拇指螺纹面按揉角孙3～5分钟，力度均匀、渗透，以有酸胀感为度。
金津	口腔炎、咽喉炎、扁桃体炎、中风失语	伸出舌头，舌底面，系带左侧的静脉上即是。	金津在口中，不便按摩，可用三棱针点刺出血。
睛明	眼皮跳动、麦粒肿、眼睛肿痛、黑眼圈、色斑	鼻根与眼角的中间点，上下按揉时，鼻子深处会隐隐作痛。	以双手示指或拇指指尖同时轻轻按压两侧睛明2～3分钟，以局部有酸胀感为度。
颈百劳	支气管炎、支气管哮喘、肺结核、颈椎病、盗汗	低头，颈背交界椎骨高突处椎体，直上3横指，再旁开1横指处即是。	中指螺纹面按揉，每次1～3分钟。
巨髎	脸颊脂肪	直视前方，沿瞳孔直下，横平鼻翼下缘，颧弓下缘凹陷处即是。	以示指或中指螺纹面按揉巨髎3～5分钟，力度均匀、渗透，以局部有酸胀感为度。
聚泉	咳嗽、哮喘、糖尿病、中风失语	正坐，张口伸舌，在舌正中缝的中点处即是。	聚泉在口中，不便按摩，可用三棱针点刺出血。
口禾髎	口部皱纹	鼻孔外缘直下，平鼻唇沟上1/3处即是，与水沟相平。	以示指或中指螺纹面按揉口禾髎3～5分钟，力度均匀、渗透，以局部有酸胀感为度。
廉泉	老年痴呆、咽喉肿痛	仰头，从下巴沿颈前正中线向下推，喉结上方可触及舌骨体，上缘中点处即是。	以示指或中指螺纹面按压廉泉3～5分钟，力度均匀、渗透，使力量可达深层组织。

穴位名称	针对病证	准确取穴	按摩手法
颅息	身热、头重、呕吐、泄泻、胁肋痛不得转侧、耳聋	先找到翳风穴和角孙穴，二者之间沿耳郭后缘作弧线连线，上、中 1/3 交点处即是。	示指、中指轻轻贴于耳根处，顺时针按摩 1~3 分钟。
率谷	头痛、眩晕、呕吐、消化不良、小儿惊风	先找到角孙穴，直上 2 横指处即是。	中指螺纹面按压，左右穴各 1~3 分钟。
络却	头痛、头晕、耳鸣、精神疾病、郁闷不乐、癫狂、痫证	先找到承光穴，其直上 4 横指处即是。	示指螺纹面按压，两穴各压 1~3 分钟。
眉冲	头痛、眩晕、鼻塞、目视不明、目赤肿痛	手指从眉毛的攒竹穴处向上推，入发际半横指处按压有痛感处即是。	中指螺纹面按揉，左右两穴各 1~3 分钟。
目窗	头痛、目眩、目赤肿痛、远视、近视、面水肿、上齿龋肿	正坐，眼向前平视，自瞳孔直上，入发际 2 横指处即是。	示指和中指轻按穴位，每天早晚各按摩 1 次，每次 1~3 分钟。
内迎香	头痛、眩晕、目赤肿痛、鼻炎、咽喉炎、中暑	正坐，在鼻孔内，与上迎香相对处的黏膜上。	示指螺纹面从外部间接按揉，每次 1~3 分钟。
脑户	眩晕、头重、头痛、颈项僵硬、目不能远视、癫痫	先找到风府穴，直上约 2 横指，按到一突起骨性标志上缘凹陷处即是。	两大拇指指尖相互叠加向下，用螺纹面按揉 3~5 分钟。
脑空	头痛、颈项强痛、目眩、目赤肿痛、鼻痛、耳聋	在后脑勺摸到隆起的最高骨，作一水平线，与头正中线交点旁开 3 横指处即是。	拇指指螺纹面按压，左右穴各 1~3 分钟。
气舍	呃逆、喘息、甲状腺肿大、喉痹、咽喉肿痛、颈项强痛	头转向对侧，锁骨内侧端上缘两筋之间的凹陷处即是。	中指螺纹面按揉，每次左右穴各 1~3 分钟。
前顶	头痛、头晕、鼻流清涕、目赤肿痛、癫痫、小儿惊风	正坐，由百会穴向前 2 横指处即是。	两手中指交叠置于该穴，同时用力揉按 3~5 分钟，以有酸胀感为宜。
强间	头痛、目眩、颈项强痛、癫痫、心烦、失眠	先找到脑户穴，直上 2 横指处即是。	中指和示指螺纹面按揉，每次 1~3 分钟。
球后	视神经炎、青光眼、内斜视、青少年近视等各种眼病	把眼眶下缘分成 4 等份，外 1/4 处即是。	示指螺纹面轻轻揉按球后，每天早晚揉按 1 次，每次 1~3 分钟。
曲鬓	口角㖞斜、颔颊肿痛、颈项强直、偏头痛	在耳前鬓角发际后缘作垂直线，与耳尖水平线相交处即是。	中指螺纹面按压，左右穴各 1~3 分钟。
曲差	头痛、鼻塞、鼻出血、心中烦闷、结膜炎	前发际正中直上半横指，在旁开正中线两横指处即是。	示指螺纹面按压，左右两穴各 1~3 分钟。
颧髎	牙痛、面部皱纹	在面部，颧骨最高点下缘凹陷处即是。	以环指螺纹面按压颧髎，并轻轻向上推压，持续 3~5 分钟，力度柔和、均匀，以局部有酸胀感为度。
人迎	低血压	中间三指伸直并拢，环指位于喉结旁，示指螺纹面处即是。	以双手示指或中指螺纹面同时按压两侧人迎 1 分钟，人迎位于颈动脉附近，因而力度要轻柔，时间不可太长，可以反复进行。
上关	头痛、眩晕、口角㖞斜、耳聋、耳鸣、风火牙痛、癫痫	正坐，耳屏往前 2 横指，耳前颧骨弓上侧凹陷处即是。	中指螺纹面按压，左右穴各 1~3 分钟。

穴位名称	针对病证	准确取穴	按摩手法
上星	鼻出血	正坐，从前发际正中直上1横指处即是。	以示指或中指螺纹面按压上星3～5分钟，力度均匀、渗透，以有酸胀感为度。
上迎香	过敏性鼻炎、鼻窦炎、鼻出血、嗅觉减退、头痛、面瘫	沿鼻侧鼻唇沟往上推，上端尽头凹陷处即是。	中指螺纹面揉按，每次1～3分钟。
神庭	更年期综合征	正坐，从前发际正中直上半横指，大拇指指甲中点处即是。	以拇指垂直按压百会3～5分钟，力度均匀、渗透，以局部有酸胀感为度。
水沟	眩晕、口臭、中暑、中风、面部浮肿、口部皱纹	面部人中沟上1/3处即是。	以示指或中指螺纹面同时按压水沟做缓和而有节奏的环形抚摩，持续3～5分钟，力度均匀、渗透。
水突	咳逆上气、呃逆、气短、喘息不得卧、咽喉肿痛	位于颈部，胸锁乳突肌的前缘，找到人迎穴与气舍穴，二者之间连线的中点处即是。	两手中指螺纹面按压，力度适中，每次1～3分钟。
丝竹空	头痛、鱼尾纹	在面部，眉毛外侧缘眉梢凹陷处即是。	以示指或中指螺纹面按压丝竹空3～5分钟，手法轻柔，以局部有酸胀感为度。
四白	面瘫、眼皮跳动、色斑	示指、中指并拢，中指螺纹面贴鼻翼两侧，示指指尖处即是。	用示指或中指螺纹面同时按压四白3～5分钟，力度轻柔、渗透，以局部有酸胀感为度。
四神聪	头痛、眩晕、失眠、健忘、癫痫、精神病、脑血管病后遗症	先找百会穴，其前后左右各1横指处即是，共4穴。	两手示指或中指螺纹面重叠按压，每穴约1～2分钟。
素髎	鼻炎、鼻息肉、酒渣鼻、鼻窍不通、鼻出血、低血压、惊厥、昏迷	正坐或仰卧，面部鼻尖正中央即是。	示指或中指螺纹面按压，左右穴各1～3分钟。
太阳	眼皮跳动、水肿、低血压、眼睛肿痛、黑眼圈、色斑、鱼尾纹、全身乏力	眉梢与目外眦连线中点向后1横指，触及一凹陷处即是。	以双手示指或拇指螺纹面同时按压两侧太阳2～3分钟，力度柔和，以局部有酸胀感为度。
天冲	牙龈肿痛、头痛、眩晕、惊恐、耳鸣、癫痫	耳根后缘，直上入发际3横指处，率谷穴后半横指处即是。	中间四指并拢轻按于该穴处，左右穴各按揉1～3分钟。
天窗	高血压、低血压、头痛、耳鸣、耳聋	在颈外侧，仰头，从耳下向喉咙中央走行的绷紧的肌肉后缘与喉结相平处即是。	手指螺纹面按压，左右穴各1～3分钟。
天鼎	咳嗽、气喘、咽喉肿痛、饮食不下、扁桃体炎	位于颈外侧，胸锁乳突肌后缘，喉结旁，先找到扶突穴，再找到锁骨上窝中央，二者连线中点即是。	手指螺纹面按压50次，不可过度用力。
天容	耳鸣、耳聋、喉痹、咽中如梗、发热恶寒、颈项强痛、落枕、胸痛、胸满	耳垂下方的下颌角后方凹陷处即是。	中指螺纹面按压，左右穴各1～3分钟。
天突	咽炎	由喉结直下可摸到一凹窝，中央处即是。	用中指螺纹面轻轻按压天突3～5分钟，按摩手法不宜过重、过深，以免损害深层组织。

穴位名称	针对病证	准确取穴	按摩手法
天牖	颈椎病	找到下颌角，胸锁乳突肌后缘，平下颌角的凹陷处即是。	以两手示指或中指螺纹面同时按压两侧天牖3～5分钟，力度均匀、渗透，以局部有酸胀感为度。
天柱	鼻塞、宿醉、记忆力减退	正坐，触摸颈后两条大筋，在其外侧，后发迹边缘可触及一凹陷处即是。	以双手拇指螺纹面按压天柱，并向上推揉，持续3～5分钟，力度均匀、渗透，以有酸胀感为度。
听宫	耳鸣耳痛、色斑	微张口，耳屏前方，下颌关节之间有一凹陷处即是。	以示指或拇指螺纹面按揉听宫3～5分钟，力度均匀、渗透，以局部有酸胀感为度。
听会	耳鸣耳痛	正坐，耳屏下缘前方，张口有凹陷处即是。	以示指或中指螺纹面按揉听会3～5分钟，力度均匀、渗透，以局部有酸胀感为度。
通天	颈项强直、头痛、鼻塞、鼻多清涕、口角㖞斜、喘息	先找到承光穴，其直上两横指处即是。	示指螺纹面适度按压，左右两穴各1～3分钟。
瞳子髎	鱼尾纹	正坐，目外眦旁，眶外侧缘凹陷处。	以示指或中指螺纹面按揉瞳子髎3～5分钟，力度均匀、渗透，以局部有酸胀感为度。
头临泣	眩晕	正坐，眼向前平视，自瞳孔直上，入发际半横指处即是。	以双手示指或中指螺纹面同时按压两侧头临泣3～5分钟，力度均匀、渗透，以局部有酸胀感为度。
头窍阴	头痛、眩晕、颈项强痛、胸胁痛、口苦、耳鸣、耳聋、目痛、牙痛、呃逆、四肢转筋、手足烦热	先找到天冲穴和完骨穴，二者弧形连线的下1/3处即是。	手指螺纹面按压，每天早晚各1次，左右穴各1～3分钟。
头维	鱼尾纹	端坐，目视前方，示指与中指并拢，中指螺纹面位于头侧部发迹点处，示指螺纹面处即是。	以示指或中指螺纹面按揉头维3～5分钟，力度均匀、渗透，以局部有酸胀感为度。
完骨	面部浮肿	耳后下方，可摸到一明显突起，其后下方凹陷处即是。	以示指或中指螺纹面按揉完骨3～5分钟，力度均匀、渗透，以局部有酸胀感为度。
五处	头痛、目眩、目视不明、鼻炎、癫痫、小儿惊风	前发际正中直上1横指，再旁开两横指处即是。	示指螺纹面按压，力度适中，左右两穴各1～3分钟。
下关	牙痛、痤疮、脸颊脂肪、面部皱纹	闭口时，示指、中指并拢，示指贴于耳际旁，中指螺纹面处即是。	用中指螺纹面轻轻按压下关并轻轻旋转，持续3～5分钟，力度均匀、渗透，以局部有酸胀感为度。
囟会	眩晕、惊悸、头痛、面赤暴肿、鼻塞、鼻出血、嗜睡、小儿惊风	正坐，从前发际正中直上3横指处即是。	两手中指交叠置于该穴，同时用力揉按1～3分钟。
悬厘	偏头痛、面肿、目外眦痛、耳鸣、上牙痛、食欲缺乏、三叉神经痛	先找到头维穴和曲鬓穴，两穴连线，下1/4处即是。	示指和中指置于穴位处轻轻按揉，每天早晚各1次。

穴位名称	针对病证	准确取穴	按摩手法
悬颅	偏头痛	在头部，先取头维和曲鬓，两弧形连线的中点处即是。	用示指和中指螺纹面轻轻按揉悬颅2～3分钟，力度要柔和、均匀，以局部有酸胀感为度。
哑门	声音嘶哑、舌缓不语、聋哑、精神分裂、胸中气逆、咽喉肿痛	沿脊柱向上，入后发际上半横指处即是。	拇指螺纹面点按，左右穴各1～3分钟。
阳白	面瘫、面色暗淡	正坐，眼向前平视，自眉中直上1横指处即是。	用示指或中指螺纹面同时按压阳白3～5分钟，按压的同时可以轻轻向上提，力度轻柔、渗透，以局部有酸胀感为度。
翳风	牙痛、耳鸣耳痛、脸颊脂肪	头偏向一侧，将耳垂下压，所覆盖范围中的凹陷处即是。	以示指或中指螺纹面同时按压两侧翳风3～5分钟，力度柔和、均匀，直到局部皮肤潮红为止。
翳明	远视、近视、白内障、青光眼、耳鸣、头痛、眩晕、失眠、精神病	将耳垂向后按，正对耳垂边缘凹陷处，向后1横指处即是。	双手拇指按摩，每天早晚各1次，每次1～3分钟。
龈交	齿龈肿痛、口臭、齿衄、鼻塞、鼻息肉、面赤颊肿、唇吻强急、面部疮癣、两腮生疮	在唇内的正中线上，上唇系带与上牙龈相接处即是。	可每天用舌头向上唇内侧顶，即可刺激到龈交穴。
印堂	抑郁症、失眠、贫血、中暑、老年痴呆、酒渣鼻、色斑	在头部，两眉毛内侧端中间的凹陷中。	以环指或中指螺纹面按揉印堂3～5分钟，按压的同时向上轻推，力度均匀、渗透，以局部有酸胀感为度。
迎香	面瘫、鼻塞、酒渣鼻、口部皱纹	示指中指并拢，中指指尖贴鼻翼两侧，示指指尖按处即是。	用示指或中指螺纹面同时按压两侧迎香3～5分钟，力度轻柔、渗透。
鱼腰	眼睑眴动、口眼歪斜、眼睑下垂、鼻出血、目赤肿痛、视力模糊、三叉神经痛	直视前方，从瞳孔直上眉毛中即是。	中指螺纹面揉按，每次1～3分钟。
玉液	口腔炎、咽喉炎、扁桃体炎、中风失语、呕吐、腹泻	伸出舌头，舌底面，系带右侧的静脉上即是。	玉液在口中，不便按摩，可用三棱针点刺出血。
玉枕	头痛、眩晕、目痛、耳鸣、不能远视、鼻塞不闻香臭	沿后发际正中向上轻推，枕骨旁开2横指，在骨性隆起的外上缘有一凹陷处即是。	示指或中指螺纹面按压，两穴各压3～5分钟。
攒竹	眼皮跳动、水肿、低血压、眼睛肿痛	皱眉，眉毛内侧段有一隆起处即是。	以双手示指或拇指螺纹面同时按压两侧攒竹2～3分钟，并做圆形按摩，力度柔和、均匀，以局部有酸胀感为度。
正营	头痛、头晕、目眩、面目水肿、目赤肿痛、牙痛、神经性疾病	取前发际到百会穴中点作一水平线，与瞳孔作一垂直线，两条线交点处即是。	中指螺纹面按压，左右穴各1～3分钟。
瘈脉	头痛、耳鸣、耳聋、目视不明、小儿惊风、呕吐、腹泻	翳风穴和角孙穴沿耳轮后缘作弧形连线，中、下1/3交点处即是。	中指螺纹面按压，轻轻揉按，两穴各3～5分钟。

胸、腹部穴位

穴位名称	针对病证	准确取穴	按摩手法
不容	胃痛、呕吐、腹胀、口干、胁下痛	仰卧，从肚脐向上两个4横指，再水平旁开3横指，按压有酸胀感处即是。	双手中指螺纹面按压，力度要轻，每日按摩2次。
步廊	乳腺炎	仰卧，自乳头向下摸1个肋间隙，由该肋间隙向前正中线旁开3横指处即是。	以示指或中指螺纹面按步廊3～5分钟，力度均匀、渗透，以局部有酸胀感为度。
承满	腹胀肠鸣、气逆上喘、呕吐、十二指肠溃疡、胃神经痛	仰卧，先找到不容穴，垂直向下量1横指，按压有酸胀感处即是。	手指螺纹面按压，力度较轻，左右穴各1～3分钟。
大包	气喘、咳嗽、胸闷、心内膜炎、胸膜炎、肋间神经痛、胸胁病等呼吸系统疾病	正坐侧身或仰卧，沿腋中线自上而下摸到第6肋间隙处即是。	双手互抱胸前，用中指指尖揉按，每天早晚各1次。
大赫	阳痿	仰卧，先找到横骨，向上1横指处即是。	以示指或中指螺纹面按压大赫3～5分钟，力度均匀、渗透，以局部有酸胀感为度。
大横	腹部保健	肚脐水平旁开5横指处即是。	用两手中指端垂直向下按压、按揉，每次约5分钟。
大巨	乳房保健	仰卧，从肚脐沿前正中线向下量3横指，再水平旁开3横指处即是。	以示指或中指螺纹面按揉大巨3～5分钟，力度均匀、渗透，以局部有酸胀感为度。
带脉	月经不调、子宫脱垂、赤白带下、闭经、腹痛、腰胁痛、腹胀、瘫痪、下肢无力	腋中线与肚脐水平线相交处即是。	中指螺纹面按压，每次1～3分钟。
府舍	腹满积聚、腹中肿块、疝气、心腹烦满、吐泻	肚脐沿前正中线向下量5横指，再水平旁开5横指处即是。	示指和中指并拢，以螺纹面按揉穴位，每天早晚各1次。
腹哀	消化不良、腹中痛、便脓血、便秘、痢疾	仰卧，先找到大横穴，再沿乳中线向上4横指，即是本穴。	手指螺纹面按压，左右穴各1～3分钟。
腹结	绕脐腹痛、腹寒泻痢、胁肋痛、咳逆上气	在肚脐中央向下1.3寸，乳头直下处即是。	大拇指螺纹面揉按，左右穴各1～3分钟。
腹通谷	胸闷气短	仰卧，剑胸联合（胸部和腹部交界处）与肚脐连线中点，直上1横指，再旁开半横指处即是。	以示指或中指螺纹面按揉腹通谷3～5分钟，力度均匀、渗透，以局部有酸胀感为度。
关门	胃痛、呕吐、腹部闷满、肠鸣、积气、腹水、身肿、便秘、遗尿	仰卧，从肚脐沿前正中线向上量4横指，再水平旁开3横指处即是。	中指螺纹面按压，左右穴各1～3分钟。
关元	痛经、尿路感染、慢性盆腔炎、阳痿、早泄	在下腹部，正中线上，肚脐中央向下4横指处即是。	以示指或中指螺纹面按压关元3～5分钟，力度均匀、渗透，以局部有酸胀感为度。
归来	腹痛、疝气、更年期综合征、月经不调、痛经、闭经、白带过多、附件炎	仰卧，从耻骨联合上缘沿前正中线向上量1横指，再水平旁开3横指处即是。	坚持长期用中间三指螺纹面按压，左右穴各1～3分钟。

穴位名称	针对病证	准确取穴	按摩手法
横骨	腹胀、小腹疼痛、小便不通、便秘、泄泻、外生殖器肿痛、遗精、闭经、盆腔炎、附件炎	仰卧，摸到耻骨联合的上缘，再旁开半横指处即是。	双手四指轻压、揉摸，每次1~3分钟。
华盖	腹痛绕脐、呕吐、腹胀、痢疾、泄泻、便秘、疝气、月经不调	仰卧，肚脐旁开半横指处即是。	中指指尖稍用力揉按或用拇指螺纹面从上向下推按，每天2次，每次3~5分钟。
滑肉门	小腹赘肉	仰卧，从肚脐沿前正中线向上量1横指，再水平旁开3横指处即是。	以示指或中指螺纹面按揉滑肉门3~5分钟，力度均匀、渗透，以局部有酸胀感为度。
肓俞	腹痛绕脐、呕吐、腹胀、痢疾、泄泻、便秘、疝气、月经不调、腰背痛	仰卧，肚脐旁开半横指处即是。	中指指尖稍用力揉按或用拇指螺纹面从上向下推按，每天2次，每次3~5分钟。
肩髃	肩部保健	正坐，屈肘抬臂与肩同高，另一手中指按压肩尖下，肩前呈现凹陷处即是。	用一手的拇指和中指端按压对侧肩部的肩髃，力度以舒适为宜，按压力量要渗透入局部深层组织，按揉至透热为度。
建里	胃下垂	在上腹部，正中线，肚脐往上5横指处即是。	以中指螺纹面按压建里3~5分钟，力度均匀、渗透。
鸠尾	胸满、呃逆、咽喉肿痛、偏头痛、心悸、哮喘、胃痛	从剑胸联合（胸部和腹部交界处）沿前正中线直下1横指处即是。	手指螺纹面按压，力度适中，每次按1~3分钟。
巨阙	胸痛、心痛、心烦、惊悸、健忘、胸满气短、咳逆上气、呕吐、急慢性胃炎、脚气	在上腹部，正中线上，肚脐中央向上两个4横指处即是。	中指螺纹面按揉，每次3~5分钟。
库房	咳嗽、气喘、胸满气逆、胸胁胀痛、咳脓血	正坐或仰卧，从乳头沿垂直线向上推3个肋间隙，按压有酸胀感处即是。	手指螺纹面按压，左右穴各1~3分钟。
梁门	胃痛、呕吐、急慢性胃炎、腹胀、便溏、消化不良、十二指肠溃疡	仰卧，取肚脐与剑胸联合（胸部和腹部交界处）连线的中点，再水平旁开3横指处即是。	中指螺纹面按压，左右穴各1~3分钟。
灵墟	咳嗽、气喘、痰多、胸胁胀痛、呕吐、乳痈、肋间神经痛、胸膜炎	自乳头垂直向上推1个肋间隙，该肋间隙中，由前正中线旁开3横指处即是。	中指螺纹面揉按，每次3~5分钟。
期门	慢性肝炎、慢性胆囊炎	正坐或仰卧，自乳头垂直向下推2个肋间隙，按压有酸胀感处即是。	以双手示指或中指螺纹面同时按压两侧期门3~5分钟，力度均匀、渗透，以局部有酸胀感为度。
气冲	腹胀满、腹痛、腹水、阳痿、疝气、阴茎痛、月经不调、腰痛	仰卧，从耻骨联合上缘中点水平旁开3横指处即是。	双手示指螺纹面由内向外按压，每次1~3分钟，每日2次。
气海	低血压、腰肌劳损、痛经、慢性盆腔炎、早泄	手指螺纹面按压，可配合足三里、三阴交、肾俞。	以拇指或中指螺纹面按压气海3~5分钟，力度均匀、渗透，以局部有酸胀感为度。
气户	咳逆上气、喘息、胸背部或胸胁支满、呃逆	正坐仰靠，乳中线与锁骨下缘相交的凹陷中，按压有酸胀感处即是。	拇指螺纹面按压，左右穴各1~3分钟。

穴位名称	针对病证	准确取穴	按摩手法
曲骨	阳痿	在下腹部，正中线上，从下腹部向下摸到一横着走行的骨性标志上缘即是。	以示指或中指螺纹面按压曲骨3～5分钟，力度均匀、渗透，以局部有酸胀感为度。
缺盆	咳嗽	正坐，乳中线直上锁骨上方有一凹陷，凹陷中点按压有酸痛感处即是。	以拇指螺纹面按揉缺盆3～5分钟，并由上往下推，力度均匀、渗透，以局部有酸胀感为度。
日月	胆结石	正坐或者仰卧，自乳头垂直向下推3个肋间隙，按压有酸胀感处即是。	双手握拳置于上腹部，以双手拇指螺纹面按揉日月3～5分钟，力度均匀、渗透。
乳根	乳房保健	在胸部，乳头直下，第5肋间隙，距前正中线旁开4寸处即是。	用双手拇指或者中指螺纹面分别点揉两侧乳根，每次3～5分钟，以局部透热为度。
乳中	癫疾、小儿暴痫、中暑、热渴、胞衣不下	在胸部，乳头中央。	中指或示指螺纹面按压，力度稍轻，左右穴各1～3分钟。
膻中	乳腺增生、胸口痛、胸闷气短、记忆力减退	仰卧位，由锁骨往下数，平第4肋间，两乳头中点，前正中线上。	以示指或中指螺纹面按膻中3～5分钟，力度均匀、渗透，以局部有酸胀感为度。
商曲	腹痛绕脐、腹胀、呕吐、泄泻、便秘、痢疾、肠炎	仰卧，肚脐上3横指处，再旁开半横指处即是。	双手示指分别扣压在各自中指上，顺时针轻轻按揉该穴，每次1～3分钟。
上脘	胃下垂、腹胀、咳嗽、痰多、呕吐、呃逆、黄疸、泄泻、痢疾	在上腹部，正中线上，肚脐中央向上先4横指，再3横指处即是。	双手中指重叠，同时出力揉按，每次按摩1～3分钟。
神藏	咳嗽、气喘、胸痛、烦满、支气管炎、呕吐、肋间神经痛、胸膜炎	自乳头垂直向上推2个肋间隙，由该肋间隙中，向前正中线旁开3横指处即是。	中指螺纹面按压，每次3～5分钟。
神封	咳嗽、气喘、胸胁胀满、呕吐、乳腺炎、胸膜炎、支气管炎	平乳头的肋间隙中，由前正中线旁开3横指处即是。	双手的4指并拢，轻按于穴处，一按一放，持续1～3分钟。
神阙	支气管哮喘、腹泻、慢性肠炎、前列腺肥大症、性冷淡	肚脐中央即是。	以示指或中指螺纹面按揉神阙3～5分钟，力度均匀、渗透，可反复按摩。
石关	脾胃虚寒、胃痉挛、消化不良、口吐清涎、呕吐、腹痛、便秘、肠炎	仰卧，肚脐上4横指处，再旁开半横指处即是。	手指螺纹面按压，左右穴各1～3分钟。
石门	闭经、疝气、腹泻、小腹绞痛、水肿、小便不利	在下腹部，正中线上，肚脐中央向下3横指处即是。	中指螺纹面轻轻按压，每次1～3分钟。
食窦	胸胁胀痛、胸膜炎、食积、反胃、腹胀、水肿	仰卧，乳头旁开3横指，再向下1个肋间隙处即是。	大拇指螺纹面按压，左右穴各1～3分钟。
水道	腰背强直、小腹胀满、痛经、小便不利、慢性盆腔炎、肾炎、膀胱炎、腹水	仰卧，从肚脐沿前正中线向下量4横指，再水平旁开3横指处即是。	手指螺纹面按揉，每次1～3分钟。
水分	水肿、泄泻、胃胀、腹痛、绕脐痛、肠鸣	在上腹部，正中线上，肚脐中央向上1横指处即是。	手指螺纹面按压，力度适中，左右穴各1～3分钟。
四满	月经不调、崩漏、带下、不孕、产后恶露不净、小腹痛、疝气、便秘、水肿	仰卧，肚脐下3横指处，再旁开半横指处即是。	中指螺纹面揉按，每次1～3分钟。

穴位名称	针对病证	准确取穴	按摩手法
太乙	心烦、呕吐、腹胀、胃痛、急性肠胃炎、肠鸣	仰卧，从肚脐沿前正中线向上量3横指，再水平旁开3横指处即是。	中指螺纹面按压，每次1～3分钟。
天池	乳腺增生	仰卧，自乳头沿水平线向外侧旁开1横指，按压有酸胀感处即是。	以拇指螺纹面按天池3～5分钟，力度均匀、渗透，以局部有酸胀感为度。
天枢	胀气、慢性肠炎、便秘、痤疮	仰卧，肚脐旁开3横指，按压有酸胀感处即是。	以中指螺纹面点揉天枢3～5分钟，力度均匀、渗透，以局部有酸胀感为度。
天溪	胸胁疼痛、呃逆、咳嗽、乳房肿痛、乳汁不足	仰卧，乳头旁开3横指，乳头所在肋间隙即是。	大拇指螺纹面按压，左右穴各1～3分钟。
外陵	胃脘痛、腹痛、腹胀、疝气、痛经	仰卧，从肚脐沿前正中线向下量1横指，再水平旁开3横指处即是。	手指螺纹面按揉，每次1～3分钟。
维道	腰胯痛、小腹痛、腹水、水肿、月经不调、赤白带下、肾炎、盆腔炎、附件炎	先找到五枢穴，其前下半横指处即是。	两手拇指自上向下摩动，每次1～3分钟。
屋翳	呃逆上气、唾浊沫脓血、身体肿痛、皮肤痛、肋间神经痛	正坐或仰卧，从乳头沿垂直线向上推2个肋间隙，按压有酸胀感处即是。	手指螺纹面按揉，左右穴各1～3分钟。
五枢	肝炎、胸胁胀满疼痛、腹胀、泄泻、月经不调、赤白带下、子宫内膜炎	从肚脐向下4横指处作水平线与髂前上棘相交内侧处即是。	用双手大鱼际处揉按，左右各3～5分钟。
下脘	腹痛、腹胀、胃痉挛、胃下垂、呕吐、呃逆、肠鸣	在上腹部，正中线上，肚脐中央向上3横指处即是。	中指螺纹面点按，每次50～100下。
胸乡	呃逆、咳嗽、胸胁胀痛、胸膜炎、支气管炎、肋间神经痛	仰卧，乳头旁开3横指，再向上1个肋间隙处即是。	大拇指螺纹面按揉，每次1～3分钟。
璇玑	咳嗽、气喘、呃逆上气、胸满痛、喉痹咽肿、胃痛	仰卧，从天突穴沿前正中线向下1横指即是。	拇指螺纹面点压，有酸麻感为宜，每次3～5分钟。
阴都	疟疾、哮喘、腹胀、肠鸣、腹痛、便秘、女性不孕、胸胁满	仰卧，剑胸联合（胸部和腹部交界处）与肚脐连线中点，再旁开半横指处即是。	拇指螺纹面从上向下推摩，左右穴各1～3分钟。
阴交	绕脐冷痛、腹满水肿、泄泻、疝气、阴部多汗湿痒、小便不利、崩漏、带下	在下腹部，正中线上，肚脐中央向下1横指处即是。	双手大拇指相叠轻按穴位，每次按揉1～3分钟。
膺窗	乳房保健	正坐或仰卧，从乳头沿垂直线向上推1个肋间隙，按压有酸胀感处即是。	以示指或中指螺纹面按揉膺窗3～5分钟，力度均匀、渗透，以局部有酸胀感为度。
幽门	胃下垂	仰卧，肚脐上8横指，在旁开半横指处即是。	以示指和中指推按幽门3～5分钟，力度均匀、渗透。
俞府	咳逆上气、呕吐、胸满、胸痛、胸膜炎、肋间神经痛、支气管炎	锁骨下可触及一凹陷，在此凹陷中，前正中线旁开3横指处即是。	大拇指指尖垂直按揉，每天早晚各按1次，每次3～5分钟。
玉堂	咳嗽、气短、胸痛、胸闷喘息、喉痹咽肿、呕吐寒痰	先找到膻中穴，沿前正中线向上推1个肋骨，按压有酸痛感处即是。	中指螺纹面按压，力度适中，每次1～3分钟。

穴位名称	针对病证	准确取穴	按摩手法
彧中	咳嗽、气喘、胸膜炎、肋间神经痛、支气管炎	自乳头垂直向上推3个肋间隙，由该肋间隙向前正中线旁开3横指处即是。	中指螺纹面按压，每次3～5分钟。
渊腋	恶寒、发热、咳嗽、胸满、肋胁痛、胸膜炎、腋下肿、臂痛不举	正坐举臂，在腋中线上，第4肋间隙中即是。	示指或中指点按，每次3～5分钟。
云门	咳嗽、气喘、胸痛、肩痛、肩关节内侧痛、胸中烦痛、肺炎、肺结核、颈淋巴结核	正立，双手叉腰，锁骨外侧端下方的三角形凹陷的中点处即是该穴。	正坐或仰卧位，用中指螺纹面按压对侧穴位，顺时针和逆时针交替按揉，每次按揉1～2分钟。
章门	两胁疼痛、水肿、消化不良、腹胀、腹痛、糖尿病、高血压、胆囊炎、胆结石	正坐，屈肘合腋，肘尖所指处，按压有酸胀感处即是。	用双手的大鱼际揉按该穴位，左右穴各1～3分钟。
辄筋	胸肋痛、气喘、支气管哮喘、呕吐、多涎	正坐举臂，从渊腋穴向前下量1横指处即是。	示指螺纹面按压，左右穴各1～3分钟。
中府	胸部保健、乳房保健	正坐位，双手叉腰，先取锁骨外端下方凹陷处的云门，在云门直下约1寸，平第1肋间隙，前正中线旁开6寸处即是。	示指、中指和环指3指并拢，转圈按揉中府，左右各5分钟。
中极	阴道炎、痛经、膀胱炎、尿路感染、前列腺肥大症	在下腹部正中线上，肚脐中央向下两个3横指处即是。	以拇指螺纹面按中极3～5分钟，力度均匀、渗透，以局部有酸胀感为度。
中庭	胸腹胀满、噎膈、呕吐、心痛、小儿吐乳	胸部前正中线上剑胸结合（胸部和腹部交界处）的凹陷处即是。	手指螺纹面按压，每次按摩1～3分钟。
中脘	慢性胃炎、恶心反胃、胃下垂、低血压、阴道炎、月经不调、食欲不振	在下腹部，正中线上，肚脐中央向上5横指处即是。	以掌心按揉中脘3～5分钟，先以顺时针方向按摩，再以逆时针方向按摩，力度均匀、渗透，以局部皮肤微热为止。
中注	腹胀、呕吐、小腹痛、便秘、小便淋涩、月经不调、腰腹疼痛	仰卧，肚脐下1横指处，再旁开半横指处即是。	中指螺纹面按压，左右穴各1～3分钟。
周荣	咳嗽、气逆、胸胁胀满	仰卧，乳头旁开3横指，再向上2个肋间隙处即是。	中间3指并拢揉按，每天早晚各1次。
子宫	慢性盆腔炎	先取中极，旁开4横指处即是。	以拇指螺纹面按子宫3～5分钟，力度均匀、渗透，以局部有酸胀感为度。
紫宫	咳嗽、气喘、胸胁支满、胸痛、心烦、喉痹、吐血、呕吐、饮食不下	先找到膻中穴，沿前正中线向上推2个肋骨，按压有酸痛处即是。	拇指螺纹面自上向下推按，每次3～5分钟。
巨阙	胸口痛	在上腹部，正中线上，肚脐中央向上8横指处即是。	以示指或中指螺纹面按揉巨阙3～5分钟，力度均匀、渗透，以局部有酸胀感为度。

肩、背、腰部穴位

穴位名称	针对病证	准确取穴	按摩手法
秉风	健颈美肩	手臂内收，天宗直上，举臂有凹陷处即是。	可由他人代为按摩。以拇指螺纹面按揉秉风3～5分钟，力度均匀，以局部有酸胀感为度。
大肠俞	湿疹、腰背疼痛	两侧髂棘高点连线与脊柱交点，旁开2横指处即是。	可由他人代为按摩。以两手拇指螺纹面同时按压两侧大肠俞3～5分钟，力度均匀、渗透，以局部有酸胀感为度。
大杼	眩晕、感冒、类风湿关节炎	低头屈颈，颈背交界处椎骨高突向下推1个椎体，下缘旁开2横指处即是。	以示指或中指螺纹面按揉大杼3～5分钟，力度均匀、渗透，以局部有酸胀感为度。
胆俞	黄疸、胁痛、十二指肠溃疡、呕吐、头痛、夜盲症、腋下肿、胆囊炎	肩胛骨下角水平连线与脊柱相交椎体处，往下推3个椎体，正中线旁开2横指处。	双手拇指点压胆俞，局部有酸、胀、麻感觉为佳，坚持每日按摩3次，每次按摩100下。
督俞	发热恶寒、胃痛、腹痛、肠鸣、呃逆、冠心病、心绞痛	肩胛骨下角水平连线与脊柱相交椎体处，往上推1个椎体，正中线旁开2横指处。	中指螺纹面按压，或用按摩槌通过敲打的方式刺激该穴，每次3～5分钟。
肺俞	咳嗽、哮喘、感冒、咽喉肿痛、胸满气短、肺结核、慢性支气管炎、鼻炎、粉刺、黄褐斑、面部水肿	低头屈颈，颈背交界处椎骨高突向下推3个椎体，下缘旁开2横指处即是。	用手掌反复摩擦，或用按摩槌通过敲打的方式刺激肺俞，每次3～5分钟。
风门	感冒、皮肤瘙痒、湿疹	正坐，后头骨下两条大筋外缘陷窝中，与耳垂齐平处即是。	以一手中指螺纹面点揉一侧风门3～5分钟，力度均匀、渗透，以局部有酸胀感为度，左右交替进行。
附分	颈项强痛、肩背拘急、肘臂麻木、坐骨神经痛、肺炎、感冒	低头屈颈，颈背交界处椎骨高突向下推2个椎体，下缘旁开4横指处即是。	中指螺纹面揉按，力度适中，或用按摩槌通过敲打的方式刺激该穴，每次左右各1～3分钟。
肝俞	胆结石、脂肪肝、慢性肝炎、掉发	肩胛骨下角水平连线与脊柱相交椎体处，往下推2个椎体，旁开1.5寸。	由他人代为按摩，按摩者以双手拇指螺纹面按揉两侧肝俞3～5分钟，力度均匀、渗透。
膏肓	肺结核、支气管炎、咳嗽、气喘、头晕目眩、冠心病、健忘	低头屈颈，颈背交界处椎骨高突向下推4个椎体，下缘旁开4横指处即是。	中指螺纹面揉按，或用按摩槌通过敲打的方式刺激该穴，每次左右各1～3分钟。
膈关	胸闷、呕吐、食欲缺乏、多涎唾、脊背强痛	肩胛骨下角水平连线与脊柱相交椎体处，正中线旁开4横指处即是。	中指螺纹面揉按，或用按摩槌通过敲打的方式刺激该穴，每次左右各1～3分钟。
膈俞	慢性胆囊炎	肩胛骨下角水平连线与脊柱相交椎体处，正中线旁开2寸。	可由他人代为按摩，以两手拇指同时按压两侧膈俞3～5分钟，力度均匀、渗透，以局部有酸胀感为度。
关元俞	腰部保健	两侧髂前上棘连线与脊柱交点，往下推1个椎体，旁开1.5寸处即是。	可由他人代为按摩，以拇指螺纹面按压关元俞，可配合肾俞、委中，效果更佳。

穴位名称	针对病证	准确取穴	按摩手法
肓门	腹痛、便秘、痞块、乳腺炎、胃炎、腰肌劳损	肚脐水平线与脊柱相交椎体处，往上推1个椎体，正中线旁开4横指处即是。	中指螺纹面揉按，每次左右各1～3分钟。
魂门	胸肋疼痛	肩胛骨下角水平连线与脊柱相交椎体处，下推2椎体，正中线旁开4横指处即是。	可由他人代为按摩。以拇指螺纹面按揉魂门3～5分钟，力度均匀，以局部有酸胀感为度。
脊中	腰脊强痛、黄疸、腹胀、反胃、吐血	两侧肩胛下角连线与后正中线相交处向下推4个椎体，下缘凹陷处即是。	俯卧，双脚稍分开，用手指揉按脊中，每次3～5分钟。
夹脊	心、肺、上肢疾患，胃肠疾患，腰、腹、下肢疾患等	低头，颈背交界椎体高突处椎体，向下推共有17个椎体，旁开半横指处即是。	双手手掌从上向下推揉，可在每晚睡前完成，每次3～5分钟。
肩井	狐臭、肩周炎	先找到大椎，再找到锁骨肩峰端，二者连线的中点即是。	一手搭在对侧肩头，用中指螺纹面按揉肩井3～5分钟，力度均匀、渗透，以局部有酸胀感为度，左右交替进行。
肩髎	肩部保健	外展上臂，肩膀后下方呈凹陷处即是。	用大拇指、示指和中指拿捏肩髎，以适度为宜，或有酸痛感为度。按压时力度均匀，避免损伤手指。
肩外俞	颈项强急、肩背部寒痛窜至肘部、上肢冷痛	低头，后颈部最突起椎体往下数1个椎骨的棘突下，旁开4横指处即是。	用中指螺纹面按压，力度适中，左右穴各1～3分钟。
肩贞	肩周炎、网球肘	肩内收时，腋后纹头直上1寸，三角肌后缘处，按后有酸胀感。	可以由他人代为按摩。以两手示指或中指螺纹面同时按压两侧肩贞3～5分钟，力度均匀、渗透，以局部有酸胀感为度。
肩中俞	咳嗽、气喘、肩背疼痛、颈项僵硬、目视不明	低头，后颈部最突起椎体往下数1个椎骨的棘突下，旁开4横指处即是。	用中指螺纹面按压，力度适中，左右穴各1～3分钟。
筋缩	椎间盘突出	两侧肩胛下角连线与后正中线相交处向下推2各椎体，下缘凹陷处即是。	可由他人代为按摩。以拇指螺纹面按压筋缩3～5分钟，力度均匀、渗透，以局部有酸胀感为度。
京门	呃逆、呕吐、胁肋痛、腹胀、肠鸣、泄泻、小便不利、尿黄、肾炎	先找到章门穴，其后2横指处即是。	拇指螺纹面揉按，每次1～3分钟。
厥阴俞	咳嗽、心痛、心悸、胸闷、呕吐、胃脘部疼痛、肋间神经痛	低头屈颈，颈背交界处椎骨高突向下推4个椎体，下缘旁开2横指处即是。	用按摩槌通过敲打的方式刺激该穴，每次3～5分钟。
灵台	咳嗽、气喘、脊背痛、颈项僵硬、身热、疔疮	两侧肩胛下角连线与后正中线相交处向上推1个椎体，下缘凹陷处即是。	手指螺纹面按压，或用按摩槌轻轻敲打该穴，左右穴各3～5分钟。
命门	腰肌劳损、白带增多、遗精	肚脐水平线与后正中线交点，按压有凹陷处即是。	以拇指螺纹面按命门3～5分钟，力度均匀、渗透，以局部有酸胀感为度。

穴位名称	针对病证	准确取穴	按摩手法
臑俞	肩臂酸无力、肩肿、颈项瘰疬	手臂内收，腋后纹末端肩贞穴向上推至肩胛骨下缘处即是。	手指螺纹面按压，力度适中，每次1~3分钟。
脾俞	痢疾、糖尿病、高脂血症、脂肪肝、全身乏力、手足多汗	肚脐水平线与脊柱相交椎体处，往上推3个椎体，旁开1.5寸。	可由他人代为按揉，以拇指螺纹面点揉脾俞3~5分钟，力度均匀、渗透，以局部有酸胀感为度。
痞根	胃痉挛、胃炎、胃扩张、肾下垂、肝炎、肝脾肿大、腰肌劳损	肚脐水平线与后正中线交点向上推1个椎体，在其棘突下，旁开3.5寸处即是。	中指螺纹面按揉，或用按摩槌，用敲打的方式刺激该穴，每次3~5分钟。
魄户	咳嗽、气喘、支气管炎、肺结核、肩背痛、颈项强直	低头屈颈，颈背交界处椎骨高突向下推3个椎体，下缘旁开4横指处即是。	中指螺纹面揉按，力度适中，或用按摩槌通过敲打的方式刺激该穴，每次左右各1~3分钟。
气海俞	痛经、功能性子宫出血、阳痿、遗精、性欲低下、下肢麻痹瘫痪、腰背酸痛、痔疮	肚脐水平线与脊柱相交椎体处，往下推1个椎体，正中线旁开2横指处即是。	中指螺纹面按压，或用按摩槌通过敲打的方式刺激该穴，每次3~5分钟。
曲垣	肩周炎、肩胛部疼痛、肩臂拘挛、上肢酸麻、咳嗽	低头，后颈部最突起椎体往下数2个为第2胸椎棘突，与臑俞穴连线中点处即是。	中指螺纹面揉按，力度适中，左右穴各1~3分钟。
三焦俞	食欲不振	肚脐水平线与脊柱相交椎体处，往上推1个椎体，正中线旁开2横指处即是。	可由他人代为按摩。以拇指螺纹面按揉三焦俞3~5分钟，力度均匀、渗透，以局部有酸胀感为度。
身柱	咳嗽	两侧肩胛下角连线与后正中线相交处向上推4个椎体，下缘凹陷处即是。	以中指指尖按揉身柱3~5分钟，力度均匀、渗透，以局部有酸胀感为度。
神道	发热恶寒、头痛、肩背痛、疟疾、咳嗽	两侧肩胛下角连线与后正中线相交处向上推2个椎体，下缘凹陷处即是。	双手中指螺纹面互相叠加，用力揉按神道3~5分钟。
神堂	肩背痛、发热恶寒、心痛、冠心病、心悸、胸满、失眠	低头屈颈，颈背交界处椎骨高突向下推5个椎体，下缘旁开4横指处即是。	中指螺纹面揉按，或用按摩槌通过敲打的方式刺激该穴，每次左右各1~3分钟。
肾俞	糖尿病、黄褐斑、膀胱炎、尿道炎、尿路感染、遗精、手足多汗	肚脐水平线与脊柱相交椎体处，旁开1.5寸。	以拇指螺纹面按压脾俞3~5分钟，力度均匀、渗透，以局部有酸胀感为度，左右可同时进行。
十七椎	月经不调、痛经、坐骨神经痛、腰骶部疼痛、痔疮	两侧髂棘高点水平线与脊柱交点向下推1个椎体，棘突下即是。	中指螺纹面揉按，每次1~3分钟。
陶道	头痛、目眩、发热恶寒、咳嗽、气喘、胸痛、小儿麻痹后遗症、疟疾、癫狂	低头，颈背交界处椎骨最高处垂直向下推1个椎体，下缘凹陷处即是。	手指螺纹面按压，左右穴各1~3分钟。
天髎	狐臭	肩胛部，肩胛骨上角，其上方的凹陷处即是。	一手搭在对侧肩头，用中指螺纹面按揉天髎3~5分钟，力度均匀、渗透，以局部有酸胀感为度，左右交替进行。

穴位名称	针对病证	准确取穴	按摩手法
天宗	颈椎病、落枕	在肩胛部,冈下窝中央凹陷处,肩胛冈中点下缘处,与第4胸椎平齐,按压有酸胀感处即是。	以两手拇指螺纹面同时按压两侧太溪3~5分钟,力度均匀、渗透,以局部有酸胀感为度。
胃仓	胃痛、腹胀、小儿食积、水肿、背脊痛、便秘	肚脐水平线与脊柱相交椎体处,往上推2个椎体,正中线旁开4横指处即是。	中指螺纹面揉按,力度适中,或用按摩槌通过敲打的方式刺激该穴,每次左右穴各1~3分钟。
胃脘下俞	胃炎、支气管炎、胸膜炎、胰腺炎、肋间神经痛	两侧肩胛下角连线与后正中线相交处向下推1个椎体,下缘旁开2横指处即是。	中指螺纹面按揉,或用按摩槌,用敲打的方式刺激该穴,每次3~5分钟。
胃俞	胀气、恶心反胃、湿疹、荨麻疹	肚脐水平线与脊柱相交椎体处,往上推2个椎体,旁开1.5寸。	可由他人代为按揉,按压的同时以手掌画圈的方式按压胃俞3~5分钟,力度均匀、渗透,以局部皮肤微热为止。
下极俞	肾炎、肠炎、腰肌劳损、遗精、阳痿、遗尿	两侧髂棘高点水平线与脊柱交点向上推1个椎体,下缘凹陷处即是。	手指螺纹面按揉,或用按摩槌用敲打的方式刺激该穴,每次3~5分钟。
心俞	冠心病、心绞痛、心绪不宁	肩胛骨下角水平连线与脊柱相交椎体处,往上推2个椎体,下缘旁开2横指处即是。	由他人代按,以双手拇指螺纹面按压两侧心俞3~5分钟,力度均匀、渗透,以局部有酸胀感为度。
悬枢	腰脊强痛、腹胀、腹痛、消化不良、泄泻、痢疾	先找到命门穴,沿后正中线向上推1个椎体,下缘凹陷处即是。	双手中指螺纹面揉按,用力稍重,每次3~5分钟。
阳纲	肠鸣、腹痛、腹满、泄泻、黄疸、身热、小便赤涩	肩胛骨下角水平连线与脊柱相交椎体处,下推3个椎体,正中线旁开4横指处即是。	中指螺纹面揉按,力度适中,或用按摩槌通过敲打的方式刺激该穴,每次左右各1~3分钟。
腰奇	失眠、头痛、便秘	顺着脊柱向下触摸,尾骨端直上3横指凹陷处即是。	中指螺纹面按压,每次左右各1~3分钟。
腰眼	睾丸炎、遗尿、肾炎、腰肌劳损、月经不调	俯卧,两侧髂棘高点水平线与脊柱交点旁开3.5寸处即是。	中指螺纹面揉按该穴,每次1~3分钟。
腰阳关	坐骨神经痛	两侧髂前上棘连线与脊柱交点处,可触及一凹陷处即是。	以拇指螺纹面按压腰阳关3~5分钟,力度均匀、渗透,以局部有酸胀感为度。
譩譆	咳嗽、气喘、疟疾、热病、肩背痛、肋间神经痛、目眩、目痛、鼻出血	肩胛骨下角水平连线与脊柱相交椎体处,上推1个椎体,正中线旁开4横指处即是。	中指螺纹面揉按,力度适中,或用按摩槌通过敲打的方式刺激该穴,每次左右各1~3分钟。
意舍	背痛、腹胀、肠鸣、食欲缺乏、呕吐、泄泻、身热、黄疸、糖尿病	肚脐水平线与脊柱相交椎体处,往上推3个椎体,正中线旁开4横指处即是。	中指螺纹面揉按,或用按摩槌通过敲打的方式刺激该穴,每次左右各1~3分钟。
至阳	冠心病	两侧肩胛下角连线与后正中线相交处椎体,下缘凹陷处即是。	由他人代为按摩,以拇指螺纹面按压至阳3~5分钟,力度均匀、渗透,以局部有酸胀感为度。

穴位名称	针对病证	准确取穴	按摩手法
志室	月经不调	肚脐水平线与脊柱相交椎体处，正中线旁开 4 横指处即是。	以拇指螺纹面按中脘 3 ~ 5 分钟，力度均匀、渗透，以局部有酸胀感为度。中脘属于任脉，为胃之募，有健脾和胃、疏经通络之效。
中枢	黄疸、呕吐、腹满、胃痛、食欲缺乏、腰背痛	两侧肩胛下角连线与后正中线相交处向下推 3 个椎体，下缘凹陷处即是。	手指螺纹面按压，力度适中，或用按摩槌利用敲打的方式刺激该穴，左右穴各 3 ~ 5 分钟。

上肢部穴位

穴位名称	针对病证	准确取穴	按摩手法
八邪	手指拘挛、手指麻木、头痛、咽痛	手背，第 1 ~ 5 指间，两手指根部之间，皮肤颜色深浅交界处即是。	手指螺纹面点揉该穴，每次 1 ~ 3 分钟。
臂臑	肩臂痛、瘰疬、目痛、肩周炎、颈项拘挛、肩部红肿、臂不能举	屈肘，紧握拳，在三角肌下端偏内侧，曲池穴上 7 寸处即是该穴。	大拇指螺纹面点揉，适度用力，每日 2 次，每次 1 ~ 3 分钟。
尺泽	网球肘、乳腺炎	先找到肱二头肌腱，在其桡侧的肘横纹中即是。	以一手示指或中指螺纹面同时按压另一侧尺泽 3 ~ 5 分钟，力度均匀、渗透，以局部有酸胀感为度，左右交替进行。
大骨空	结膜炎、角膜炎、白内障、目痛、鼻出血、急性胃肠炎、吐泻	握拳，大拇指翘起，大拇指关节背侧横纹中点处即是。	拇指和中指拿捏，每次 1 ~ 3 分钟。
大陵	口臭、腕管综合征	微屈腕握拳，从腕横纹上，两条索状筋之间即是。	用拇指螺纹面垂直按压大陵 3 ~ 5 分钟，力度均匀、渗透。
二白	脱肛、痔疮、前臂神经痛、胸胁痛	握拳，大拇指侧一筋凸起，腕横纹直上两个 3 横指处与筋交点两侧即是。	拇指螺纹面按压，每次 1 ~ 3 分钟。
二间	鼻出血、咽喉肿痛、热病、牙痛、口㖞、下牙痛、颌肿	自然弯曲示指，第 2 掌指关节前缘，靠大拇指侧，触之有凹陷处即是。	大拇指指尖垂直掐按，或用螺纹面按揉，每次左右穴各 1 ~ 3 分钟。
关冲	中暑	沿手环指指甲底部与侧缘引线的交点处即是。	以一手拇指和示指捏按另一手的关冲 3 ~ 5 分钟，力度均匀、渗透，以局部有酸胀感为度，左右交替进行。
合谷	麦粒肿、牙痛、口臭、失眠、发热、宿醉、高血压、痛风、皮肤瘙痒症、脂溢性皮炎、荨麻疹、咽喉肿痛	将拇指和示指张开，位于掌骨延长线的交点处即是。	用一手拇指螺纹面垂直按压对侧合谷，持续 3 分钟，力度均匀、渗透，以局部有酸胀感为度。
后溪	感冒、颈椎病、落枕、腰酸腿痛	仰掌握拳，在手掌尺侧，第 5 掌指关节后的远侧横纹尽头处赤白肉际。	以一手拇指或示指螺纹面点揉另一侧后溪 3 ~ 5 分钟，力度均匀、渗透，左右交替进行。
会宗	偏头痛、耳聋、耳鸣、咳喘、胸满、臂痛	掌腕背横纹中点直上 4 横指，支沟尺侧，尺骨桡侧，大拇指侧按压有酸胀感处即是。	大拇指螺纹面按压，力度适中，每日 2 次。

穴位名称	针对病证	准确取穴	按摩手法
极泉	狐臭	上臂外展，腋窝顶点可以触摸到动脉搏动，按压有酸胀感处即是。	以示指或中指螺纹面按揉对侧的极泉3~5分钟，力度均匀、渗透，左右交替进行。
间使	抑郁症	微屈腕握拳，从腕横纹向上4横指，两条索状大筋之间即是。	以拇指螺纹面按压对侧间使3~5分钟，力度均匀、渗透，以局部有酸胀感为度，左右交替进行。
经渠	咳嗽、气喘、胸痛、胸中烦满、胸背痛、咽喉肿痛、牙痛、手腕疼痛、呕吐、热病	伸手，掌心向上，用一只手给另一只手把脉，中指指端所在位置即是。	中指螺纹面按揉，每次4~5分钟。
巨骨	手臂挛痛、半身不遂、上臂抬举不便	沿着锁骨向外摸至肩峰端，再找背部肩胛冈，两者之间凹陷处即是。	大拇指螺纹面按揉，适度用力，左右穴各1~3分钟。
孔最	高血压、网球肘、类风湿关节炎、皮肤瘙痒症、湿疹、脂溢性皮炎、荨麻疹	掌心向上，以手肘的皱纹处开始至手腕距离的1/3处。	将手臂夹在拇指和其余四指之间，再用拇指用力按压3~5分钟，力度均匀、渗透，可反复按摩。
劳宫	抑郁症、宿醉、心绪不宁	手握拳，中指指尖所指之处即是。	以拇指螺纹面按压对侧劳宫3~5分钟，力度均匀、渗透，以局部有酸胀感为度，左右交替进行。
列缺	头痛	两手虎口相交，一手示指压另一手桡骨茎突上，示指尖到达处即是。	一手屈肘放于胸前，另一手拇指指端点按列缺2~3分钟，以局部有酸胀感为度，左右交替进行。
灵道	头痛、目眩、臂内侧痛、指挛、腕部疼痛、心悸、心痛、扁桃体炎	先找到神门穴，再向上2横指即是。	大拇指螺纹面按揉，左右穴各1~3分钟。
内关	抑郁症、冠心病、心绞痛、乳腺增生、心绪不宁、胸闷气短、心慌心悸、记忆力减退	微屈腕握拳，从腕横纹向肘方向量3横指，两条索状筋之间即是。	以一手拇指螺纹面按揉对侧内关3~5分钟，力度均匀、渗透，以局部有酸胀感为度，左右交替进行。
臑会	肩臂痛、肩胛肿痛、背痛、甲状腺肿大、目疾	先找到肩髎穴，其与肘尖连线上，肩髎穴下4横指处即是。	手指螺纹面按压，力度适中，每次1~3分钟。
偏历	水肿	两手虎口垂直交叉，中指指端落于前臂背面的凹陷处即是。	一手屈肘放于胸前，另一手屈肘用拇指螺纹面按揉该臂偏历3~5分钟，力度均匀、渗透，以局部有酸胀感为度，左右交替进行。
气海穴	低血压、腰肌劳损、痛经、慢性盆腔炎、早泄	屈肘90°，肘横纹内侧凹陷处即是。	一手示指和拇指捏按另一侧手肘的气海穴3~5分钟，力度均匀、渗透，以局部有酸胀感为度，左右交替进行。
前谷	头痛、咽喉肿痛、口疮、头项急痛、臂痛不得举、掌指关节红肿、腮腺炎、乳腺炎	握拳，小指掌指关节前有一皮肤皱襞突起，其尖端处即是。	拇指螺纹面揉按，每日2次，每次1~3分钟。

穴位名称	针对病证	准确取穴	按摩手法
青灵	头痛、目黄、胁痛、肩臂疼痛、腋下肿痛	伸臂，确定少海穴与极泉穴位置，从少海穴沿二者连线量4横指处即是。	大拇指螺纹面按揉，其余四指轻托手臂，左右穴各按揉1～3次。
清冷渊	头痛、目黄、牙痛、肩臂痛不能举	屈肘，肘尖直上3横指凹陷处即是。	手指螺纹面按压，力度适中，每次1～3分钟。
曲池	扁桃体炎、痢疾、感冒	轻抬左臂，屈肘将手肘内弯，用另一手拇指下压此处凹陷处即是。	一手臂弯曲，以另一手掌侧按压手肘处即曲池3～5分钟，力度均匀、渗透，可反复按摩。
曲泽	肘臂疼痛、网球肘、胃痛、急性肠胃炎、呕吐、泄泻、胸闷、心绞痛、心悸、支气管炎	肘微弯，肘弯里可摸到一条大筋，其内侧横纹上可触及凹陷处即是。	用大拇指螺纹面，边指压边轻轻按揉，每次1～3分钟。
三间	肩周炎	微握拳，第2掌指关节后缘，触之有凹陷处即是。	以一手拇指或示指螺纹面按压另一侧三间3～5分钟，力度均匀、渗透，以局部有酸胀感为度，左右交替进行。
三阳络	暴喑、耳聋、手臂及肘部酸痛不举、龋牙痛、脑血管病后遗症	先找到支沟穴，直上1横指，前臂两骨头之间凹陷处即是。	大拇指螺纹面按压，每日2次，每次左右穴各按压1～3分钟。
商阳	扁桃体炎、咽喉肿痛	屈曲右手大拇指，以指甲尖垂直掐按靠拇指侧的位置即是。	一手示指弯曲，用另一手的拇指、示指夹住并以拇指指尖垂直按压商阳3～5分钟，灼痛感明显。
上廉	半身不遂、手臂麻木、肠鸣、腹痛、头痛、上肢肿痛	先找到曲池穴、阳溪穴，两者连线，曲池穴向下4横指即是。	示指和中指并拢，螺纹面垂直按压，每次左右穴各1～3分钟。
少冲	失眠、中风	俯掌，在手小指尖端的中央取。	以一手拇指和示指捏按另一手的少冲3～5分钟，也可以将小指放在牙齿中间，用牙轻咬，力度均匀、渗透，以局部有酸胀感为度。
少府	胸痛、疝气、心悸、冠心病、外阴瘙痒疼痛、小便不利、牙齿疼痛、子宫脱垂	半握拳，小指切压掌心第1横纹上，小指尖所指处即是。	大拇指指尖按压，左右穴各3～5分钟。
少海	心痛、癫狂、腋下肿痛、肘臂疼痛、眼睛充血、失眠、健忘、神经衰弱、颈淋巴结核	屈肘90°，肘横纹内侧端凹陷处即是。	手肘弯曲，另一只手的示指和大拇指螺纹面揉捏该穴，每次1～3分钟。
少商	咽喉肿痛	拇指伸直，另一手拇指弯曲掐按该手拇指指甲角边缘处即是。	以一手拇指指尖重力掐按另一手的少商1分钟再放开，重复几遍。
少泽	乳腺炎	伸小指，沿指甲底部与指尺侧引线，交点处即是。	以一手拇指螺纹面按另一侧少泽3～5分钟，力度均匀、渗透，以局部有酸胀感为度，左右交替进行。
神门	失眠、宿醉、皮肤瘙痒症	微握掌，另一手四指握住手腕，曲拇指，指甲尖所到之处即是。	以一手拇指螺纹面按揉对侧神门3～5分钟，力度均匀、渗透，以局部有酸胀感为度，左右交替进行。

穴位名称	针对病证	准确取穴	按摩手法
十宣	急性咽喉炎、急性胃肠炎、高血压、手指麻木、癫痫、小儿惊厥	仰掌，十指微曲，在十指尖端，指甲游离缘尖端处即是。	用拇指和示指分别捏揉该穴15～20分钟，双手交替进行。
手三里	肘臂疼痛	先找到曲池、阳溪，两者连线，曲池向下3横指即是。	以一手拇指螺纹面按揉对侧手三里3～5分钟，力度均匀、渗透，以局部有酸胀感为度，左右交替进行。
手五里	肘臂挛痛、瘰疬、上肢不遂、肩周炎、疟疾、咳嗽、吐血、胃脘部胀满	手臂外侧，曲池穴上4横指处即是。	大拇指螺纹面按揉，适度用力，左右穴各1～3分钟。
四渎	耳聋、耳鸣、下牙痛、头痛、眼疾、肩臂或肘关节疼痛	先找到阳池穴，其与肘尖连线上，肘尖先4横指，再3横指处即是。	大拇指螺纹面按压，每日早晚各1次，每次1～3分钟。
四缝	失眠、神经衰弱、痛风、腹痛、腹胀、咽痛、咳嗽、恶心、呕吐、消化不良、呃逆	仰掌，手掌侧，第2～5指近端指间关节横纹的中点即是。	拇指或中指，以螺纹面按压穴位，每次3～5分钟。
太渊	咳嗽、胸背痛、无脉症、脉管炎、手腕疼痛、鼻塞、咽喉肿痛、胃酸、闭经	掌心向上，腕横纹外侧摸到桡动脉，其外侧即是。	大拇指及指甲尖轻轻掐按，左右穴各按1～3分钟。
天府	咳嗽、气喘、上臂内侧疼痛、鼻出血、鼻炎、眼病	臂向前平举，俯头，鼻尖接触上臂内侧处即是。	中指螺纹面按压，力度适中，左右穴各1～3分钟。
天井	麦粒肿	屈肘，肘尖直上1横指的凹陷处即是。	一手轻握另一手肘下，弯曲中指，以指尖垂直向上按压天井，持续3～5分钟，力度以有酸胀感为度。
天泉	咳嗽、呃逆、心痛、上臂内侧痛	伸肘仰掌，腋前纹头直下3横指，在肱二头肌肌腹间隙中，按压有酸胀感处即是。	中指螺纹面按压，每日2次，每次1～3分钟。
通里	感冒、中风、肘臂疼痛、记忆力减退	用力握拳，沿两筋（掌长肌腱与桡侧腕屈肌腱）间的凹陷从腕横纹向上量1横指处即是。	以一手拇指或示指螺纹面点揉另一侧通里3～5分钟，力度均匀、渗透，以局部有酸胀感为度，左右交替进行。
外关	上肢疼痛、胸胁痛、颈椎病、三叉神经痛	抬臂俯掌，掌腕背横纹中点直上3横指，前臂两骨头之间的凹陷处即是。	大拇指螺纹面按压，每日2次，每次1～3分钟。
外劳宫	落枕、颈椎病、肩臂痛、手臂痛、偏头痛、胃痛	手背第2、第3掌骨间从掌指关节向后半横指处即是。	手指螺纹面按压，力度适中。
腕骨	糖尿病、腕管综合征	屈肘，掌心向下，由后溪向腕部推，可摸到两块骨头，在两骨结合部触及一凹陷处即是。	以一手示指螺纹面按压对侧腕骨3～5分钟，力度均匀、渗透，以局部有酸胀感为度，左右交替进行。
温溜	头痛、面肿、咽喉肿痛、肩背酸痛、肠鸣腹痛	先确定阳溪穴的位置，向上量取7横指处即是该穴。	大拇指横放穴位处，其余四指握住手臂，大拇指螺纹面向下按压。或用中间三指推按，每次1～3分钟。

穴位名称	针对病证	准确取穴	按摩手法
郄门	心绞痛	微屈腕握拳，从腕横纹处向上量3横指是内关，再向上量4横指处即是。	以一手拇指垂直按压另一侧郄门3～5分钟，力度均匀、渗透，以局部有酸胀感为度，左右交替进行。
侠白	上臂疼痛、咳嗽、气喘、干呕、烦满	先找到天府穴，向下1横指处即是。	示指和中指并拢，配合大拇指进行按压，每日早晚各1次，每次左右各按1～3分钟。
下廉	头痛，眩晕，目痛，腹胀，腹痛，手、肘、肩无力，肺结核，上肢瘫痪	先找到上廉穴，向下1横指处即是。	示指和中指并拢，用螺纹面垂直按压，左右穴各1～3分钟。
消泺	胸闷气短	先取肩髎，其与肘尖连线上，肘尖上7横指处即是。	以一手示指或中指螺纹面按揉对侧消泺3～5分钟，力度均匀、渗透，以局部有酸胀感为度，左右交替进行。
小骨空	目赤肿痛、咽喉肿痛、掌指关节痛	伸出手掌，小指背侧近端指间关节横纹中点处即是。	拇指和中指拿捏，每次1～3分钟。
小海	贫血、牙龈肿痛	屈肘，肘尖最高点与肘部内侧高骨最高点之间的凹陷处即是。	以一手拇指螺纹面按压另一侧手肘的小海3～5分钟，力度均匀、渗透，以局部有酸胀感为度，左右交替进行。
阳池	手部保健	抬臂垂腕，背面，由第4掌骨向上推至腕关节横纹，可触及凹陷处即是。	用大拇指螺纹面按压，示指固定手腕，同时按压阳池。
阳谷	二便不通	尺骨茎突远端的凹陷中。	以一手拇指螺纹面按揉对侧阳谷3～5分钟，以局部有酸胀感为度，左右交替进行。
阳溪	头痛、咽喉肿痛、目赤肿痛、牙痛、耳鸣、热病心烦	手掌侧放，大拇指伸直向上翘起，手腕背侧桡侧有一凹陷处即是。	大拇指指尖垂直掐按，每次1～3分钟。
养老	腰酸腿痛	屈腕掌心向胸，沿小指侧隆起高骨往桡侧推，触及一骨缝处即是。	以一手拇指螺纹面按揉对侧养老3～5分钟，力度均匀、渗透，以局部有酸胀感为度，左右交替进行。
腰痛点	急性腰扭伤、头痛、目眩、耳鸣、气喘	手背第2、第3掌骨间，第4、第5掌骨间，当掌背中点的凹陷处即是。	拇指和中指拿捏，每次1～3分钟。
液门	牙龈肿痛	抬臂俯掌，手背部第4、第5指指缝间掌指关节前可触及一凹陷处即是。	以一手拇指螺纹面按揉对侧液门3～5分钟，力度均匀、渗透，以局部有酸胀感为度，左右交替进行。
阴郄	心痛、惊悸、盗汗、胃脘部疼痛、吐血	用力握拳，沿两筋（掌长肌腱桡侧腕屈肌腱）间的凹陷从腕横纹向上半横指处。	拇指螺纹面边转动边按压，每日2次，每次1～3分钟。
鱼际	咳嗽	一手轻握另一手手背，弯曲拇指，指尖垂直下按第1掌骨中点肉际处即是。	以一手拇指按揉另一手鱼际3～5分钟，力度均匀、渗透，以局部有酸胀感为度，左右交替。

穴位名称	针对病证	准确取穴	按摩手法
支沟	便秘、酒渣鼻	掌腕背横纹中点直上4横指，前臂两骨头之间的凹陷处即是。	以拇指螺纹面垂直用力点揉支沟3～5分钟，左右交替进行，力度均匀、渗透，以局部有酸胀感为度。
支正	抑郁症	屈肘，确定阳谷与小海位置，取二者连线中点向阳谷侧1横指处即是。	以拇指螺纹面按压对侧支正3～5分钟，力度均匀、渗透，以局部有酸胀感为度，左右交替进行。
中冲	麦粒肿、口腔溃疡、中暑、心绞痛	在手中指尖端的中央取。	用拇指快速按压中冲或者以一捆牙签持续刺激2～3分钟，以局部有酸胀感为度。
中魁	反胃、呕吐、急性胃炎、贲门梗阻、鼻出血	中指背侧靠近心脏端的指间关节中点处即是。	拇指和中指拿捏，每次1～3分钟。
中泉	支气管炎、支气管哮喘、胃炎、肠炎	手用力撑开，总伸肌腱与腕背横纹交点靠大拇指侧的凹陷处即是。	中指螺纹面揉按，每次1～3分钟。
中渚	头痛	抬臂俯掌，手背第4、第5指指缝间掌指关节后可触及一凹陷处即是。	以示指或中指螺纹面点揉两侧率谷3～5分钟，力度均匀柔和，以局部有酸胀感为度。
肘尖	颈淋巴结结核、痈疽、疥疮	屈肘，摸到肘关节的最尖端处即是。	示指螺纹面揉按穴位，每次1～3分钟。
肘髎	肩臂肘疼痛、上肢麻木、挛急、上肢瘫痪	先找到曲池穴，向上量取1寸处即是该穴。	大拇指螺纹面按揉，每天早晚各1次，每次1～3分钟。

下肢部穴位

穴位名称	针对病证	准确取穴	按摩手法
八风	头痛、牙痛、胃痛、足背肿痛、趾痛、月经不调	足5趾各趾间缝纹头尽处即是。	手指点揉，每次左右穴各1～3分钟。
白环俞	月经不调、白带异常、遗尿、疝气、遗精、腰部疼痛、下肢瘫痪	两侧髂棘高点连线与脊柱交点，往下推5个椎体，旁开2横指处即是。	中指螺纹面揉按，每次1～3分钟。
百虫窝	荨麻疹、湿疹、风疹、皮肤瘙痒症	屈膝，先找到血海穴，直上1横指处即是。	拇指指尖按揉，每天早晚各1次，每次1～3分钟。
膀胱俞	腰骶酸软或疼痛、盆腔炎、阴部湿痒肿痛、遗精、阳痿、前列腺疾病、小便赤涩	两侧髂棘高点连线与脊柱交点，往下推3个椎体，旁开2横指处即是。	中指螺纹面按压，左右穴各1～3分钟。
胞肓	肠鸣、腹胀、便秘、小便涩痛、膀胱炎、腰脊强痛	先取次髎穴，与其同水平，后正中线旁开4横指处即是。	手指螺纹面按压，左右穴各1～3分钟。
髀关	腰酸腿痛	大腿前髂前上棘与髌底外缘的连线上，正当会阴水平线的交点即是。	以拇指螺纹面按揉髀关3～5分钟，力度均匀、渗透，以局部有酸胀感为度。
长强	痔疮、阳痿	在尾骨端下，尾骨端与肛门连线的中点处即是。	以示指或中指螺纹面按揉长强3～5分钟，力度均匀、渗透。

穴位名称	针对病证	准确取穴	按摩手法
承扶	急性腰扭伤、性冷淡	臀下横纹正中点，按压有酸胀感处即是。	以双手示指或中指螺纹面同时按压两侧承扶3～5分钟，力度均匀、渗透，以局部有酸胀感为度。
承筋	小腿痛、小腿抽筋、腰痛、腰脊拘急、转筋、脚跟酸痛、便秘、痔疮、鼻出血	小腿用力，后面肌肉明显隆起，中央按压有酸胀感处即是。	大拇指螺纹面按揉，每次左右穴各按1～3分钟。
承山	痔疮、小腿抽筋、足跟痛、腰酸腿痛	膝盖后面凹陷中央的腘横纹中点与外踝间连线的中点处即是。	取跪姿，将拳头放在承山的位置，然后用大腿夹紧，按压3～5分钟，力度均匀、渗透。
冲门	腹痛、腹寒气满、疝气、崩漏、妊娠水肿、带下	腹股沟外侧可摸到搏动，搏动外侧按压有酸胀感处即是。	大拇指螺纹面按揉，左右穴各1～3分钟。
冲阳	牙痛、呕吐、腹胀、关节疼痛、半身不遂、足跗部肿痛	在足背最高处，两条肌腱之间，按之有动脉搏动处。	拇指或示指螺纹面垂直按压，每日2次，每次两穴各3～5分钟。
次髎	月经不调、白带过多、腰脊痛、痛经、遗精、阳痿、小便黄、腰扭伤	俯卧，除拇指外四指分别按于骶骨第1～4骶椎棘突上，向外侧移1横指，中指位置即是。	中指螺纹面按压，每次1～3分钟。
大都	腹胀、腹痛、胃痛、消化不良、泄泻、便秘、胸满、心烦	足大趾与足掌所构成的关节，前下方掌背交界线凹陷处即是。	大拇指指尖垂直掐按，左右穴各按摩1～3分钟。
大敦	肝脏保健	坐位，大趾趾甲外侧与下缘各作一垂线，交点处即是。	用拇指指尖点按对侧大敦，力度以能耐受为宜，每次按压5分钟。
大钟	咽喉肿痛、腰脊强痛、咯血、气喘、呕吐、胀满、痴呆、嗜卧、足跟痛、便秘	先找到太溪穴，向下半横指，再向后平推至凹陷处即是。	大拇指螺纹面按压，力度适中，左右穴各按压1～3分钟。
胆囊	急慢性胆囊炎、胆绞痛、胆石症、下肢瘫痪	小腿外侧上部，先找到阳陵泉穴，直下3横指即是。	手指螺纹面按揉，左右穴各1～3分钟。
地机	腹胀、腹痛、糖尿病、月经不调、痛经、白带过多、男子精不足	先找到阴陵泉穴，直下量4横指处即是。	大拇指螺纹面垂直按揉，每天早晚各按摩1次。
地五会	头痛、目眩、目赤肿痛、腋下肿、足背肿痛、耳聋、内伤吐血	坐位，小趾向上翘起，小趾长伸肌腱内侧缘处即是。	大拇指螺纹面向下按压，左右穴各按压1～3分钟。
犊鼻	膝肿痛、膝关节炎、膝脚腰痛、冷痹不仁、脚气	坐位，下肢用力蹬直，膝盖下面外侧凹陷处即是。	大拇指或示指螺纹面按压，用力稍重。两穴各按3～5分钟。
独阴	疝气、心绞痛、呕吐、月经不调	仰足，第2趾掌面远端趾关节横纹中点处即是。	拇指和中指拿捏，以有酸胀的感觉为宜。
飞扬	头痛、目眩、腰肌劳损、腰腿痛、腿软无力、小腿酸痛	先找到承山穴，往下方1横指，再往外侧1横指处即是。	示指与中指螺纹面按揉，每次左右穴各按1～3分钟。
丰隆	高脂血症、脂肪肝	先找到条口，向后量1横指，按压有痛感处即是。	以两手拇指螺纹面同时按压两侧丰隆3～5分钟，力度均匀、渗透，以局部有酸胀感为度。
风市	中风、半身不遂、下肢痿痹、坐骨神经痛、皮肤瘙痒、荨麻疹	直立垂手，掌心贴于大腿时，中指指尖所指凹陷处即是。	中指螺纹面向下按压，力度较轻，左右穴各按压1～3分钟。

穴位名称	针对病证	准确取穴	按摩手法
跗阳	头痛、腰骶痛、下肢痿痹、外踝肿痛、足部生疮、寒湿脚气	平足外踝后方，向上 4 横指，按压有酸胀感处即是。	大拇指螺纹面按揉，每次左右穴各按 1～3 分钟。
伏兔	心慌、心动过速、大腿病肿肥胖、腰胯疼痛、下肢酸软	耻骨联合上缘与髌骨外缘连线上，髌骨上缘向上量取两个 4 横指处即是。	用大拇指或示指螺纹面点按 1～3 分钟。
浮郄	腰、骶、臀、股部疼痛以及下肢瘫痪、急性胃肠炎	先找到委阳穴，向上 1 横指处即是。	示指螺纹面按揉，左右穴各 1～3 分钟。
复溜	糖尿病	先找到太溪，直上量 3 横指，跟腱前缘，按压有酸胀感处即是。	以拇指螺纹面按压复溜 3～5 分钟，力度均匀、渗透，以局部有酸胀感为度，左右可同时进行。
公孙	慢性胃炎、食欲不振	足大趾与足掌所构成的关节内侧，弓形骨后端下缘凹陷处即是。	以拇指螺纹面按揉一侧公孙 3～5 分钟，力度均匀、渗透，以局部有酸胀感为度，左右交替进行。
光明	小腿酸痛、目赤肿痛、眼睛干燥、视力减退、热病汗不出	先找到外丘穴，向下 3 横指，腓骨前缘处即是。	中指螺纹面向下按压，力度适中，左右穴各按压 1～3 分钟。
合阳	腰脊痛、下肢酸痛、痿痹、前列腺炎、崩漏	膝盖后面凹陷中央的腘横纹中点直下 3 横指处即是。	示指螺纹面按揉，左右穴各 1～3 分钟。
鹤顶	膝痛、鹤膝风、腿痛、关节痛、下肢无力、下肢痿软	膝部正中骨头上缘正中凹陷处即是。	拇指螺纹面揉按，每次 1～3 分钟。
环跳	坐骨神经痛、腰腿酸痛	股骨大转子最高点与骶管裂孔作一直线，外 1/3 与内 2/3 的交点处即是。	以示指或中指螺纹面同时按压两侧环跳 3～5 分钟，力度均匀、渗透，以局部有酸胀感为度。
会阳	泻痢不止、痔疮、便血、阳痿、带下病、阴部汗湿瘙痒	顺着脊柱向下摸到尽头，旁开半横指处即是。	中指螺纹面揉按，每次左右各 1～3 分钟。
会阴	痔疮、阳痿、性冷淡	仰卧屈膝，在会阴部，取二阴连线的中点即是。	双腿屈膝盘起，以示指或中指螺纹面点揉会阴 3～5 分钟，力度均匀、渗透，至局部有热胀感。
箕门	两股生疮、小便不通、遗尿、阴囊湿痒	坐位绷腿，大腿内侧有一鱼状肌肉隆起，鱼尾凹陷处即是。	大拇指螺纹面按揉，左右穴各 1～3 分钟。
急脉	小腹痛、疝气、阴挺、阴茎痛、股内侧痛	腹股沟动脉搏动处，正中线旁开 2 横指，再 1 横指同身寸处即是。	四指并拢从下向上揉按，用力较重，左右穴各揉按 3～5 分钟。
交信	月经不调、子宫脱垂、崩漏、阴挺、尿潴留、便秘、阴痒、泻痢	先找到太溪穴，直上 3 横指，再前推至胫骨后凹陷处即是。	大拇指螺纹面按压，力度适中，左右穴各按压 1～3 分钟。
解溪	踝关节及周围软组织疾患、前额头痛、腹胀、便秘、面部水肿、下肢肿痛	足背与小腿交界处的横纹中央凹陷处，足背两条肌腱之间即是。	拇指螺纹面或示指螺纹面垂直按压，稍用力，每日 2 次，每次两穴各 3～5 分钟。
金门	头痛、牙痛、癫痫、晕厥、小儿惊风、腰痛、下肢痿痹	正坐垂足着地，脚趾上翘可见一骨头凸起，外侧凹陷处即是。	大拇指螺纹面按揉，每次左右穴各按 1～3 分钟。
京骨	头痛、眩晕、项强、目翳、癫痫、鼻塞、小儿惊风、腰痛	沿小趾长骨往后推，可摸到一凸起，下方皮肤颜色深浅交界处即是。	大拇指螺纹面按揉，力度适中，每次左右穴各按 1～3 分钟。

穴位名称	针对病证	准确取穴	按摩手法
居髎	腰酸腿痛	股骨大转子是髋部最隆起处，髂前上棘与股骨大转子二者连线中点即是。	以拇指螺纹面按揉居髎3~5分钟，力度均匀、渗透，以局部有酸胀感为度。
髋骨	腿痛、膝关节炎、中风偏瘫、膝部红肿	先在髌骨外上缘上3横指取梁丘穴，在梁丘两侧各2横指处即是。	拇指螺纹面揉按，每次1~3分钟
昆仑	坐骨神经痛、急性腰扭伤、足跟痛	正坐垂足着地，外踝尖与跟腱之间凹陷处即是。	以两手示指或中指螺纹面同时按压两侧昆仑3~5分钟，力度均匀、渗透，以局部有酸胀感为度。
阑尾	急慢性阑尾炎、急慢性肠炎、急慢性胃炎、消化不良	足三里穴向下3横指处即是。	手指螺纹面按揉，左右穴各1~3分钟
蠡沟	疝气、遗尿、阴痛阴痒、月经不调、赤白带下、盆腔炎、崩漏、内踝肿痛	坐位，内踝尖垂直向上7横指，胫骨内侧凹陷处即是。	大拇指螺纹面按揉，力度适中，左右穴各按揉1~3分钟。
厉兑	多梦、晕厥、热病汗不出、胃痛、便秘、便血	足背第3趾趾甲外侧缘与趾甲下缘各作一条垂线，交点处即是。	用大拇指和示指捏住第2趾末节两侧，用力按压1~3分钟。
梁丘	慢性肠炎	下肢用力蹬直，髌骨外上缘上方凹陷正中处即是。	以拇指螺纹面点揉一侧梁丘3~5分钟，力度均匀、渗透，以局部有酸胀感为度，左右交替进行。
漏谷	前列腺肥大症	胫骨内侧缘，内踝尖直上量两个4横指处即是。	以拇指螺纹面按压漏谷3~5分钟，力度均匀、渗透，以局部有酸胀感为度。
内踝尖	内踝尖的凸起处。	正坐，垂足，内踝最高点处即是。	拇指螺纹面揉按，每次左右穴各3分钟。
内庭	扁桃体炎、痤疮	足背第2、第3趾间，皮肤颜色深浅交界处即是。	以示指指尖点按内庭3~5分钟，力度均匀、渗透，以局部有酸胀感为度。
内膝眼	膝关节炎、髌骨软化症	坐位，微伸膝关节，膝盖下左侧凹窝处即是。	拇指螺纹面按揉，每次1~3分钟。
仆参	下肢痿弱、膝关节炎、足跟痛、转筋、腰背疼痛、脚气	先找到昆仑穴，向下量1横指处即是。	大拇指螺纹面按揉，每次左右穴各按1~3分钟。
气端	足背肿痛、足趾麻木、脑血管意外急救	正坐，垂足，足十趾尖端趾甲游离尖端即是。	在足趾，五趾端的中央，距趾甲游离缘0.1寸(指寸)，左右共10穴。
丘墟	足跟痛、胸肋疼痛	脚掌用力背伸，足背可见明显趾长伸肌腱，其外侧、足外踝前下方凹陷处即是。	以两手拇指螺纹面同时按压两侧丘墟3~5分钟，力度均匀、渗透，以局部有酸胀感为度。
曲泉	腹痛、遗精	膝内侧，屈膝时可见膝关节内侧面横纹端，其横纹头凹陷处即是。	以示指或中指螺纹面点揉一侧曲泉3~5分钟，力度均匀、渗透，以局部有酸胀感为度，左右交替进行。

穴位名称	针对病证	准确取穴	按摩手法
然谷	咽喉肿痛	坐位垂足，内踝前下方明显骨性标志——舟骨的前下方凹陷处即是。	以拇指螺纹面按揉然谷3～5分钟，力度均匀、渗透，以局部有酸胀感为度。
三阴交	水肿、脂肪肝、脑卒中后遗症、静脉曲张、皮肤瘙痒症、湿疹、脂溢性皮炎、阴道炎、痛经、月经不调、慢性盆腔炎、早泄	手4指靠拢，小指下缘靠内踝尖上，示指上缘所在水平线与胫骨后缘交点处即是。	坐位屈膝，以双手拇指螺纹面同时按压两侧三阴交3～5分钟，力度均匀、渗透，以局部有酸胀感为度。
商丘	两脚无力、脚踝痛、腹胀、肠鸣、泄泻、黄疸、多梦	足内踝前下方凹陷处即是。	大拇指螺纹面垂直按揉，每天早晚各1次，每次1～3分钟。
上巨虚	恶心反胃、腹痛、痢疾、便秘	先找到足三里，由此向下4横指处即是。	以拇指螺纹面点揉一侧上巨虚3～5分钟，力度均匀、渗透，以局部有酸胀感为度，左右交替进行。
上髎	腰肌劳损	俯卧，骶骨第1骶椎棘突向外侧移1横指处即是。	可由他人代为按摩。以双手拇指或中指螺纹面同时按压两侧上髎3～5分钟，力度均匀、渗透，以局部有酸胀感为度。
申脉	踝关节保健	正坐垂足着地，外踝垂直向下可触及一凹陷，按压有酸痛感处即是。	用拇指螺纹面按揉同侧的申脉，每次约5分钟。
束骨	头痛、目赤、耳聋、痔疮、颈项强痛、髋部肿痛	沿小趾向上摸，摸到小趾与足部相连接的关节，关节后方皮肤颜色交界处即是。	大拇指螺纹面按揉，每次左右穴各按1～3分钟。
水泉	膀胱炎、月经不调、痛经、子宫脱垂、小便不利、目昏花、腹痛、足跟痛	先找到太溪穴，直下1横指，按压有酸胀感处即是。	大拇指螺纹面按压，力度适中，左右穴各按1～3分钟。
太白	脾胃虚弱、胃痛、腹胀、呕吐、消化不良、腹痛	足大趾与足掌所构成的关节，后下方掌背交界线凹陷处即是。	大拇指螺纹面向前推按，同时轻轻旋转，每次1～3分钟。
太冲	抑郁症、高血压、低血压、老年痴呆、黄褐斑、乳腺增生	用手轻轻抚摸第1跖骨与第2跖骨，在其交会处的最高点有一凹陷处即是。	以拇指螺纹面从脚跟向脚尖处推压太冲3～5分钟，力度均匀、渗透，以局部有酸胀感为度。
太溪	鼻出血、颈椎病、小腿抽筋、足跟痛、月经不调、尿道炎、前列腺肥大症、早泄	坐位垂足，由足内踝向后推至与跟腱之间凹陷处即是。	拇指放在太溪，示指放在昆仑，同时按压两穴3～5分钟，力度均匀、渗透，以有酸胀感为度。
条口	肩周炎	侧位屈膝，足三里直下，于外膝眼与外踝尖连线至终点同高处即是。	以两手示指或中指螺纹面同时按压两侧条口3～5分钟，力度均匀、渗透，以局部有酸胀感为度。
外踝尖	牙痛、腓肠肌痉挛、寒热脚气	正坐，垂足，外踝最高点处即是。	拇指螺纹面揉按，每次左右穴各1～3分钟。
外丘	颈项强痛、胸胁痛、疯犬伤毒不出、下肢痿痹、癫痫	腘横纹头与外踝尖连线上，中点向下1横指，腓骨前缘处即是。	中指螺纹面向下按压、揉动穴位，每次1～3分钟。

穴位名称	针对病证	准确取穴	按摩手法
委阳	腰椎间盘突出	在膝盖后面凹陷中央腘横纹外侧，股二头肌腱内侧即是。	以双手示指或中指螺纹面同时按压两侧委阳3～5分钟，力度均匀、渗透，以局部有酸胀感为度。
委中	鼻塞、椎间盘突出、急性腰扭伤、腰肌劳损、小腿抽筋、腰背疼痛	膝盖后面凹陷中央的腘横纹中点即是。	以拇指螺纹面按压委中，持续3～5分钟，力度均匀、渗透，以有酸胀感为度。
膝关	膝部肿痛、痛风、关节炎、下肢痿痹	先找到阴陵泉穴，向后1横指，可触及一凹陷处即是。	大拇指螺纹面按揉，左右穴各1～3分钟。
膝眼	膝关节保健	膝关节微屈，膝盖下有两个凹窝处即是。	大拇指和示指螺纹面分别按在内外膝眼上，同时按压，按压时力度稍重，两边分别按压3～5分钟。
膝阳关	膝部肿痛、腘筋挛急、坐骨神经痛、小腿麻木	屈膝90°，膝上外侧有一高骨，其上方有一凹陷处即是。	大拇指螺纹面向下按压，力度较重，左右穴各按压1～3分钟。
侠溪	头痛、眩晕、耳鸣、耳聋、目外眦赤痛、颊肿、胸胁痛、足跗肿痛	坐位，在足背部第4、第5两趾之间连接处的缝纹头处即是。	大拇指螺纹面向下按揉，每次1～3分钟。
下巨虚	腹痛	先找到上巨虚，由此向下4横指处即是。	以拇指螺纹面点揉一侧下巨虚3～5分钟，力度均匀、渗透，以局部有酸胀感为度，左右交替进行。
下髎	小腹急痛、大便下血、腰痛不得转侧、白带过多、痛经	俯卧，骶骨第4骶椎棘突向外侧移1横指处即是。	中指螺纹面按压，每次1～3分钟。
陷谷	面目水肿、目赤肿痛、鼻炎、胃下垂、腹痛、肠鸣腹泻、足背肿痛、热病	足背第2、第3跖骨结合部前方凹陷处，按压有酸胀感即是。	示指螺纹面垂直按压，每日2次，每次两穴各1～3分钟。
小肠俞	小便赤涩、遗尿、尿闭、大便脓血、便秘、慢性肠炎、腹泻、痢疾	两侧髂棘高点连线与脊柱交点，往下推2个椎体，旁开2横指处即是。	中指螺纹面按压，每次1～3分钟。
行间	黄褐斑	坐位，在足背部第1、第2两趾间连接处的缝纹头处即是。	以拇指螺纹面按行间3～5分钟，力度均匀、渗透，以局部有酸胀感为度。
悬钟	落枕	外踝尖直上4横指处，腓骨前缘处即是。	以两手示指或中指螺纹面同时按压两侧悬钟3～5分钟，力度均匀、渗透，以局部有酸胀感为度。
血海	贫血、膝关节炎、静脉曲张、脂溢性皮炎、黄褐斑	屈膝90°，手掌伏于膝盖上，拇指与其他4指成45°，拇指指尖处即是。	以双手拇指螺纹面同时按压两侧血海3～5分钟，力度均匀、渗透，以局部有酸胀感为度。
阳辅	胸胁痛、下肢外侧痛、偏头痛	先找到外丘穴，向下4横指，腓骨前缘处即是。	大拇指螺纹面按揉，左右穴各1～3分钟。
阳交	膝痛、足胫痿痹、胸胁胀满疼痛、面肿、坐骨神经痛、癫痫	腘横纹头与外踝尖连线上，中点向下1横指，腓骨后缘处即是。	中指螺纹面向下按压，左右穴各按压1～3分钟。

穴位名称	针对病证	准确取穴	按摩手法
阳陵泉	胆结石、痛风、慢性胆囊炎、脑卒中后遗症、肩周炎、腰肌劳损、小腿抽筋、膝关节炎、静脉曲张、黄褐斑	在小腿外侧有一个骨突，依次为标准往下1横指的凹陷处即是。	以拇指螺纹面按揉阳陵泉3～5分钟，力度均匀、渗透，左右交替进行。
腰俞	腰腹冷痛、腰脊痛、坐骨神经痛、痛经、月经不调、慢性盆腔炎	后正中线上，顺着脊柱向下，正对骶管裂孔处即是。	手指螺纹面按压，左右穴各1～3分钟。
阴包	月经不调、腰骶痛、遗尿、小便不利	大腿内侧，膝盖内侧上端，直上5横指处即是。	四指并拢，从下向上揉按，左右穴各按摩3～5分钟。
阴谷	阳痿、遗尿、遗精、疝痛、月经不调、崩漏	微屈膝，在腘窝横纹内侧可触及两条筋，两筋之间凹陷处即是。	大拇指螺纹面按压，力度适中，左右穴各按压1～3分钟。
阴廉	月经不调、赤白带下、小腹疼痛、股内侧痛、下肢挛急	先找到气冲穴，直下3横指处即是。	四指并拢，从下向上揉按，左右穴各按摩3～5分钟。
阴陵泉	小腿抽筋、荨麻疹、白带异常、慢性盆腔炎、胸肋疼痛	示指沿小腿内侧骨内缘向上推，抵膝关节下，胫骨向内上弯曲凹陷处即是。	可由他人代为按摩。以双手拇指或中指螺纹面同时按压两侧上髎3～5分钟，力度均匀、渗透，以局部有酸胀感为度。
阴市	腿膝冷痛、麻痹、腰痛、下肢不遂、腹胀、腹痛	下肢伸直，髌底外侧直上量4横指，按压有痛感处即是。	大拇指螺纹面按压1～3分钟，力度适中。
殷门	便秘	承扶与膝盖后面凹陷中央的腘横纹中点，二者连线，承扶下8横指处即是。	以示指或中指螺纹面垂直用力点揉殷门3～5分钟，或以小木槌等器物敲打殷门，左右交替进行，力度均匀、渗透。
隐白	月经不调	足大趾趾甲内侧缘与下缘各作一垂线，交点处即是。	以拇指螺纹面按隐白3～5分钟，力度均匀、渗透，以局部有酸胀感为度。
涌泉	眩晕、鼻出血、口腔溃疡、腹泻、糖尿病、高血压、脑卒中后遗症、中风、类风湿关节炎、膀胱炎、尿道炎、掉发	蜷足，足底前1/3处可见一凹陷处，按压有酸痛感处即是。	以拇指螺纹面按揉涌泉3～5分钟，力度均匀、渗透，以局部有酸胀感为度。
照海	咽炎、便秘、月经不调	由内踝尖垂直向下推，至下缘凹陷处，按压有酸痛感处即是。	以拇指螺纹面在照海打圈按揉3～5分钟，力度均匀、渗透，以局部有酸胀感为宜。
至阴	头痛、目痛、鼻塞、鼻出血、腰腿痛、胸胁痛、遗精	足小趾外侧，脚趾甲外侧缘与下缘各作一垂线，交点处即是。	大拇指指尖垂直下压、掐按，力度较轻。每次左右穴各按1～3分钟。
秩边	痔疮	先取下髎，与其同水平，后正中线旁开4横指处即是。	以中指螺纹面按揉秩边3～5分钟，力度均匀、渗透，左右交替进行。
中都	急性肋骨痛、小腹痛、疝气、痢疾、遗精	先找到蠡沟穴，向上3横指处即是。	大拇指螺纹面按揉，力度适中，左右穴各按揉1～3分钟。
中渎	下肢痿痹麻木、腰胯疼痛、坐骨神经痛、膝关节炎、半身不遂	先找到风市穴，直下3横指处即是。	中指螺纹面向下按压，力度适中，左右穴各按压1～3分钟。

穴位名称	针对病证	准确取穴	按摩手法
中封	遗精	坐位，大脚趾上翘，足背内侧可见两条大筋，二者之间的凹陷处即是。	以拇指螺纹面按压中封3～5分钟，力度均匀、渗透，以局部有酸胀感为度。
中髎	腰骶部疼痛、大小便不利、腹胀、下痢、月经不调、带下	俯卧，骶骨第3骶椎棘突向外侧移1横指处即是。	中指螺纹面按压，还可配合肾俞穴、膀胱俞穴、关元穴、中极穴。
中膂俞	腰骶强痛不得俯仰、胁痛、腹胀、肾虚、疝气、痢疾、坐骨神经痛	两侧髂棘高点连线与脊柱交点，往下推4个椎体，旁开2横指处即是。	中指螺纹面按压，每次1～3分钟。
筑宾	癫痫、呕吐涎沫、疝痛、肾炎、膀胱炎、腓肠肌痉挛、小儿疝气、腿软无力、小腿内侧痛	先找到太溪穴，直上量7横指，按压酸胀感处即是。	大拇指螺纹面从上向下推按，力度较重，左右两穴各推按1～3分钟。
足临泣	乳腺炎	坐位，小趾向上翘起，趾长伸肌腱外侧凹陷中，按压有酸胀感处即是。	以拇指螺纹面按足临泣3～5分钟，力度均匀、渗透，以局部有酸胀感为度。
足窍阴	偏头痛、目眩、目赤肿痛、耳鸣、耳聋、喉痹、足跗肿痛、乳腺炎	第4趾趾甲外侧缘与下缘各作一垂线，交点处即是。	大拇指螺纹面按揉，左右穴各1～3分钟。
足三里	腹泻、慢性胃炎、胀气、慢性肠炎、糖尿病、脂肪肝、脑卒中后遗症、更年期综合征、小腿抽筋、皮肤瘙痒症、食欲不振	站立弯腰，同侧手虎口围住髌骨上外缘，余四指向下，中指指尖处即是。	以拇指螺纹面按揉一侧足三里3～5分钟，力度均匀、渗透，以局部有酸胀感为度，左右交替进行。
足通谷	头痛、头重、项强、目眩、鼻出血、癫狂	沿小趾向上摸，摸到小趾与足部相连接的关节，关节前方皮肤颜色交界处即是。	大拇指螺纹面按揉，每次左右穴各按1～3分钟。
足五里	二便不通	先找到气冲，直下4横指处即是。	以拇指螺纹面按揉足五里3～5分钟，力度均匀、渗透，以局部有酸胀感为度。
解溪	足跟痛	足背与小腿交界处的横纹中央凹陷处，足背两条肌腱之间即是。	以两手示指或中指螺纹面同时按压两侧解溪3～5分钟，力度均匀、渗透，以局部有酸胀感为度。

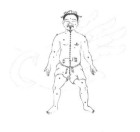

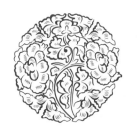